KB252402

당뇨병
糖尿病
그 예방과 치료 대책

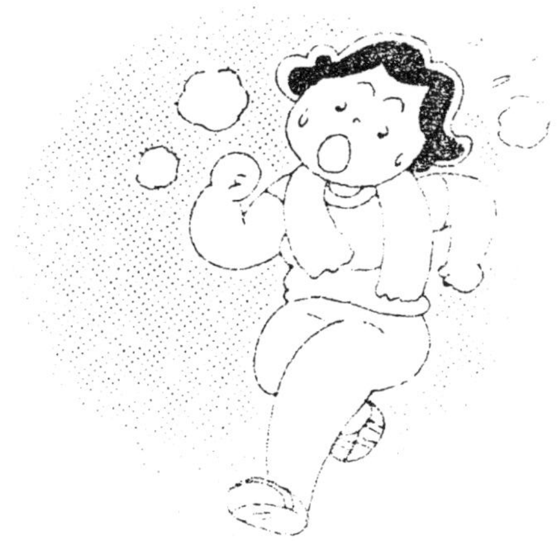

머 리 말

오늘날 우리나라의 당뇨병 환자의 수는 의사의 진찰을 받고 있는 사람만 해도 250만 명, 잠재 환자까지 포함하면 4백만 명을 넘는다고 한다. 그러나 당뇨병이라고 하는 병명 때문에 소변에 당이 나오면 당뇨병이지만 나오지 않으면 틀리다라든가 요당이 나오지 않게 되면 이제 치료된 것이라고 하는 오해를 하고 있는 사람이 의외로 많다.

현재 우리나라의 당뇨병 환자는 계속 증가하는 추세이다. 그 대부분은 인슐린 비의존형(Ⅱ형) 당뇨병이다. 이 병은 과식을 피하고 꾸준한 운동으로 인해 체중의 적정화를 실시하는 것이 치료의 기본이며 발병 예방에도 유효하다. 또한 매일 인슐린 주사를 실시해야 하는 인슐린 의존형(Ⅰ형) 당뇨병 환자에게도 식사 요법과 운동 요법이 중요한 사실은 새삼 서술한 필요도 없다. 식사 요법에 대해서는 〈당뇨병 치료를 위한 식품 교환표〉가 있으며 환자의 지도에도 널리 이용되고 있다. 그런데 운동 요법에 관해서는 환자 자신이 읽고 실행할 수 있는 책이 눈에 띄지 않는다.

당뇨병은 인슐린이라고 하는 당질의 이용을 조절하는 호르몬의 작용이 부족하기 때문에 발생하는 것으로 혈액 중의 포도당이 너무 높아진 상태를 가리킨다. 방치하거나 부적절한 치료를 실시하면 고혈당이기 때문에 대단한 불쾌감이 생기고 심할 때는 혼수에 이르는 경우도 있으며 또한 고혈당이 몇 년이나 지속하면 혈관이나 신경에 중독한 합병증을 초래한다.

당뇨병의 치료는 식사 요법, 운동 요법, 그리고 필요에 따라서 인슐린이나 경구 혈당강하약에 의해 이루어진다. 당뇨병은 하나의 체질적 조건이기 때문에 다른 병과 같이 치료되었다든가 치료되지 않는다든가라고 하는 성질의 것은 아니다. 환자와 함께 평생 계속하는 것이기 때문에 치료는 자신이 주치의가 된 셈으로 의사, 간호사, 영양사로부터 지도를 받으면서 철저한 자기 관리를 해야 한다.

독자가 이 책을 읽으시면 당뇨병에 왜 운동 요법이 필요한지 더욱이 실제의 방법을 이해할 수 있을 뿐만 아니라 당뇨병 전반에 대해서도 어느 정도의 지식을 얻을 수 있도록 써 보았다.

여러 가지 환자의 경우를 생각하고 구체적으로 설명한 셈이지만 같은 운동을 실시해도 환자의 당뇨병의 컨트롤 상태나 합병증의 정도에 따라 오히려 당뇨병이 악화되는 경우도 있다. 주치의 선생과 잘 상담한 후 운동 요법을 시작해 보자.

더욱이 이 책에 서술되어 있는 운동의 방법은 가벼운 고혈압, 비만, 허혈성 심근 장애 등의 운동 부족병의 예방, 치료에도 유용하고 완전히 건강한 사람들이 건강 증진의 목적으로 운동을 하는 경우에도 참고가 되는 것이라고 생각된다.

이 책은 복잡한 당뇨병의 메커니즘을 많은 도표, 사진을 이용해서 해설한 것으로 당뇨병을 이해하고 의욕을 갖고 자기 관리하기 위한 도움이 될 것이다.

수년간 환자들과 함께 하는 시간 속에서 그들과 고통을 함께 나누고 보탬을 줄 수 있는 당뇨병에 관한 책을 펴내고 싶은 마음을 항상 지녀 왔다. 이에 원고를 수집하던 중 기회가 되어 그동안의 경험을 토대로 이 책을 엮어내기에 이르렀다.

환자를 사랑하는 의사의 마음으로 필자 나름대로 정성과 땀으로서 펴내려고 노력하였지만 미흡한 점이 있으리라 생각된다. 앞으로 계속되는 연구와 임상실험을 거쳐 수정 보완해 나갈 것을 약속드리며 아무쪼록 이 책이 당뇨병 환자나 가족 여러분께 도움을 줄 수 있는 지침서가 되었으면 하는 바램이다.

끝으로 이 책이 나오기까지 도와주신 오성출판사 김중영 사장님 이하 임직원 여러분께 감사드린다.

모든 분들의 건강을 바라며
편저자 김정묵

차 례

제2편 당뇨병의 예방과 치료 ······················· 171

소변에 당이 나오면 ····································· 173

당뇨병의 여러 가지 원인 ······························· 183

제1편

당뇨병이란 어떤 병인가

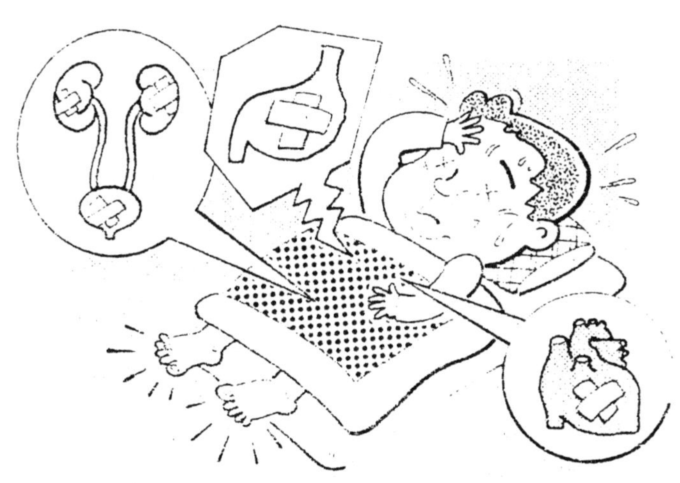

당뇨병은 왜 주목받는가

최근 당뇨병(糖尿病)이 주목받고 있는 이유는 우선 당뇨병 환자 수가 매우 증가하고 있기 때문이다.

또 하나의 이유는 당뇨병이 여러 가지 병을 초래하는 원인이 되는 것이다.

암, 고혈압, 심질환, 뇌혈관 장애를 성인병이라고 하지만 성인병의 3분의 2는 생활 습관, 특히 식생활에 원인이 있다고 한다. 심질환(心疾患)에 의한 사망은 최근 급격히 늘어나서 뇌혈관 장애에 의한 사망을 웃돌았지만 이것도 식생활의 변화에 원인이 있다. 당뇨병은 이런 질환의 배후에 존재하고 있는 경우가 많다.

당뇨병은 어떤 병일까

당뇨병이라고 하는 이름 때문에 소변에 당이 나오는 병이라고 생각되기 쉽지만 당뇨병이란 인슐린(insulin)이라고 하는 당질(糖質)의 이용을 촉진하는 호르몬의 작용 부진에 의해 혈중의 포도당이 높아지는 병이다. 요당(尿糖)은 그 하나의 증상에 불과하다.

인슐린은 췌장 속에 점재(點在)하는 랑게르한스(Langerhans)의 β세포에서 분비되는 호르몬이다. 호르몬(Hormon)이란 체내의 대사 조절을 하기 위해서 직접 혈중에 분비(내분비)되는 물질

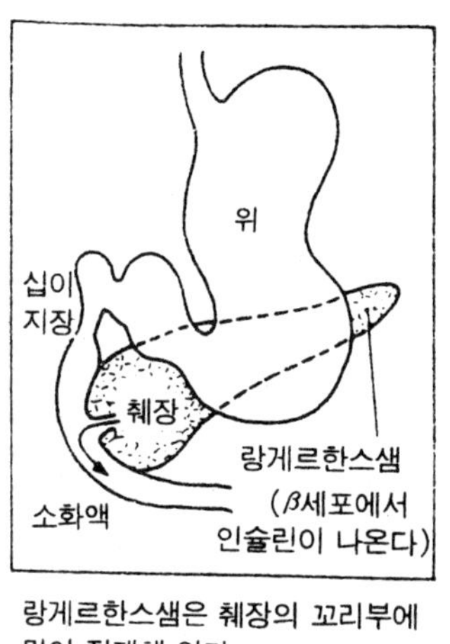

랑게르한스샘은 췌장의 꼬리부에 많이 점재해 있다.

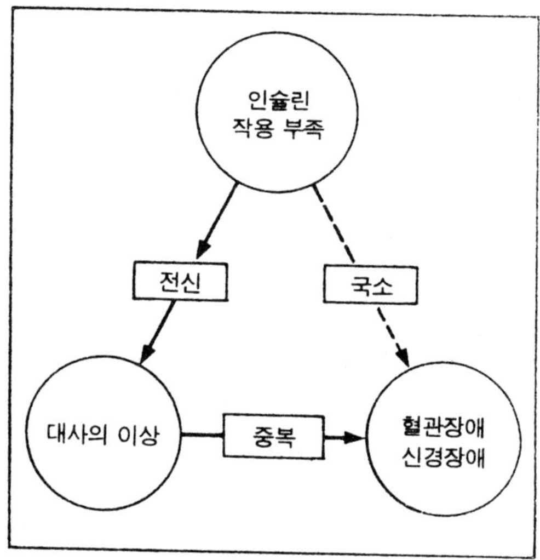

인슐린 작용 부족이 되는 원인

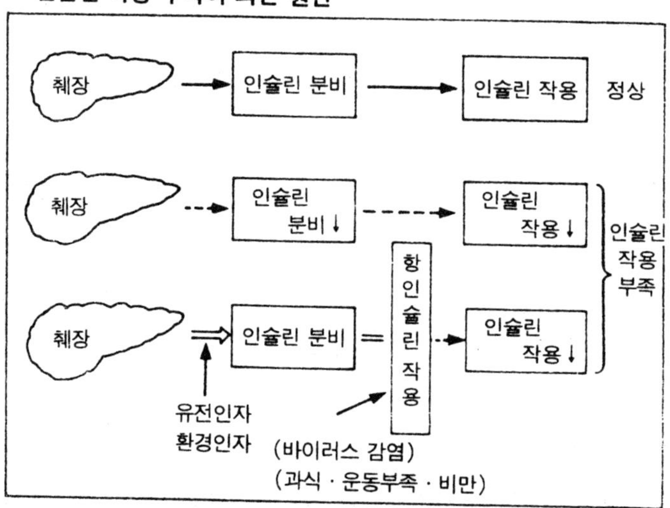

로, 말하자면 윤활유와 같은 역할을 하고 있다.

췌장에는 또 하나의 작용이 있다. 음식을 소화하는 소화 효소를 분비하는 작용인데 이것은 장관 속에 분비되는 것이기 때문에 외분비라고 불린다.

분비된 인슐린은 정상적으로 작용해야 비로소 당대사가 원활히 이루어진다. 분비량이 적어도 또는 분비량은 충분히 있어도 인슐린 분비 방법이 나쁘거나 작용하기 어려운 조건이 있어서 충분히 작용하지 않으면 호르몬으로서의 조절 기능이 발휘되지 않는다 (다음항 윗 그림 참조).

인슐린 작용 부족이 있으면 포도당의 대사뿐만 아니라 단백질이나 지방의 대사도 원활히 이루어지지 않는다. 이것이 장기에 쌓이면 혈관의 병이 발생하게 된다.

인슐린 작용

음식물은 소화 효소의 작용에 의해,

　　당질→포도당

　　단백질→아미노산

　　지방→지방산과 글리세린

으로 분해되어 소장의 벽에서 혈액 중에 흡수된다. 이런 대사는 체내에서 밀접히 관련하고 있다.

인슐린은 포도당을 온몸의 근육 세포나 지방 세포에 받아들이거나 간세포 내에서 포도당을 글리코겐으로서 축적할 때에 작용한다.

남은 포도당은 중성 지방으로서 축적되지만 여기에서의 인슐린

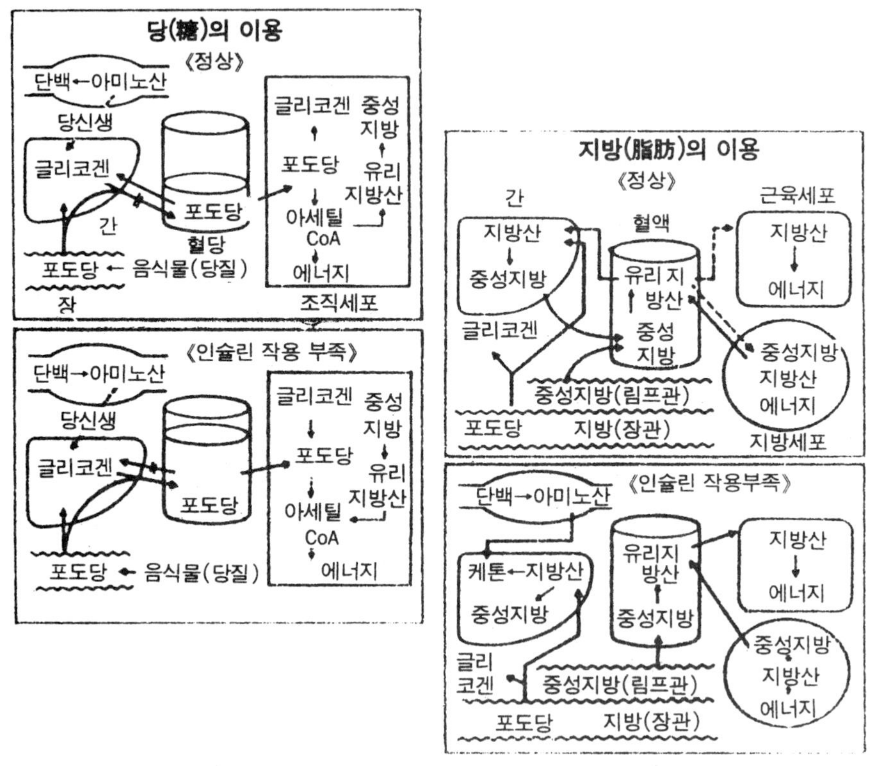

은 지방 대사의 조절도 한다.

인슐린이 부족하면 근육 세포의 아미노산이 이용되어 에너지가 된다.

포도당이 세포 속에 받아 들여져 가는 과정을 조금 더 설명해 보자.

혈중의 포도당은 전신의 조직으로 운반되어 에너지원이 된다. 근육 세포, 지방 세포, 간 세포는 중량도 크고 에너지 대사가 활발히 이루어지고 있는 장소다. 이런 세포의 표면에는 인슐린 수용체라고 하는 인슐린 수취체가 있어 인슐린과 결합해야 비로소 인슐

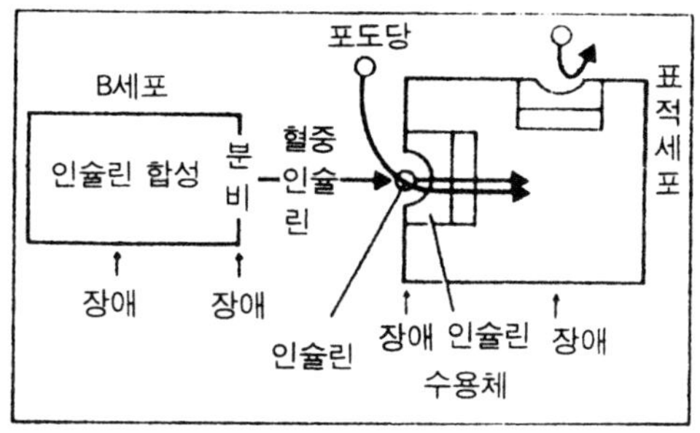

프로인슐린(인슐린의 전단계)

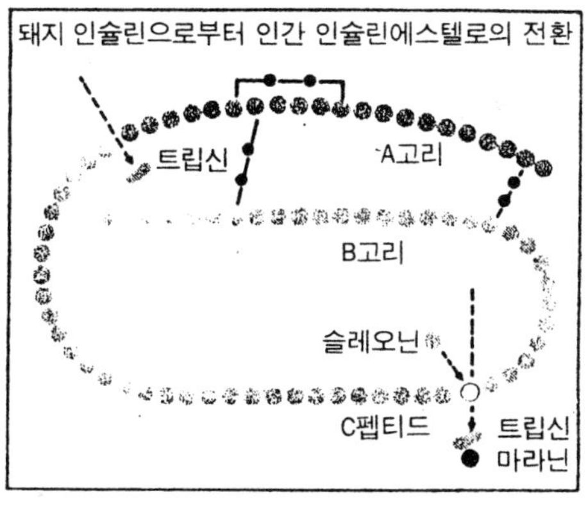

인슐린은 51개의 아미노산으로 되어 있다. 인간
인슐린과 돼지의 그것은 B고리 말단의 1개의 아미
노산의 차이뿐으로 매우 비슷하다.

린 작용이 발휘되어 포도당을 세포 내에 넣을 수 있다. 세포 내에
서 포도당은 에너지로서 사용되고 일부는 글리코겐이나 중성
지방이 되어 축적된다.

인슐린의 합성이 적다. 분비 방법이 나쁘다(시간이 지나지 않으

면 분비되지 않는다), 수용체의 수가 적다, 세포 내에서의 작용이 나쁘다 등 어디에 장애가 있어도 포도당은 이용되지 않고 고혈당이 되어 무익하게 혈액 속을 떠돌게 된다.

당뇨병의 분류

당뇨병의 분류에는 변천을 볼 수 있다. 이전은 발증 연령에 따라 어린이형 당뇨병 및 성인형 당뇨병으로 분류하고 있었다.

당뇨병의 여러 가지

인슐린 의존형 당뇨병
인슐린 비의존형 당뇨병
a) 비비만
b) 비만
영양불량에 의한 당뇨병
그밖의 당뇨병
- 췌질환
- 호르몬 이상질환
- 약제 혹은 화학물질에 의한 당뇨병
- 인슐린 이상 혹은 인슐린 수용체 이상
- 몇 가지의 이상 질환
- 기타

(1) 인슐린 의존형 당뇨병

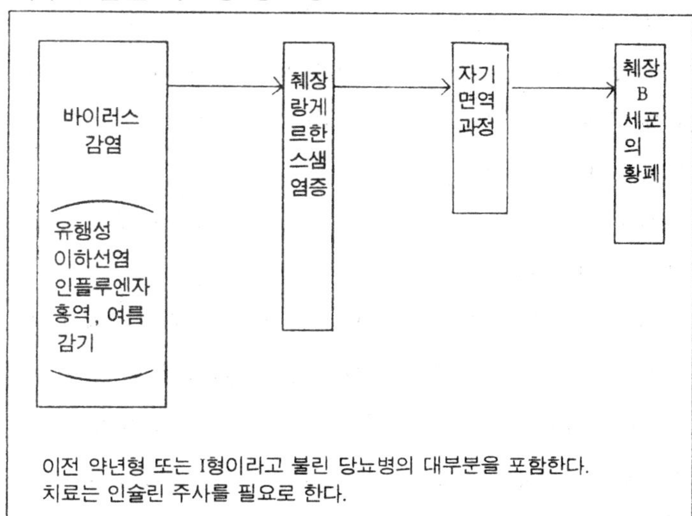

이전 약년형 또는 I형이라고 불린 당뇨병의 대부분을 포함한다.
치료는 인슐린 주사를 필요로 한다.

(2) 인슐린 비의존형 당뇨병

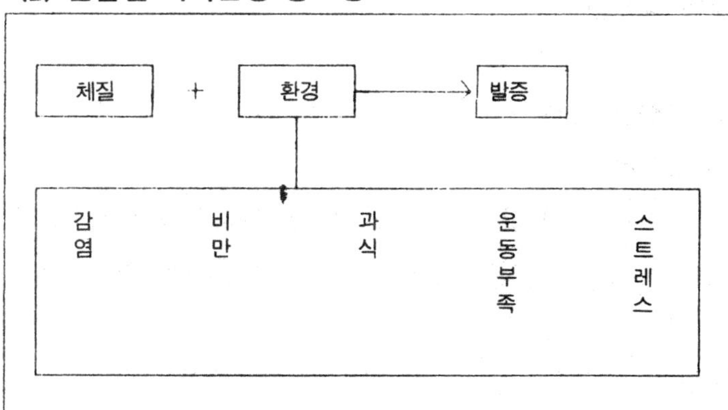

이전 성인형 또는 II형이라고 불린 당뇨병의 대부분을 포함한다.
당뇨병의 95%가 이 형태로 그 발증 유인은 매우 다인자적이다.
이 중 약 70%의 환자는 비만해 있다.

현재 당뇨병의 분류는 인슐린 작용 부족이 어떻게 해서 완성되었는지 그 발생 순서에 따라 이루어지게 되었다. 위의 표는 1985년 2월에 스위스의 쥬네브에서 개최된 WHO(세계보건기구)의 당뇨병 전문자 회의에서 검토된 결과다.

당뇨병은 단일 원인으로 발생하는 병이 아니라 유전 인자나 환경 인자가 매우 다양하고 복잡하게 관여해 온다.

어린 시절부터의 단백질 섭취 부족이 췌장을 황폐시켜서 발생하는 것으로 사치와는 무연한 형태의 당뇨병이다.

인슐린에 의존형으로 환자 인구도 비교적 많기 때문에 최근 중시되고 있다. 캐사바라고 하는 감자의 독성이 췌장을 파괴하는 게 아닐까라고도 일컬어지고 있다.

그밖의 당뇨병

췌장(膵臓)의 질환
① 만성췌렴
알콜의 과음 등이 원인으로 췌렴을 반복해서 랑게르한스섬이 침해당하면 당뇨병을 합병한다. 췌석을 인정하는 경우에는 약 2분의 1이 당뇨병이다.
② 췌암
암의 발생 부위가 췌장의 꼬리부라면 당뇨병을 합병한다.
③ 췌장 적출(摘出) 수술 후
췌암, 췌농포(膵膿疱) 등으로 췌장의 적출 수술을 받으면 수술 후 인슐린 주사로서 췌내 분비 기능을 보충해야 한다.

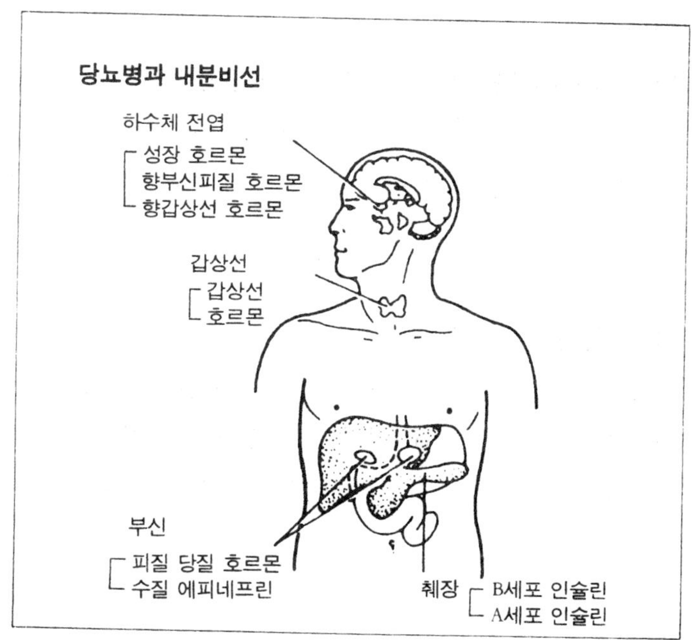

(2) 호르몬 이상 질환

췌장 이외의 호르몬은 혈당을 올린다.

① 뇌하수체 기능 항진증(말단비대증)

성장 호르몬의 분비 과잉 때문에 성인이 되었는데 신장이 자란다, 발이 커져서 신발이 맞지 않게 되었다, 목소리가 잠기다, 손가락이 굵어졌다 등의 증상을 볼 수 있다.

② 갑상선 기능 항진증(바세도우씨병)

특유의 증상으로서 동계(動悸), 안구 돌출, 여윔, 초조해서 정서 불안정이 된다, 땀 흘림, 손가락의 떨림 등이 있다.

③ 부신피질(副腎皮質) 기능 항진증(쿠싱)

스테로이드 호르몬의 과잉 생산에 의해 간장에서의 당신생(糖新生) 증가, 말초의 당이용 억제 결과 고혈당이 된다. 고혈압 ·

전해질(電解質) 이상·특유의 비만을 볼 수 있다.

④ 부신수질(副腎髓質) 기능 항진증(갈색 세포종)

생산 분비되는 카테콜라민(catecholamine)이 췌장의 인슐린 분비를 억제한다. 고혈압·시력 장애·동계·발한·체중 감소를 초래한다.

(3) 약제 혹은 화학 물질에 의한 당뇨병

부신피질 호르몬제(스테로이드 호르몬)·사이아자이드 등 이뇨 강압제·갑상선 조제약·알레비아틴(항간질제)·다이아목스·라식스(이뇨제) 등의 치료약을 사용 중 혈당 상승이 일어나는 경우가 있다.

(4) 임신 당뇨병——

뒤에 자세히 설명하기로 한다.

환경 인자(環境因子)에 대해서

유전적 체질만이 문제라면, 부모가 모두 당뇨병인 어린이들은 전부 당뇨병이 될 것이고 일란성 쌍생아의 한 사람이 당뇨병이라면 또 한 사람도 당뇨병이 될 것이다. 그러나 실제로는 그렇지 않은 예를 가끔 볼 수 있다.

위의 표는 모두 인슐린의 과잉 분비를 필요로 하는 상태다. 이런 상태에 처하면 췌장은 열심히 작용해서 균형을 이룰 만큼의 인슐린을 분비하려고 한다. 원래 분비가 낮은 체질이기 때문에

당 대사를 나쁘게 하는 조건

1. 비만, 과식, 운동부족   2. 정신적 스트레스

3. 임신   4. 외과수술, 외상

5. 감염증(가관지염, 폐렴, 면정, 결핵요로 감염 등 미생물의
감염에 의해 일어나는 것)

6. 간장병(간염, 간경변증, 지방간 등)

7. 호르몬의 이상(갑상선 질환, 뇌하수체·부신의 질환 등)

8. 혈관의 병(뇌졸중, 심근경색 등)

9. 당대사를 나쁘게 하는 약을 이용하고 있을 때

10. 위수술을 받은 후

췌장은 점점 쇠약해져서 췌장 랑게르한스섬의 수도 감소해 간
다.

따라서 인슐린 비의존형 당뇨병의 초기는 오히려 인슐린이
과분비되고 있는 경우가 많다.

인슐린은 세포 표면의 수용체라고 하는 문을 여는 열쇠에 비유
할 수 있다. 인슐린이 문을 열어야 비로소 혈중의 포도당은 세포
내로 들어간다. 그러나 이 도어는 한 번 사용되면 세포 내로 들어
가서 모습을 감춰 버린다.

과식했을 경우 혈중 포도당은 상승하고 인슐린 분비도 활발해
지지만 수용체에 인슐린이 달라붙어 버리면 수용체는 모습을
감추고 나머지 포도당은 잠시 동안 의지할 장소가 없어져서 포도
당과 인슐린은 무의미하게 혈액 속을 떠돌게 된다.

비만했을 경우는 피하 지방이 많지만 이 피하 지방을 축적하기

위해서 충분한 인슐린을 필요로 한다. 또한 지방에는 인슐린의 작용을 약화시키는 작용이 있기 때문에 췌장은 더 한층 작용해야 한다. 그 때문에 혈중의 인슐린 양은 항상 높은 상태에 있고 수용체는 인슐린에 점거되어 실제로 작용하는 수는 감소해 있다. 세포 내에 받아들이지 않는 포도당은 췌장을 자극해서 더욱 인슐린을 분비시키지만 결국은 이용되지 않는 상태다.

비만은 당뇨병의 최대 유인(誘因)이다. 당뇨병 외래 환자의 70%는 초진시에는 비만해 있다.

반대로 환경 인자만으로 당뇨병이 되느냐 하면 그렇다고는 말할 수 없다. 비만자가 모두 당뇨병이 되는 것은 아니고 비당뇨병자의 췌장 랑게르한스섬은 수십 년에 걸쳐서 과식이나 비만에 대해 인슐린을 분비하는 능력을 갖고 있다. 역시 유전과 환경 양쪽이 병을 만든다고 말할 수 있다.

당뇨병의 급성 증상

인슐린 작용 부족에 의한 고혈당과 지질, 단백 대사 이상으로부터 다양한 증상이 발생한다.

정상인의 혈당치는 아침 식사 전 1dl 중 70~90mg으로 식후는 올라가지만 대개 150~170 정도다. 다음 식전에는 다시 100 이하로 되돌아 간다.

그런데 요당이 나오는 혈당의 높이(요당 배설역치)는 대개 170 이상으로 혈당이 이 이상이 되면 신장에서 넘치는 듯이 요당이 나온다. 따라서 정상인의 경우 하루종일 요당은 나오지 않는

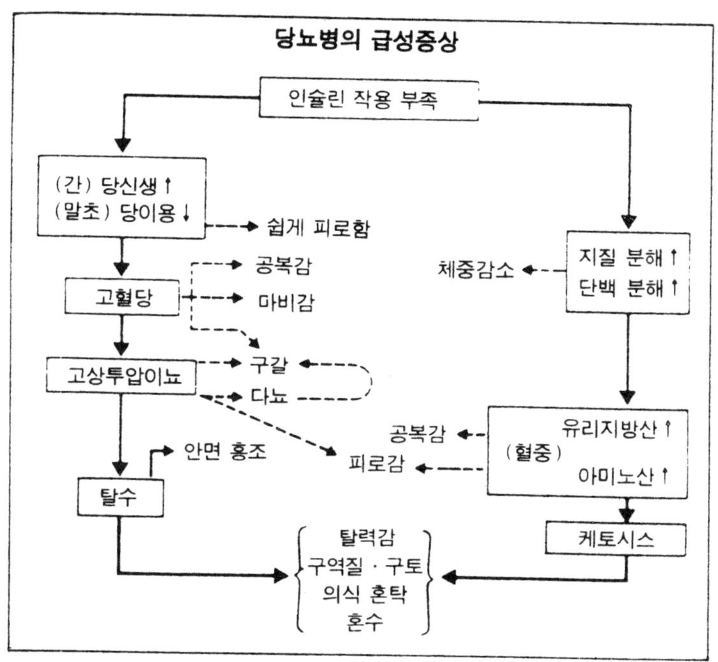
당뇨병의 급성증상
인슐린 작용 부족
(간) 당신생↑
(말초) 당이용↓
쉽게 피로함
공복감
고혈당
마비감
고상투압이뇨
구갈
다뇨
안면 홍조
피로감
탈수
체중감소
지질 분해↑
단백 분해↑
공복감
유리지방산↑
(혈중)
아미노산↑
케토시스
탈력감
구역질·구토
의식 혼탁
혼수

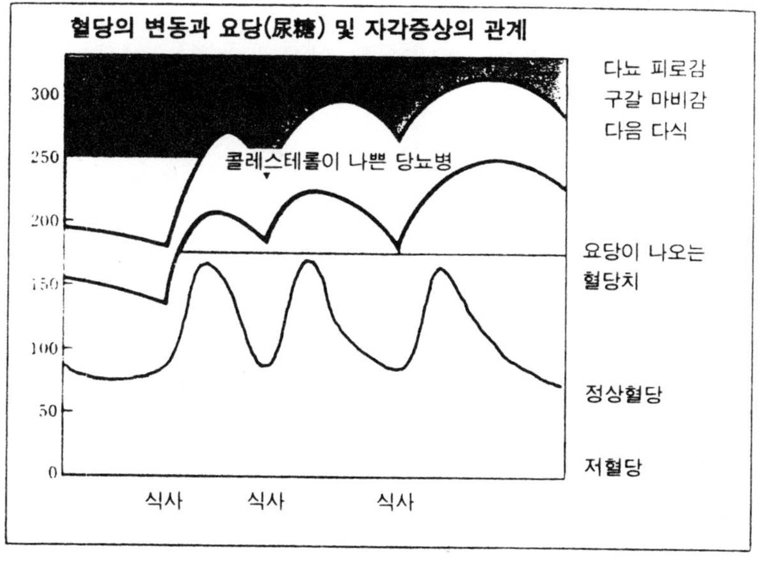
혈당의 변동과 요당(尿糖) 및 자각증상의 관계
300
250
200
150
100
50
0
콜레스테롤이 나쁜 당뇨병
다뇨 피로감
구갈 마비감
다음 다식
요당이 나오는
혈당치
정상혈당
저혈당
식사
식사
식사

다. 경증의 당뇨병이라도 식사를 하지 않으면 거의 요당은 나오지 않는다. 요당이 나오지 않기 때문에 당뇨병이 아니라든가, 당뇨병이 좋은 상태라든가, 당뇨병이 치료되었다고 말할 수는 없다.

역치가 상당히 낮고 혈당치가 정상 수준일지라도 요당(尿糖)이 나오는 사람은 신성당뇨(腎性糖尿)라고 한다. 이것은 체질적인 것으로 당뇨병이 아니다. 고령자의 역치는 좀 높은 듯하다.

혈당이 250을 넘으면 자각 증상이 나타난다. 고혈당이기 때문에 요중에 당이 다량으로 나오게 되면 삼투압의 관계로 체내의 물을 끌어대 다뇨(多尿)가 된다. 1번의 요량은 300ml 정도이기 때문에 당연히 빈뇨가 되어 밤에 화장실에 가려고 일어나는 경우도 여러 차례다. 몸은 탈수 상태가 되어 구갈, 다음(多飮)이 된다. 또한 단백, 지방의 분해가 일어나기 때문에 여윔, 피로감이 발생한다.

이런 급성 증상은 당뇨병의 상태가 매우 나쁠 때에 발생하는 것으로 당뇨병을 조절해 나가는데 있어서 절대로 있어서는 안 되는 증상이다.

소변 검사부터 당뇨병 진단까지

소변 검사해서 요당이 나오면 당뇨병이라고 믿거나 2번째의 검사에서 요당이 음성이 되면 치료되었다고 착각하는 경우가 흔히 있다. 정상에서는 요당은 전혀 나오지 않는 것이 보통으로 (신성당뇨는 별도) 한 번이라도 요당이 나오면 검사를 앞서 진행시키는 편이 좋다.

건강 진단에서 흔히 있는 일은 처음 식후의 요당이 양성이라고 지적받고 다음에 공복시의 검사에서 요당이 음성이라 해서 방치되는 예다. 이 방법이라면 당뇨병이 나빠지고(공복시에 혈당이 170 이상)나서 병원을 찾게 된다.

무서운 것은 이 시점에서도 아직 자각 증상이 없는 점이다. 당뇨병이 되기 쉬운 조건의 사람(예를 들면 근친자 중에 당뇨병이 있는 사람, 비만, 과식, 운동 부족, 거대아 분만의 경험자 등)은 자진해서 검사를 받도록 하자.

당뇨병의 진단

공복시 혈당이 140 이상 또는 식후 혈당이 200 이상 또는 안저(眼底) 검사에서 당뇨병성 망막증이 있을 때 당뇨병 진단을 받는다. 이런 검사로 확실치 않은 경우 포도당 부하(負荷) 시험을 실시한다.

75g 포도당 부하 시험

성인의 경우 보통 75g의 포도당을 250~300ml의 물에 녹인것을 5분 이내에 마신다. 3시간 후까지 30~60분마다 시간을 쫓아서 혈당치의 변화를 본다.

기준치에 의해 정상형, 당뇨병형이라고 판정하지만 어느 쪽에도 포함되지 않는 경우를 경계형이라고 한다.

당뇨병형이 아니더라도 다음 사람은 장래 당뇨병이 될 가능성이 강하기 때문에 당뇨병에 근거해서 치료를 시작하는 경우가

	귀에서 채혈				팔에서 채혈	
	(모세혈관 전혈)		(정맥 전혈)		(정맥 혈장)	
공복시 1시간후 2시간후	100이하 160이하 120이하	120이상 또는(및) 200이하	100이하 140이하 110이하	120이상 또는(및) 180이상	110이하 160이하 120이하	140이하 또는(및) 200이상
판정	정상형	당뇨병형	정상형	당뇨병형	정상형	당뇨병형

● 부하시험성적이 당뇨병형이 아니더라도 당뇨병의 특징이 있는 소견이나 증상이 있을 때는 당뇨병이라고 진단한다.

있다.

비만자.

혈연에 당뇨병 사람이 있는 경우

거대아 출산 또는 유산아를 경험한 부인

말초신경반사(아킬레스건 반사 등) 저하의 사람

당뇨병의 검사법

요당은 혈당 170 이상, 자각 증상은 250 이상이 되지 않으면 출현하지 않는다. 따라서 요당이나 자각 증상의 유무로는 당뇨병을 조절해 나갈 수 없다.

다음 표에 통원해서 정기적으로 실시하는 검사법에 대해서 컨트롤의 표준을 썼다. 중요한 것은 정상의 경우의 혈당의 움직임에 가능한 한 접근하는 것이다. 요당 1일량은 1일 혈당의 움직임을 나타낸다.

검사법과 컨트롤의 지향

검 사 법	정 상 치	컨트롤의 지향
공복시 혈당		
귀채혈(모세혈관전혈)	100mg / dl 이하	130mg / dl 이하
팔채혈(정맥혈장)	110mg / dl 이하	140mg / dl 이하
요당	(−)	(−)
요당1일량	0g / 일	5~10g / 일 이하
글리코헤모글로빈		
A_1	7% 이하	9% 이하
A_{1C}	5% 이하	7% 이하
콜레스테롤	130~230mg / dl	220mg / dl 이하
중성지방	60~110mg / dl	120mg / dl 이하

최근 글리코헤모글로빈이 측정되어 평소의 혈당 체크를 할 수 있다. 고혈당이 되면 적혈구의 헤모글로빈에 포도당이 결합하기 쉬워져서 글리코헤모글로빈 A_{1C}가 생긴다. 적혈구 수명은 120일이기 때문에 글리코헤모글로빈은 1~2개월 전의 평균 혈당의 기준을 나타내지만 합병증의 출혈 내지 진전도와 관계가 있다. A_{1C}는 A_1의 대부분을 차지하고 거의 마찬가지로 변동하지만 신부전에서는 A_{1a}나 A_{1b}가 늘어나기 때문에 A_{1C}의 비율이 내려간다.

자기 측정

평소 스스로 당뇨병의 컨트롤이 좋은지 아닌지를 보는 방법을 셀프모니터링(자기측정)이라고 한다.

가장 간단하고 또 중요한 것은 체중 측정이다. 비만은 당뇨병의 큰 적이다.

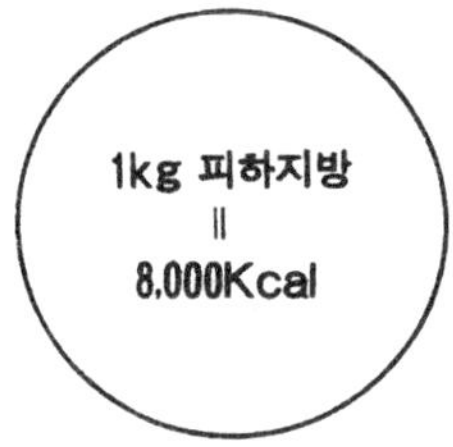

요당검사

요당은 170 이상의 고혈당의 유무를 판정하는 지표다. 음성이라
도 안심은 할 수 없다.

합병증의 검사

요단백 양성이 연속하면 당뇨병성 신증이 의심받는다. 당뇨병성
망막증의 체크를 위해 정기적으로 안저를 검사한다. 심전도, 간기
능, 신기능 검사도 정기적으로 필요하다.

당뇨병의 경과

급성 합병증

옛날은 당뇨병의 인생은 3,40년이었다. 그 사인의 대부분은 혼수사였다.

1921년에 캐나다, 토론토 대학의 반팅 박사와 베스트 박사가 췌장의 랑게르한스섬으로부터 인슐린 추출에 성공해서 다음해 인슐린은 치료에 이용되기에 이르렀다. 그 이후 당뇨병에 의한 급성 합병증(혼수사)은 격감했다.

만성 합병증

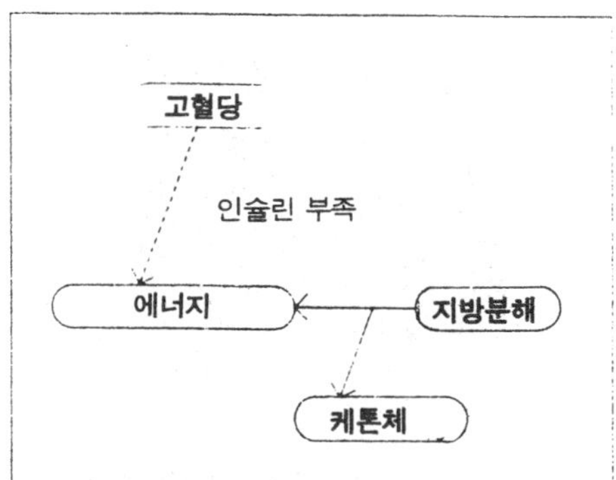

케톤체가 혈중에 늘어나면 혈액은 산성이 되고 의식은 몽롱해서 혼수에 빠진다. 그 계기가 되는 것은 감기, 폭음 폭식, 인슐린 주사를 잊는 것 등이다.

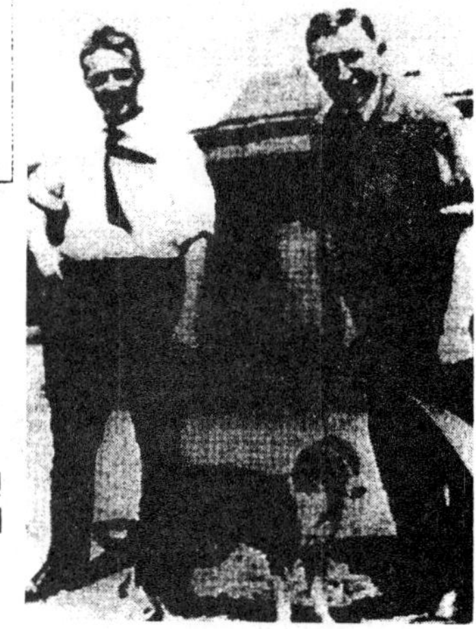

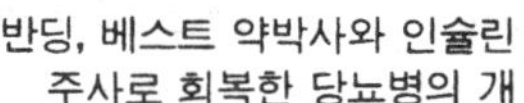
반딩, 베스트 약박사와 인슐린 주사로 회복한 당뇨병의 개

(2) 만성 합병증

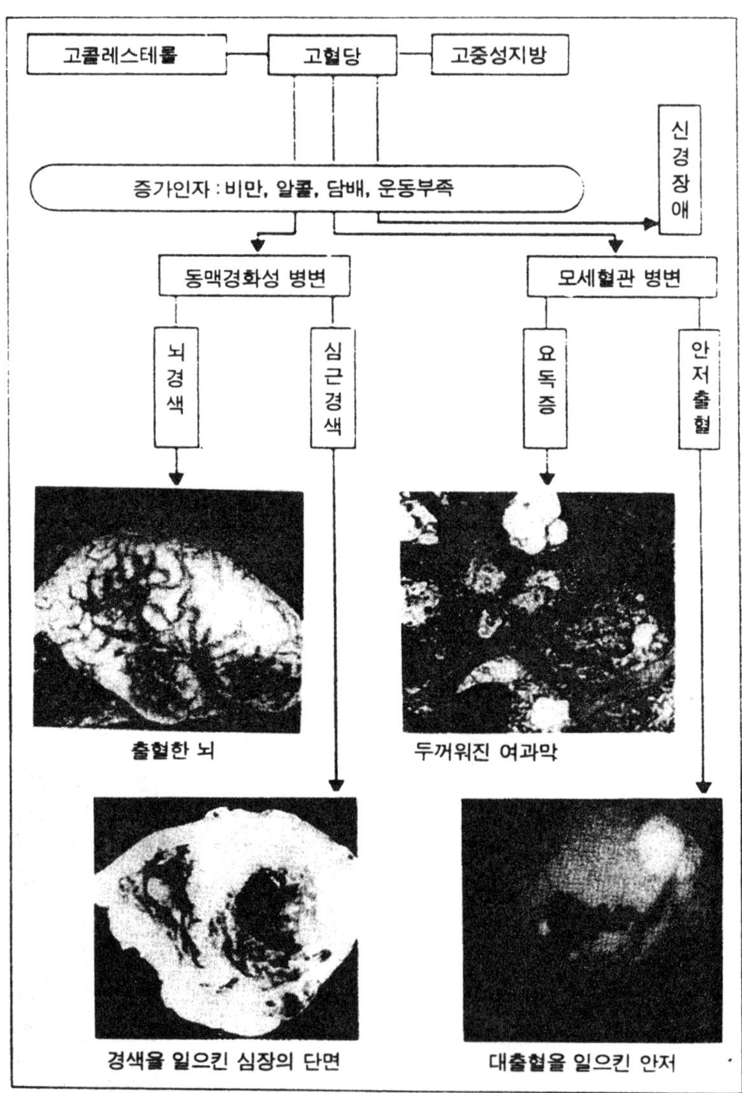

당뇨병이 장기경과하는 동안에 혈관의 병(모세혈관병변과 동맥경화성병변)과
신경장애가 일어나기 쉬워진다. 당뇨병의 치료는 합병증을 일으키지 않는
것이 목적이다.

당뇨병의 치료

치료의 목적은 당뇨병을 치료하는 것이 아니라 합병증을 일으키지 않도록 하기 위해서이고 치료는 평생 계속할 필요가 있다.

식사 요법이 불충분한데 약이나 인슐린 요법을 하고 있는 사람은 매우 많이 있다. 그럼 비만을 해소되지 않고 또 합병증도 오히려 진행해 버린다.

치료가 잘 되어 당뇨병이 좋은 상태에 있는 것은 다음 5가지의 조건을 만족시키는 것이다.

1. 자각 증상이 없다.

2. 공복시 혈당치가 정상화

3. 요당이 1일 5~10g 이하

4. 비만의 해소

5. 혈중 지방 정상화

내원전후(來院前後)의 당뇨병 치료 내용

당뇨병 신환자 345명
- 경구제 88명
  - 식사요법 52명
  - 경구제 14명
  - 인슐린 12명
- 인슐린 30명
  - 식사만 8명
  - 경구제 5명
  - 인슐린 14명

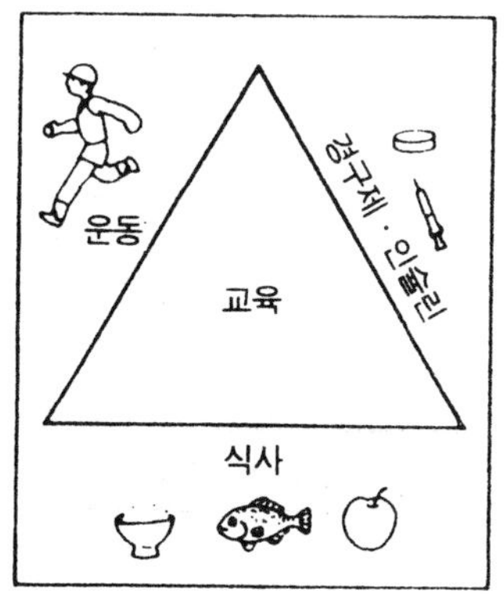

당뇨병 치료는 새로운 생활 습관을 익히는 것

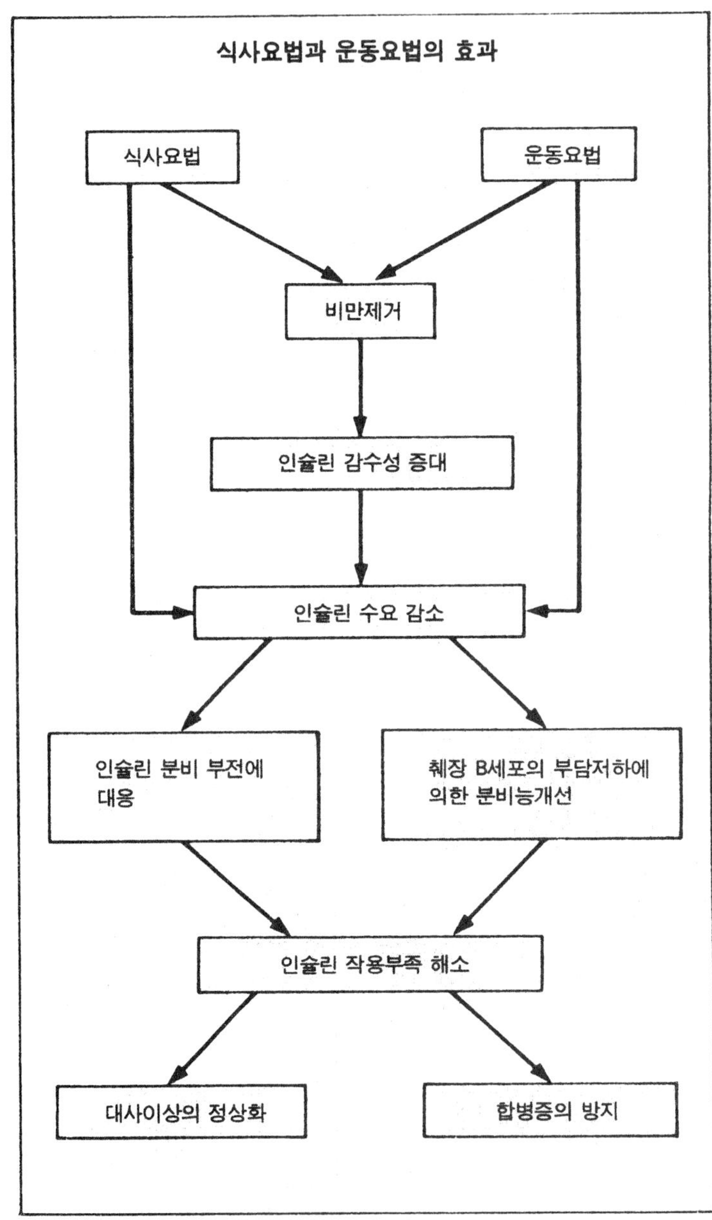

식사와 운동에 의해 인슐린부족이 해소되지 않는 경우에 약물요법
(경구혈당강하약 또는 인슐린 주사)을 첨가한다.

식사 요법

식사 요법은 우선 그 사람에게 맞는 총칼로리를 결정하는 것부터 시작된다

앞항의 그림에서는 표준 체중×25〜30Kcal로 되어 있다. 업무의 내용이나 노동량에 따라서 결정하지만 보통의 사무계 업무의 경우 아래표와 같이 25Kcal 쪽이 대사의 상태도 체중의 경과도 합병증의 출현도 좋은 상태로 가져 갈 수 있다.

병태가 나쁠 때, 비만일 때는 공복감이 매우 강하다. 대뇌로부터의 공복이나 만복의 지시가 부정확해져서 잘못된 명령이 오기 때문에 대식하게 된다.

[성인]

표준체중 1Kg 당 25〜30 cal

(노동량에 따라 증가)

표준체중 Kg≒(신장cm−100)×0.9

정해진 총cal는 인슐린 부족에 대해서 체내의 부담을 가볍게 하기 위해서고 당뇨병의 현재 병상에 맞춘 것은 아니다. 원칙적으로 평생 같은 지시cal를 지킨다.

[소아]

1세 1kg 당 100cal		10세	60cal
5세	70cal	15세	50cal

[임신, 수유]

임신후반 : 표준체중 1Kg 당 35cal

수유중 : 표준체중 1Kg 당 30〜35cal

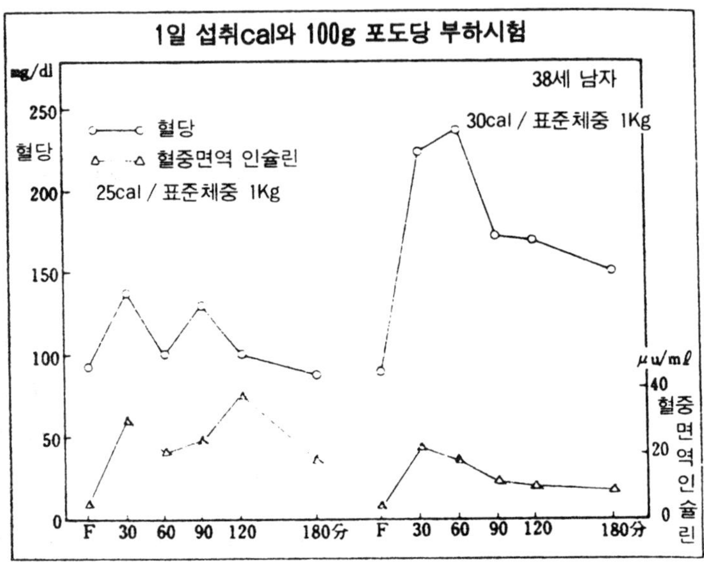

식사 요법의 처음은 양도 대폭으로 적어지기 때문에 공복감이 있지만 병태가 개선되면 이상한 공복감은 없어진다.

각 영양소의 배분

식사의 양은 필요 이상 섭취하지 않도록 필요 최소한이 되기 때문에 내용적으로는 각 영양소를 과부족없이 섭취하고 질이 높은 식사로 해야 한다.

요컨대 밸런스 좋은 식사를 섭취하는 것으로 그것을 돕기 위해서 식품 교환표가 있다. 우선 식품의 분류표에서 무엇이 어느 표에 들어가는지를 기억해 두자.

식품 교환표는 칼로리를 계산하기 쉽도록 하기 위해서 80Kcal를 1단위로 하고 있다. 같은 표내의 교환은 좋지만 다른 표와의

3영양소 배분의 원칙

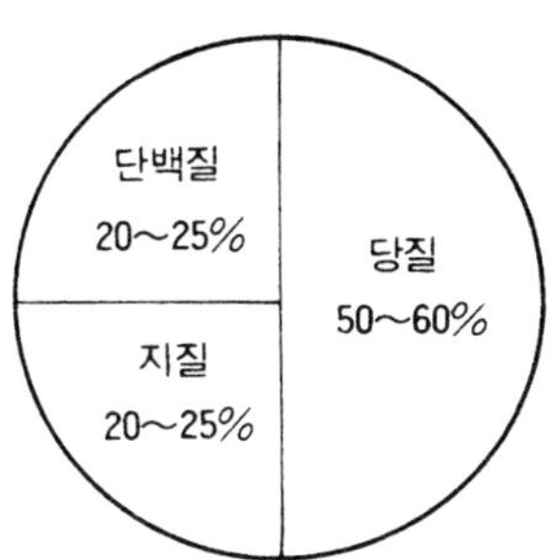

단백질은 체중 1Kg 당 1일 1g, 당질은
1일 최저 100g은 필요하다.
지방은 필수지방산, 지용성 비타민의
보급을 위해 매일 적량이 필요하다.

칼로리별 영양소 배분표

지시칼로리(cal)	당질(g)	단백질(g)	지질(g)
FE161200	155	62	39
1300	173	64	39
1400	191	66	44
1500	209	68	44
1600	209	77	53
1700	227	79	53
1800	255	81	53
2000	301	85	53

교환을 하면 영양 배분을 무너뜨리게 된다.

식품 교환표는 영양 분석표에서 보면 정말 엉성한 것이지만 실용적으로 장기에 식사 요법을 계속하기 위해서는 이 정도가 한도다.

바꿔 말하자면 이 정도의 식사 요법이 지켜지지 않으면 당뇨병의 식사 요법이라고는 말할 수 없다. 처음은 열심히 저울을 사용하는 사람도 1년, 2년 지나면 '직감'에 의지하게 된다. 가끔씩은 평량(枰量)하는 습관을 익히도록 합시다.

「당뇨병 치료를 위한 식품 교환표」의 식품 분류표

군표	식품	1단위(80Kcal)당의 각 영양소 함량의 평균치		
		단백질 g	지질 g	당질 g
Ⅰ. 당질을 주로해서 공급하는 식품	1. 곡류, 감자류, 두류(대두 및 그 제품을 제외한다) 당질이 많은 야채 및 열매류	2	—	18
		—	—	20
	2. 과실류			
Ⅱ 단백질을 주로해서 공급하는 식품	3. 어개, 조수경 육류 및 그 가공품, 달걀, 치즈, 대두 및 그 제품	9	5	—
	4. 유제 및 유제품(치즈를 제외한다)	4	5	6
Ⅲ 지질을 주로해서 공급하는 식품	5. 유지류 및 다지성 식품	—	9	—
Ⅳ 비타민 및 미네랄을 주로해서 공급하는 식품	6. 야채류(당질이 많은 일부의 야채를 제외한다) 해초류, 버섯류, 곤약	5	1	13

식사의 기본적인 주의

식사의 기본적인 주의로서,

1. 1일 3회 거의 같은 칼로리, 심심한 맛으로 한다.

2. 1회 식사의 각 영양소 배분도 거의 같은 것이 바람직하다.

3. 식사 간격은 4~6시간 두는 것이 좋다.

4. '가끔이니까'라고 과식하는 것은 금물

등이 있다.

모두 췌장에 대한 부담을 적게 하는 것이 목적이다.

체중의 조정

여기에서 다시 한 번 체중의 조정이 당뇨병에 얼마나 중요한가를 생각해 보자.

비만의 사람은 인슐린의 작용이 나쁘기 때문에 그것을 보충하기 위해서 췌장으로부터 과잉의 인슐린이 분비된다. 혈중 포도당은 지방으로 바뀌어 동맥경화가 촉진된다.

또한 비만자의 간장에도 지방이 쌓여서 지방간이 되어 간기능 이상을 볼 수 있다.

피하 지방이 1Kg 쌓이면 그 속에 자라고 있는 모세 혈관의 길이는 2km 가까이나 된다. 혈류를 유지하기 위해서 심장은 혈압을 올려서 대응하지 않을 수 없게 되어 고혈압을 합병한다.

따라서 체중을 조정하는 것은 여러 가지 면에서 이점이 되고 당뇨병의 치료상 절대로 필요한 것이다.

운동 요법

운동하면 에너지를 사용한다.

우선 운동하고 있는 근육 세포 속의 글리코겐(glycogen)이 사용된다. 운동을 시작하고 10분 정도 지나면 근육세포내의 글리코겐으로는 부족해져서 혈중의 포도당과 간에 축적되어 있는 글리코겐으로부터 새롭게 만들어진 포도당이 사용된다.

운동 개시 후 20분 이상 지나면 지방 세포 속의 지방이 분해해서 유리 지방산이 되어 에너지 보급을 한다.

운동을 시작하고 15분 정도 지나면 혈중의 포도당치는 하강하기 시작한다.

왼쪽은 100g의 포도당을 마신 후 운동했을 경우와 안정을 취하

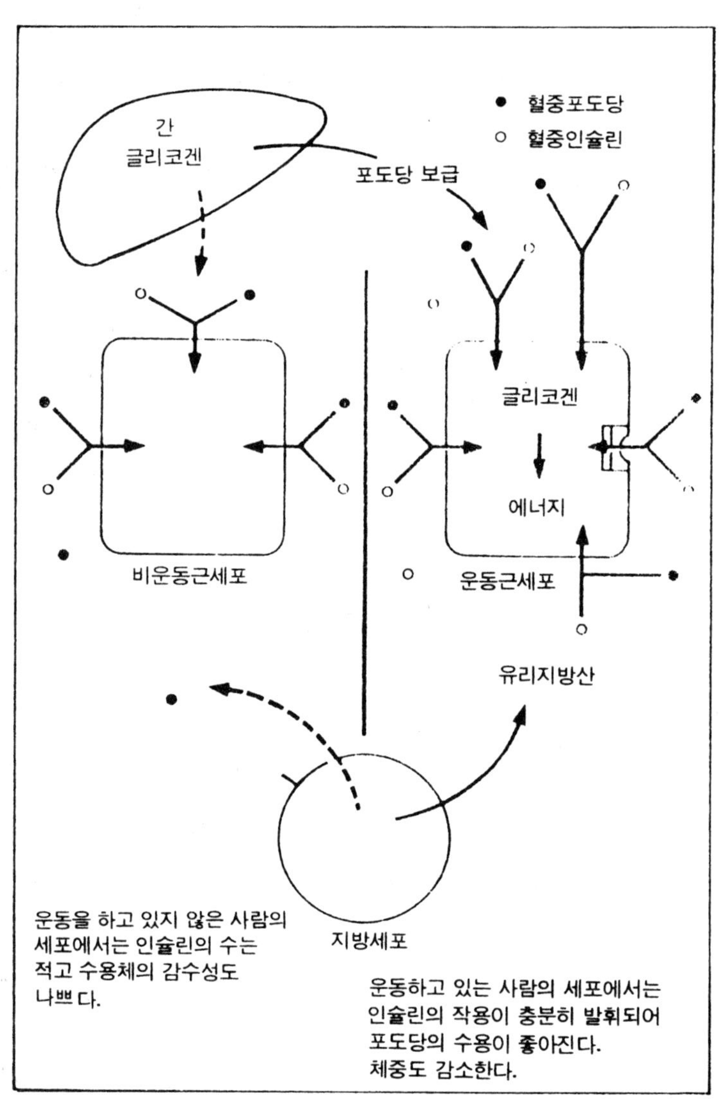
혈중포도당
혈중인슐린
간
글리코겐
포도당 보급
글리코겐
에너지
비운동근세포
운동근세포
유리지방산
지방세포
운동을 하고 있지 않은 사람의
세포에서는 인슐린의 수는
적고 수용체의 감수성도
나쁘다.
운동하고 있는 사람의 세포에서는
인슐린의 작용이 충분히 발휘되어
포도당의 수용이 좋아진다.
체중도 감소한다.

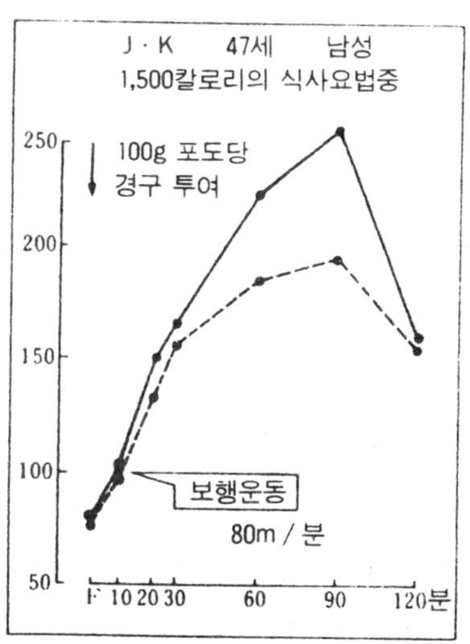

고 있었던 경우에 혈당치의 변화를 조사한 것으로 분명히 운동 후 혈당치가 내려가 있다.

　20분 이상 지나면 지방산을 사용하기 때문에 지방의 분해가 일어나서 지방 세포는 작아지고 제지방에 의한 체중 감소의 효과도 일어난다.

　중성 지방도 줄고 HDL(요시다마 콜레스테롤)이 늘어나기 때문에 동맥경화성 병변의 예방에도 유용하다.

　혈중 포도당은 자꾸 자꾸 운동근 속으로 들어가기 때문에 인슐린이 많이 필요하고 췌장에 쓸데없는 부담이 가해지지 않을까하고 걱정이 되지만 답은 노(No)이다. 운동으로 인해 근육 세포 범위의 혈류량은 늘어나기 때문에 운동하고 있지 않는 경우에 비해서 운동근 주위에 충분한 인슐린량이 유지되고 또한 인슐린 감수성도 좋아지기 때문에 췌장에 부담을 가하는 일은 없다.

　심리적으로도 스트레스 해소에 도움이 되고 체력이 증진해서 건강한 생활이 된다.

운동요법의 임상적 효과

앞서 서술한 것은 운동의 실시로 인한 단기적 효과이지만 이것을 계속함으로서 장기적인 효과를 얻을 수 있다.

그것은 혈관 합병증의 예방에 유용하고 인슐린의 쓸데없는 분비없이 포도당을 소비할 수 있기 때문에 인슐린의 절약 효과가 있고 췌장의 부담을 가볍게 해서 장래적으로 유리해진다.

아래 그림은 식사 요법을 거의 지킨 사람들을 다시 운동을 충분히 실시한 군과 별로 하지 않았던 군으로 나누어 장기간에 어떤 차이가 나타나는지를 조사한 것이다.

운동 불량군은 비만이 많고 혈당의 조절도 불량으로 고지혈증(특히 중성 지방이 높은 수취)을 볼 수 있고 동맥경화성 병변의 출현 빈도가 높은 경향이 있다.

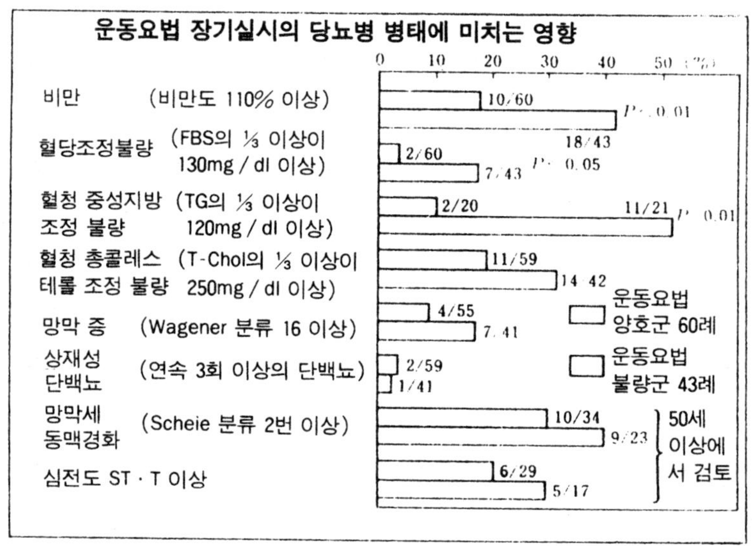

운동요법 종류와 운동량

운동 요법은 앞서 서술했듯이 지속 시간에 따라 대사의 상태가 다르다. 운동의 격렬함은 아니다. 조깅 18분과 속보 35분에서는 속도가 보다 효과적이다. 비만으로 관절증의 경우는 수영도 좋을 것이다.

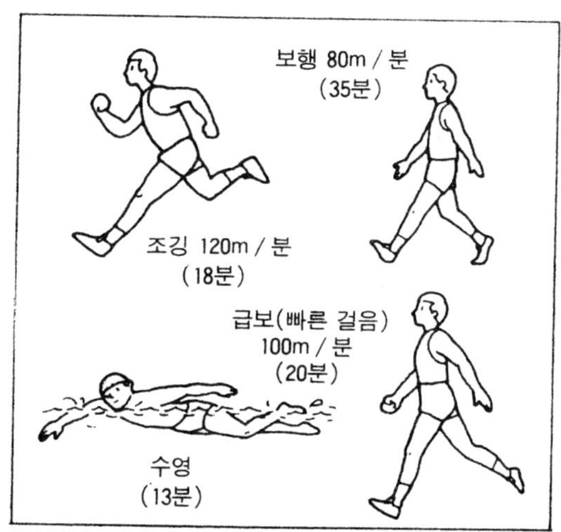

약 100Kcal의 운동량(쉬지 않고 계속해서 운동했을 경우) ▲ ▼

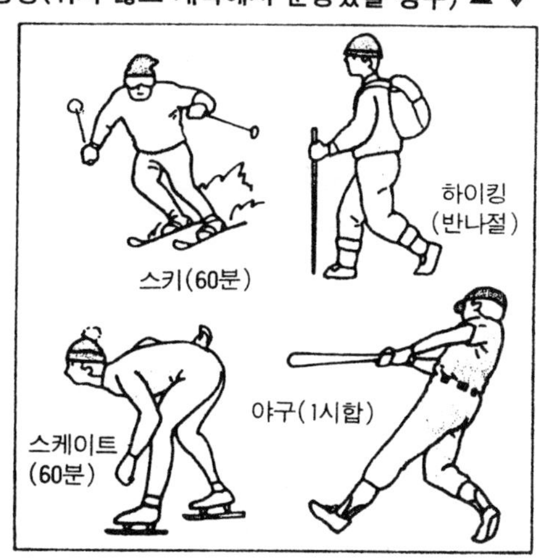

운동의 방법

① 사용되는 운동근이 많으면 많을수록 효과가 있다. 가능한 한 전신을 사용하는 운동을 선택한다.

② 가벼운 운동부터 시작해서 조금씩 강한 운동으로 마이 페이스로 한다.

③ 운동을 하는 시각은 단기적 효과를 생각하면 식후 30분~1시간 후 정도가 적당하지만 식후 곧 운동이라고 하는 것은 심장이나 간장을 위해서는 좋지 않다. 장기적 효과도 있으니까 하루 중에서 일정한 시간에 약을 먹는 것 같은 셈으로 매일 빼 놓지 않고 하는 것이 중요하다.

④ 준비, 정리 운동을 충분히

⑤ 운동한 후 피로를 느끼지 않을 정도로 한다.

⑥ 더우면 수분을 충분히 섭취하고 추울 때는 적당한 복장을 한다. 이런 목적에 가장 잘 맞고 어디에서나 할 수 있고 연령차도 없는 운동은 보행 운동이다. 처음에 라디오 체조 등으로 워밍업하고 1일 1~2회, 1회 20~30분, 일정한 시간에 하면 될 것이다.

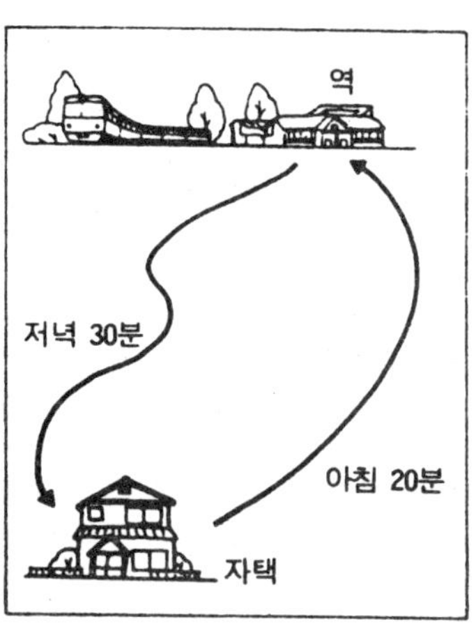

운동 요법의 주의점

'운동했으니까 먹어도 된다'라든가 '과식했으니까 운동하는' 것은 큰 잘못이다.

먹으면 혈중에 포도당이 많이 늘어 인슐린을 다량으로 요구해 버린다. 모처럼 운동에 의해 인슐린을 많이 필요로 하지 않고 혈당을 내릴 수 있는데 먹어 버려서는 혈중의 포도당이 늘어나서 인슐린 분비를 촉진시키기 때문에 아무 소용도 없다.

운동 요법에 의해 소비하는 에너지는 의외로 적다. 1kg의 피하 지방은 약 8,000kcal이기 때문에 운동만으로 1kg 살을 빼기 위해서 는 음식을 먹지 않고 서울에서 천안 정도까지 걸어야 한다.

당뇨병의 약물 요법(내복약이나 인슐린 주사)을 하고 있는 사람은 저혈당을 피하기 위해서 공복시에는 절대로 운동을 해서 는 안 된다.

또한 다음의 사람은 운동 요법을 조심하고 식사, 약물 요법에 중점을 둔다.

• 안저 검사(眼底檢査)에서 전증식성 망막증(前增殖性網膜贈)이 나타났을 때

• 허혈성 심질환(虛血性心疾患)이 있는 경우

• 요중(尿中)의 단백이 연속해서 양성(陽性)으로 특히 고혈압을 합병하고 있는 경우 등.

더욱이 다음의 경우는 운동 요법을 해서는 안 된다.

• 당뇨병이 매우 나쁠 때(인슐린이 절대 부족하기 때문에 혈중 포도당은 세포 내에 받아들이지 않고 간으로부터의 당의 방출이 늘어나서 오히려 혈당은 올라간다)

- 감염증이 있는 경우
- 증식성 망막증, 신부전, 심근경색과 같은 중독한 혈관 합병증이 있는 경우 등

약물 요법(藥物療法)

인슐린 비의존형 당뇨병(非依存型糖尿病)의 경우에 당뇨병 진단을 받고 곧 내복약이나 인슐린에 의한 치료를 실시하는 경우는 별로 없다. 충분한 식사와 운동 요법이라도 혈당이 평저화하지 않는 경우에 약물 요법을 개시한다.

약물 요법에는 경구 내복하는 혈당 강하약과 피하 주사하는 인슐린 조제약의 2종류가 있다. 내복 쪽이 간단하고 손쉽지만 인슐린 부족의 원인이나 상태에 따라 어느 치료법을 취하느냐가 선택된다. 인슐린을 피하 주사하지 않고 경구 내복할 수 있으면 약으로 충분하지만 인슐린은 51개의 아미노산으로 되어 있기 때문에 경구 내복하면 소화액으로 소화되어 버린다.

혈당 강하약이 적응이 되는 사람은 췌장으로부터의 인슐린 분비가 아직 유지되고 있어 내복약에 의해 분비 촉진을 할 수 있는 사람이다.

당뇨병으로 인슐린을 필요로 하는 사람은 췌장의 기능 저하가 상당히 심해서 혈당 강하약을 사용해도 인슐린의 분비가 불가능한 경우다. 또한 간장이나 신장은 약 대사의 중심이기 때문에 그곳에 질환이 있는 경우는 혈당 강하약은 사용할 수 없게 된다. 평소 식사와 운동 요법뿐인 사람이라도 폐렴이라든가 수술과

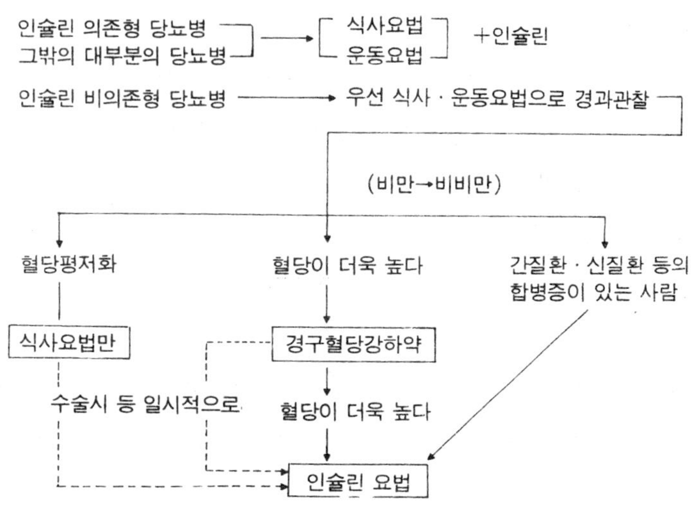
인슐린 의존형 당뇨병
그밖의 대부분의 당뇨병
식사요법
운동요법
＋인슐린
인슐린 비의존형 당뇨병
우선 식사 · 운동요법으로 경과관찰
(비만→비비만)
혈당평저화
혈당이 더욱 높다
간질환 · 신질환 등의
합병증이 있는 사람
식사요법만
경구혈당강하약
수술시 등 일시적으로
혈당이 더욱 높다
인슐린 요법

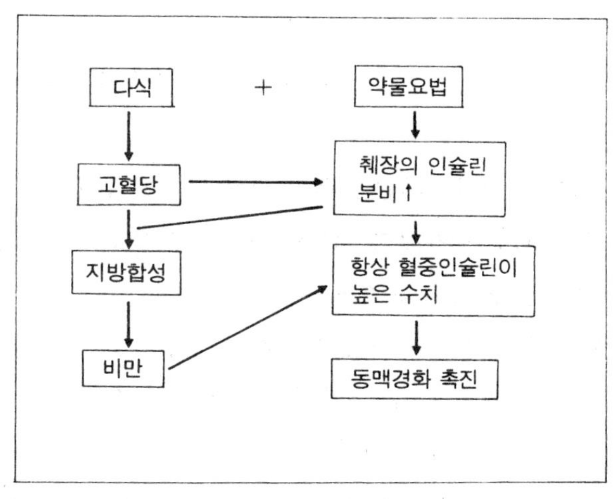
다식
＋
약물요법
고혈당
췌장의 인슐린
분비↑
지방합성
항상 혈중인슐린이
높은 수치
비만
동맥경화 촉진

같이 인슐린을 많이 필요로 하는 경우는 일시적으로 인슐린 주사를 하는 경우도 있다.

약물 요법을 하고 있기 때문에 당뇨병이 무겁다고 하는 것은 절대 아니다. 중요한 것은 합병증을 일으키지 않으면 되는 것이기 때문에 그 사람의 병상에 맞는 치료법을 찾아내는 것이다.

약물 요법은 식사와 운동 요법을 지킨 다음에 첨가되어야 한다. 만일 '약을 복용하고 있으니까 안심이다'라고 해서 많이 먹는다면 오히려 나쁜 결과가 된다.

약물 요법은 하루 하루의 필요량을 처방받고 있다. 복용 잊고, 주사중 잊고, 양의 변경은 멋대로 말아야 한다.

경구 혈당 강하약(經口血糖降下藥)

인슐린 부족을 어떻게 보충하느냐의 작용 순서에 따라 2종류로 크게 나누어진다.

술포닐 요소제나 술파민제는 췌장의 β세포를 자극해서 인슐린의 분비를 촉진시키는 약제다. 현재 사용되고 있는 경우 혈당 강하약의 대부분은 술포닐 요소제다.

비그아나이드제는 말초의 세포막에 작용해서 포도당의 받아들임을 촉진시키는 작용이 있다. 그러나 부작용의 문제가 있어 사용할 수 있는 사람은 한정되어 있다.

경구 혈당 강하약을 사용하기 시작할 때는 당뇨병의 상태에 따라서도 다르지만 우선 작용이 약한 약을 소량부터 시작하는 것이 원칙이다.

복용 횟수는 1일 1~3회로 식전이나 식후나 작용은 다를 바

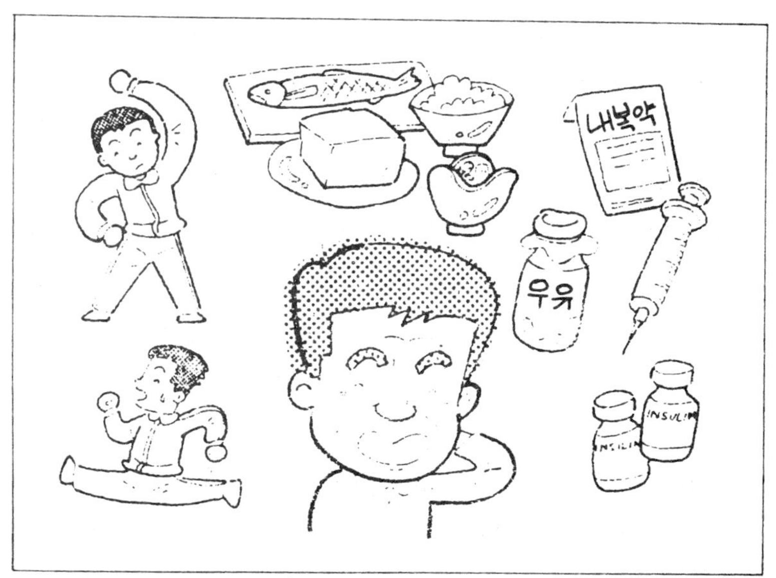

없다. 그러나 복용을 잊지 않도록 하기 위해서는 식사 직전에
복용하는 것이 좋을 것이다.

처음 유효한 약제가 사용하고 있는 사이에 잘 듣지 않게 되는
경우가 있다. 대부분은 식사의 과잉이나 약을 잊어버리고 복용하
지 않았거나 중단하거나 해서 약제의 효과가 저하해 버리는 것이
다. 또한 약제를 중단하고 다시 투여를 개시했을 경우 심한 알레
르기 증상이 출현하는 경우가 있다. 자신이 사용하고 있던 약제의
이름은 기억하고 있도록 한다.

저혈당에 대해서

식사를 과도하게 줄이거나 식사 시간이 늦으면 혈당이 너무
내려가서 저혈당 증상(후술)을 일으킨다. 공복시의 운동도 좋지
않다. 알콜이나 아스피린, 부타조리딘 등의 진통제를 병용했을

때에도 저혈당이 촉진되기 때문에 주의해야 한다. 이와 같은 원인이 없고 경구 혈당 강하약을 복용중인 사람에게 저혈당 증상이 일어나는 것 같으면 대체로 그 약을 전면적으로 중지하고 식사 요법과 운동 요법만으로 치료할 수 있을 것이다.

경구 혈당 강하약의 저혈당 증상은 인슐린 주사의 사람만큼 심하지는 않지만 특히 고령자에서는 지연해서 오래 계속되는 경우가 있다. 약물 요법에 의지해서 불필요하게 내복하는 것은 위험하다. 약의 양이나 복용법은 주치의의 지도를 지켜야 한다.

저혈당이 일어나면

가벼운 동안은 당분을 먹으면 치료된다. 평소부터 3~4개의 봉투 설탕을 가지고 다니자. 경구 혈당 강하약이라도 저혈당이 진행하면 의식 장애가 일어난다. 기묘한 행동을 하는 경우도 있다. 카드를 가지고 다녀서 곧 치료받을 수 있도록 하자. 그리고 반드시 주치의에게 연락한다.

인슐린 요법

인슐린 의존형 당뇨병은 치료의 처음부터 인슐린 주사를 필요로 한다. 인슐린 비의존형 당뇨병이라도 중증 감염증, 수술 등으로 당뇨병의 상태가 매우 나빠졌을 때는 일시적으로 인슐린 주사를 할 필요가 있다.

또한 충분한 식사, 운동 요법에서도 효과가 불충분할 때나 간·신질환 때문에 경구 혈당 강하약을 사용할 수 없을 때는 인슐린 요법의 적응이 된다.

인슐린 주사 조제약의 종류

형	일반명	상 품 명	동물종	단위/㎖	외관
	레귤러 인슐린	이스디린「시미즈」	소	20 및 40	투명
		피제린	소 · 돼지	20 및 40	투명
		인슐린 · 노보 · 레귤러	돼지 · 소	40	투명
		휴마린 R	인간(생합성)	40 및 100	투명
속 효 형	액트라피드 인슐린	인슐린 · 노보 · 액트라피드 MC	돼지		백탁
		액트라피드 휴먼	인간(전환)		백탁
	세미렌테 인슐린	인슐린 · 노보 · 세미렌테 MC	돼지		백탁
		세미렌테 · 이스디린「시미즈」	돼지		백탁
	NPH 인슐린	NPH 이스디린「시미즈」	소 · 돼지		백탁
		NPH 인슐린 · 토론토	소 · 돼지		백탁
		인슐린 · 인스라타드 · 노르딕스(NPH)	돼지		백탁
		휴마린 N	인간(생합성)	40 및 100	백탁
		렌테 이스디린「시미즈」	소 · 돼지		백탁
		렌테 · 인슐린	소		백탁
중 간 형	렌테 인슐린	렌테 · 인슐린 · 토론토	소		백탁
		인슐린 · 노보 · 렌테 MC	소 · 돼지		백탁
		렌테 · 인슐린 주사액「릴리」	소 · 돼지	40 및 100	백탁
	모노타드 인슐린	인슐린 · 노보 · 모노타드 MC	돼지		백탁
		모노타드 · 휴먼	인간(전환)		백탁
2 상 성	라피타드 인슐린	인슐린 · 노보 · 라피타드	돼지 · 소	40	백탁
지 효 성	프로타민팅 인슐린	프로타민 아연 이스디린「시미즈」	소	20	백탁
	울트라렌테 인슐린	인슐린 · 노보 · 울트라렌테 MC	소		백탁
		울트라렌테 · 이스디린「시미즈」	소		백탁

불필요하게 인슐린 요법을 하면 저혈당이 되기 쉽고 또한 그것
을 피하기 위해서 과식을 초래하여 컨트롤을 흐트러뜨리거나

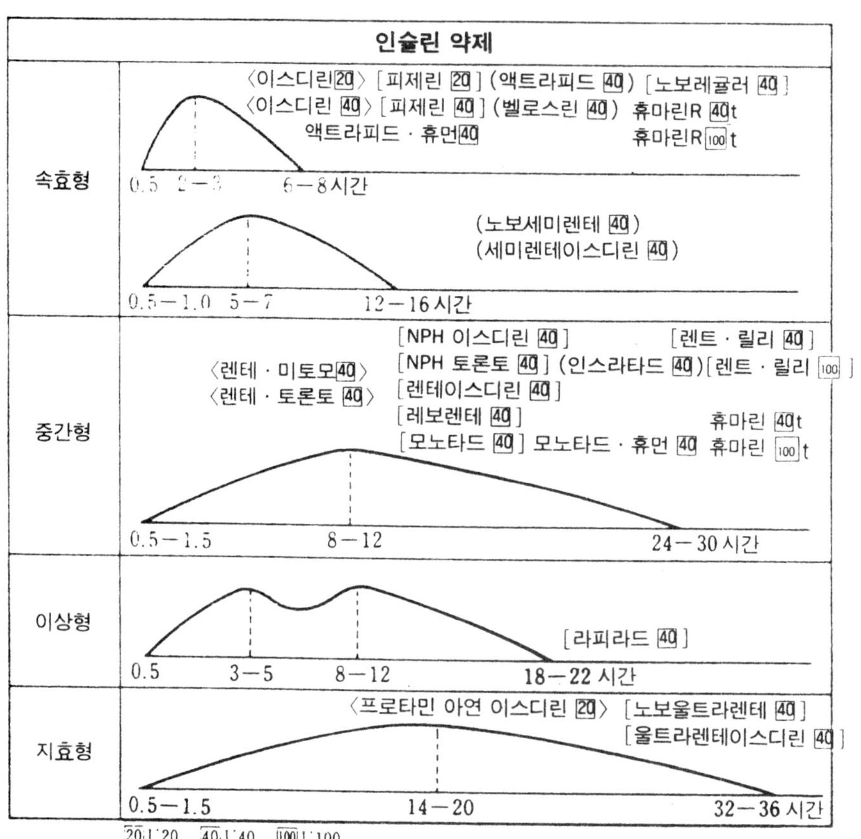

체중 증가를 초래하거나 한다. 충분히 필요한지 어떤지의 확인을 하고 나서 시작해야 한다.

인슐린의 작용 시간을 다음 항에 도표로 제시했다.

속효형(速効型) 인슐린은 주사 후 30분부터 1시간에 효과가 나타나기 시작한다. 그 때문에 당뇨병성 혼수나 감염증 수술 등의 긴급시에 사용할 수 있다.

지효형(遲效型) 인슐린은 속효형에 아연을 첨가해서 흡수를 느리게 하여 36시간 정도 유효하도록 한 것이다.

중간형 인슐린은 속효형과 지효형을 섞어서 주사의 효과가 3시간 정도부터 발현하여 작용이 24시간 지속하도록 한 것(렌테와 모노타드)과 속효형 인슐린에 아연과 프로타민이라고 하는 단백질을 첨가해서 작용 시간을 길게 한 것(NPH)이 있다.

소, 돼지의 췌장으로부터 추출한 산성 인슐린을 중성으로 하면 돼지의 것은 용해성으로 속효성을 나타내고 소의 것은 결정성으로 작용 발현이 약간 늦다고 하는 양면성을 가진 인슐린(라피타드)이 생긴다. 이것을 2상성 인슐린이라고 한다.

인슐린의 역사

MC 인슐린 그리고 인간 인슐린

인슐린은 1922년에 임상 응용되었다. 지금까지는 소, 돼지로부터 추출한 인슐린을 사용하고 있었다.

이런 인슐린을 인간에게 주사했을 때 다른 동물종으로부터의 인슐린은 이질적인 것이고 또한 이전은 추출 과정에서 불순물이 섞이기 때문에 인간의 혈액 중에 항체가 생겨 버려서 인슐린이 잘 듣지 않게 되는 경우가 있었다. 소는 돼지보다도 대량으로 추출할 수 있지만 항체를 만들기 쉽다고 한다. 구조도 돼지 쪽이 사람과 비슷하다.

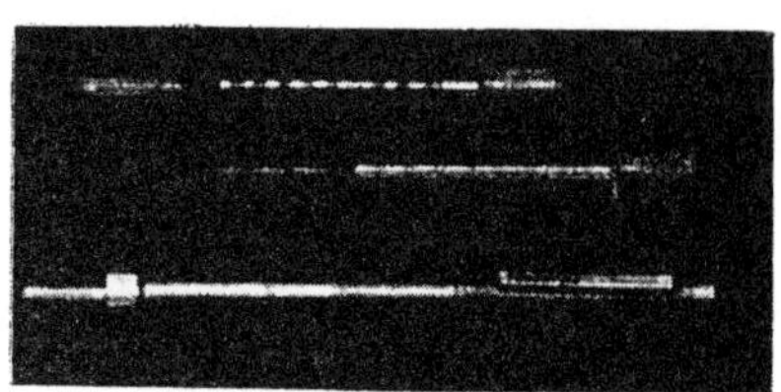

맨 아래 펜형 주사기로
인슐린을 내장하고 있다.

1970년대에 MC 인슐린이라고 해서 추출 과정에서 불순물을 제거한 정제 인슐린이 만들어지게 되어 항체나 알레르기의 문제는 상당히 개선되었다.

최근 인간 인슐린이 개발되어 1986년부터 임상적으로 사용되기 시작했다.

인간 인슐린에는 2종류 있다. 돼지의 인슐린 B고리 말단의 아미노산(알라닌)을 슬레오닌이라고 하는 아미노산으로 전환해서 인간 인슐린과 같은 구조로 한 반합성 인슐린과 대장균에 인간 인슐린의 구조를 기억시켜서 유전자 공학을 이용하여 생합성시킨 인간 인슐린이다. 그러나 어느 쪽의 인간 인슐린도 약간이지만 아직 항체를 만들어 버린다. 현재 완전한 인슐린을 지향하여 노력하고 있다.

더욱이 췌장 이식이나 주사가 아닌 경구 인슐린 조제약의 연구도 이루어지고 있다.

인슐린 강화 요법(强化療法)

인슐린 주사는 중간형 인슐린이 개발되고 나서는 1일 1회~2회의 피하 주사가 표준적인 방법이었다. 그러나 보다 건강한 합병

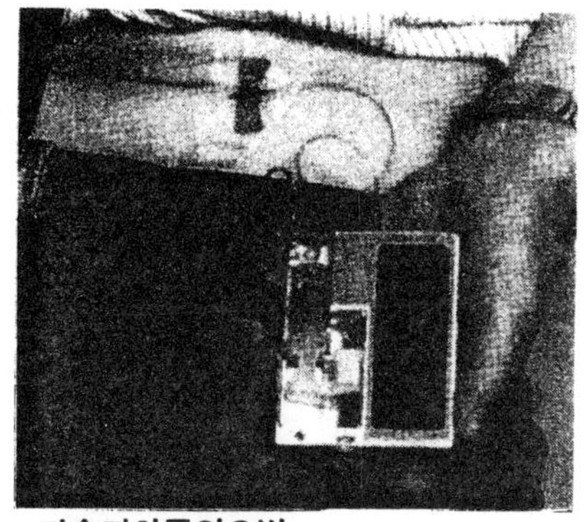

지속피하주입요법
피하에 주사바늘을 고정하고 모터로 인슐린
을 일정 속도로 연속주입한다.
새로운 치료법이지만 식후의 혈당 상승 등
문제점이 아직 있다.

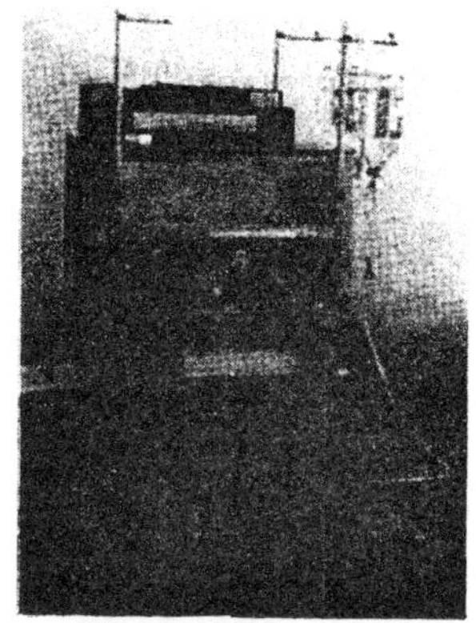

대형 인공 췌장
수술 중의 혈당 조절이나
연구용으로 이용되고 있다.

증이 없는 생활을 지향하고 최근은 2종류의 조제약을 조합하거나 주사량을 분할해서 자주 주사를 하거나 또는 주사시각을 연구하는 등 해서 인슐린의 혈중 농도를 가능한 한 생리적인 상태에 접근시키려고 하고 있다. 이것을 인슐린 강화 요법이라고 한다.

구체적으로는 중간형과 속효형을 섞어서 아침 식사 전, 저녁 식사 전의 2회 피하 주사하거나 아침 식사 전에 하루의 기초량으로서 중간형을 주사하고 나중 각 식사 전에 속효형 인슐린을 추가하거나 하는 방법이다. 잘게 분할해서 주사하는데 편리하도록 포켓에 들어가는 펜 모양의 인슐린 주사기(인슐린은 커트리지식 간단히 교환할 수 있다)도 개발되고 있다.

두 종류의 인슐린 조합

속효형을 중간형에 맞출 때 섞어서 시간을 두면 속효성이 상실

된다. 섞어서 곧 피하 주사를 한다. 또한 PH 조정을 위한 염류가 같은 것끼리(인스라타드와 벨로스린 렌테와 액트라피드)를 조합한다.

인슐린 강화 요법도 지속 피하주입 요법도 아래 사진의 인공 췌장도 혈당치를 가능한 한 생리적인 움직임과 같게 하는 것을 목적으로 하고 있다. 그것을 위한 자기 관리의 방법으로서 적어도 요당의 4회법은 필요하지만 최근은 혈당의 자기 측정을 할 수 있게 되어 도움이 되고 있다.

인슐린 자기 주사(自己注射)

인슐린은 매일 필요한 것이기 때문에 환자 자신에 의한 자기 주사가 필요해진다. 5,6세의 소아라도 '필요한 것'이라고 인식하면 스스로 할 수 있게 된다. 식사 요법을 지키는 것, 운동을 공복시에 하지 않는 것, 인슐린을 정확히 매일 일정한 시간에 받는 것은 물론이지만 요당, 혈당을 자기 측정해서 저혈당이나 감기 등의 불측한 사태에 대처할 수 있도록 한다.

인슐린 주사의 손기술

(1) 주사기

투베르쿨린(teberculin)용 1㎖의 유리제 주사기와 플라스틱제 한 번 쓰고 버린 주사기가 있다. 한 번 쓰고 버린 것은 소독의 필요도 없고 인슐린 단위수의 눈금이 매겨져 있기 때문에 환산의 필요가 없어 편리하다. 1㎖ 40단위용과 100단위용이 있다.

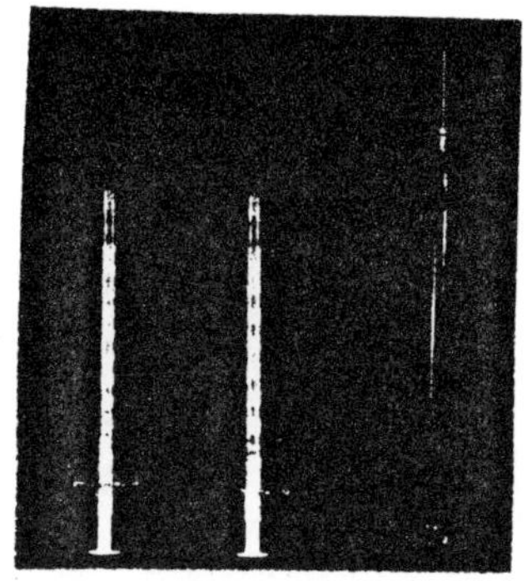

(오른쪽) 투베르쿨린용 주사기
(가운데) U40용 인슐린 주사기
(왼 쪽)U100용 인슐린 주사기

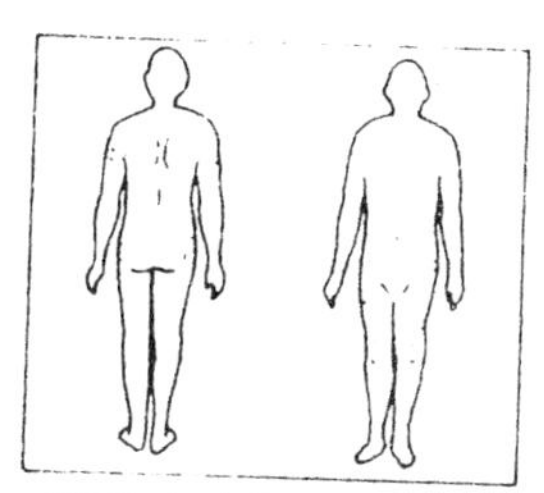

1열을 손가락 2개의 간격을
떼어서 이동한다.

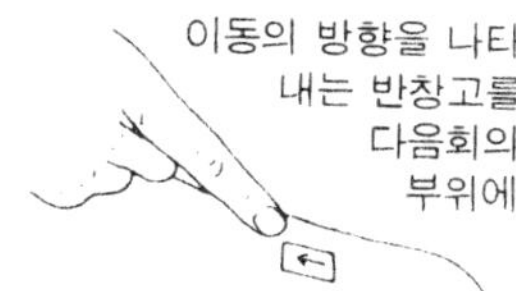

(2) 주사부위

윗팔 양쪽의 바깥측부, 양대퇴 상부의 바깥측부와 복벽, 둔부에 주사한다.

매일 같은 장소에 주사하면 응어리가 생기거나 피하 지방이 위축해서 움푹 패이거나 한다. 매일 장소를 바꾸도록 한다. 피부에 요철이 생기거나 딱딱해지면 그 장소는 피하도록 한다.

1열을 손가락 2개의 간격을 떼어 이동하고 끝나면 손가락 1개가 되는 열로 이동하자.

(3) 주사의 손기술

A. 희뿌연 인슐린 조제약은 병을 수평으로 해서 손바닥에 끼우고 거품이 일지 않도록 회전해서 섞는다.

B. 병의 고무 마개를 알콜솜으로 소독한다.

C. 주사기에 인슐린 지시량과 같은 양의 공기를 넣는다.

D. 병을 세워서 고무 마개의 한가운데에 수직으로 바늘을 찌르고 병 속의 공기 부분으로 주사기 내의 공기를 주입한다.

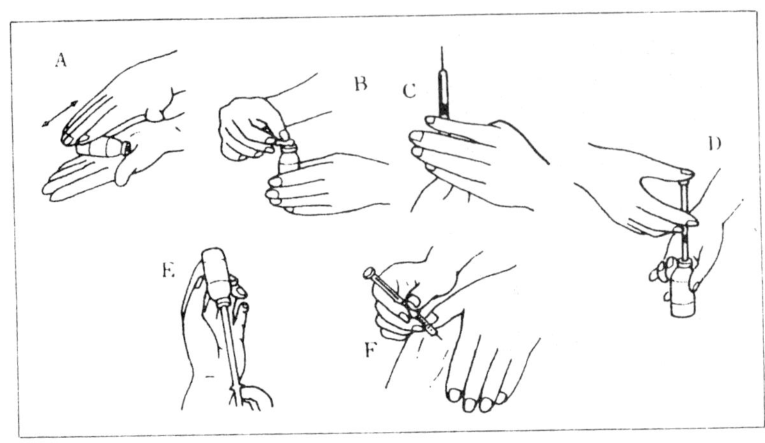

E. 병을 거꾸로 해서 필요량의 인슐린을 빨아들인다. 주사기 속에 공기가 있으면 주사통을 가볍게 두드린다든가, 피스톤을 상하시켜서 제거하고 인슐린의 눈금을 확인한 후 바늘을 뺀다.

F. 주사 부위를 소독하고 피부를 가볍게 집어올려 수직에 가까운 각도로 바늘을 찌른다. 피스톤을 가볍게 당겨서 혈액이 들어오지 않는지 어떤지 확인하고 주입한다. 만일 혈액이 들어오면 다시 찔러 준다.

주입 후는 알콜솜으로 누르고 원칙적으로 문지르지 않는다.

두 종류의 인슐린을 혼합 주사하는 경우

가장 흔히 이용되는 것은 속효형 인슐린과 중간형 인슐린의 혼합이다.

A. 우선 중간형 인슐린 주사액의 병에 중간형의 지시 단위와 같은 양의 공기를 주사액 속에 바늘 끝을 넣지 않도록 주의하여 주입하고 바늘을 뺀다.

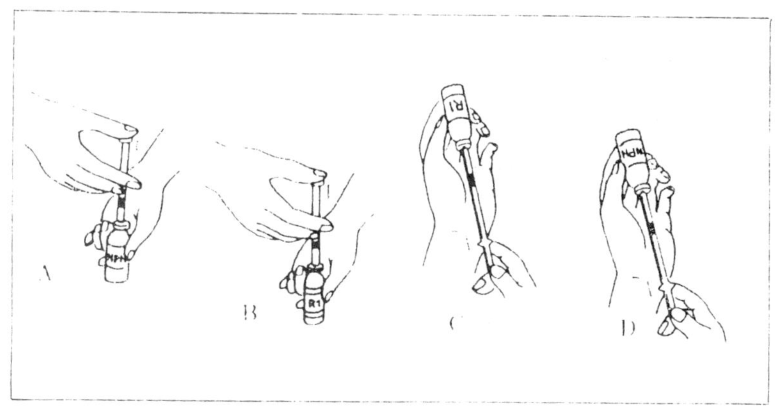

B. 다음에 같은 주사기로 속효형 인슐린 병에 속효형의 지시 단위와 같은 양의 공기를 넣는다.

C. 곧 거꾸로 해서 지시 단위분의 속효형 인슐린을 빨아 들인다.

D. 중간형 인슐린 병을 거꾸로 해서 같은 주사기에 바늘을 꽂고 중간형 인슐린의 지시량을 빨아 들인다. 주사기의 눈금은 속효형, 중간형 합계의 눈금이 된다.

속효형 인슐린 병에 중간형 인슐린이 섞이면 속효성이 상실된다. 인슐린을 빨아 들이는 순서를 틀리지 않도록 하자.

인슐린 주사액의 보존

원칙적으로 냉장고에 보관하지만 여행시, 외출시 등은 직사일광에 닿지 않도록 또한 스토브 등 방열체 근처에 두지 않도록 하면 온실이라도 상관없다. 인슐린은 단백질이기 때문에 가열이나 냉동하면 변질하고 효과가 없어진다.

인슐린 주사액의 보존

1. 장기간의 보존(예를 들면 예비로 사두는 분)은 냉장고 (4~5℃)가 바람직하다.

2. 사용중인 병은 실온에서 좋다.

3. 냉동하면 효력이 없어진다.

4. 맑은 윗물이 흐리면 버린다.

5. 여행에 지참할 때는 손수건, 타올 등으로 말아서 백 중앙에 넣어 둔다. 백은 햇빛이 비치는 곳이나 차 속에 방치하지 않는다.

다음과 같은 경우는 스스로 주사의 양을 변경하거나 하지 말고 반드시 의사에게 상담한다(후문 Q & A 참조).

① 병에 걸려 식욕이 없을 때

주사 후에 설사나 구토가 발생했을 때

② 인슐린의 주사량을 잘못하거나 주사 시각이 대폭으로 늦어졌을 때

검사(위투시 등)로 주사 시각이 늦어졌거나 식사를 걸러야 할 때

③ 시차가 있는 외국 여행을 했을 때

④ 스포츠 시합이나 소풍 등의 날의 인슐린량이나 식사량에 대해서

⑤ 다른 병원에서 수술을 받거나 입원치료를 받을 때

저혈당에 대해서

혈중 포도당이 50mg 이하가 되는 것을 저혈당이라고 하며 왼쪽 표와 같은 증상이 일어난다.

저혈당은 식사와 운동 요법만의 환자에게는 절대로 일어나지

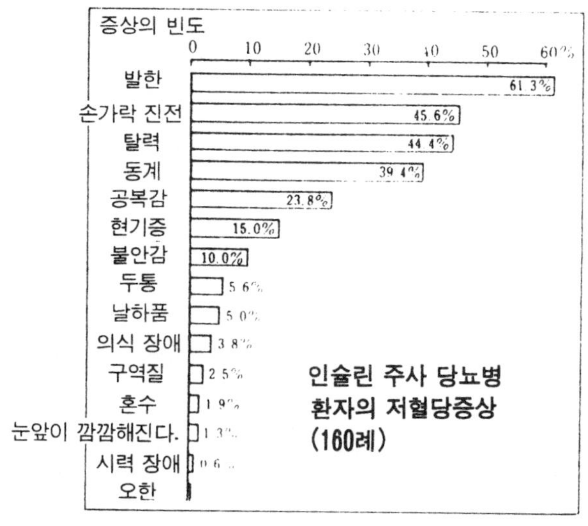

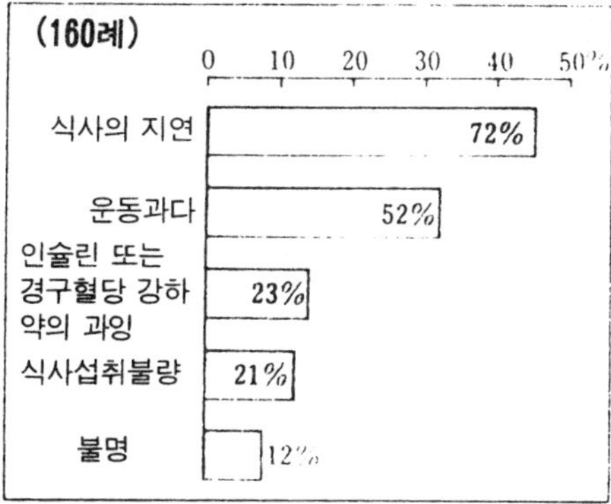

인슐린 주사에 의한 저혈당의 처치

(1) 의식 장애가 없을 때

(a) 설탕 20g 또는 설탕을 많이 함유한 식품을 준다.

(b) 안정시킨다.

(c) 회복 후, 식사를 준다.

(d) 주치의에게 전화 연락을 해서 인슐린량 그밖의 지시를 받는다.

(2) 의식 장애가 있을 때

(a) 근육주사용 글루카곤을 소지하고 있으면 1적(1mg)을 근육주사 회복하면 (1)에 준한다.

(b) 글루카곤이 없을 때 주사해도 효과가 없을 때는 곧 주치의 또는 가까운 의사를 수진시킨다.

(포도당 정맥 주사 그 밖의 처치)

나는 당뇨병입니다. 만일 의식 불명이 되거나 기묘한 언동이 있을 것 같으면 곧 설탕이나 단 청량음료를 마시게 해 주십시오. 그리고 119번으로 연락해서 제일 가까운 병원으로 운반해 주십시오.

내가 다니고 있는 병원은 :

병원   과

전화 :

주치의 :

않는다. 저혈당이 되는 것은 다음의 경우로 반대로 말하자면 이런 원인을 피함으로서 저혈당은 예방할 수 있다.

저혈당 증상이 출현했을 경우는 왼쪽표와 같이 처치한다.

약물 요법의 사람은 항상 설탕을 가지고 다니도록 하지만 설탕이 손맡에 없으면 쥬스 한 통을 마셔도 된다.

어쨌든 저혈당은 오래 계속되면 혼수사가 되는 위험한 상태다. 왼쪽과 같은 카드를 만들어서 전화 번호를 기입해 두자.

증상은 개인차가 있지만 동일인에서는 항상 같은 증상의 경우가 많고 또한 같은 시각에 발생하는 경우가 많다.

혈당 자기 측정(血糖自己 測定)

어째서 혈당을 스스로 측정할까

당뇨병의 혈관 합병증이나 신경 장애는 오랫동안의 대사 이상 때문에 나타난다고 생각되고 있고 이것을 막기 위해서는 혈당을 가능한 한 정상인과 마찬가지로 하는 것이 꼭 필요하다. 또한 건강한 아기를 낳기 위해서도 혈당은 정상이어야 한다. 요당은 혈당치를 반영하지만 혈당이 어느 정도 이상이 되지 않으면 나타나지 않고 지금 현재의 혈당을 나타내고는 있지 않다. 또한 저혈당에 대해서는 아무런 정보도 주지 않는다. 좀더 엄밀하게 좀더 정확하게라고 하는 요청이 혈당 그 자체를 스스로 측정하는 방향으로 발을 내딛게 한 것이다.

혈당자기측정의 실제

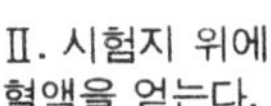

Ⅰ. 채혈

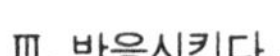

Ⅱ. 시험지 위에
혈액을 얻는다.

Ⅲ. 반응시킨다.

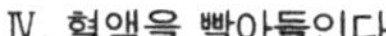

Ⅳ. 혈액을 빨아들인다.

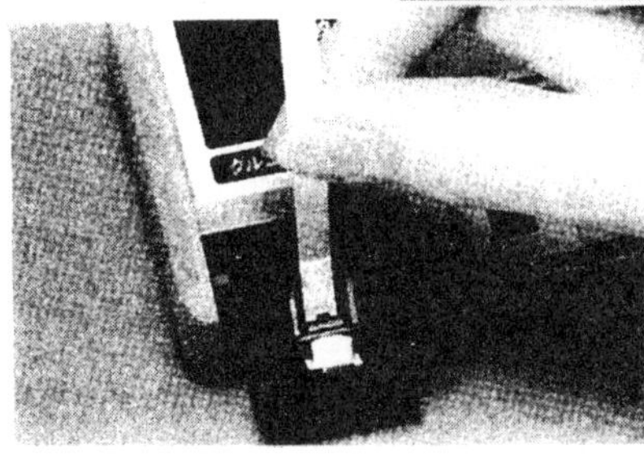

Ⅴ. 미터에 꽂고
혈당치를 읽는다.

혈당 자기 측정에서 주의할 점

자기 측정을 하는 편이 유익한 사람에게는 주치의 쪽에서 이야기가 있을 테니까 자기 멋대로 시작하는 것은 그만둔다. 주치의와 잘 상담하자.

당뇨병의 교육 시스템

교육 입원

지금까지 서술해 왔듯이 당뇨병은 평생의 병이다. 그러나 컨트롤하면 건강한 사람과 다름없는 인생을 보낼 수 있다. 그러기 위해서는 당뇨병에 대해서 충분한 지식을 갖고 또한 자신에게

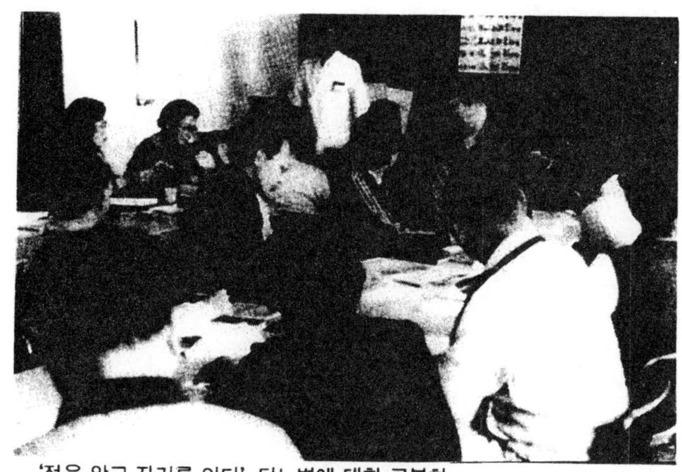

'적을 알고 자기를 안다'–당뇨병에 대한 공부회

교육입원 2주간의 강의내용

의사 : 당뇨병이란 어떤 병인가?

　　　당뇨병의 증상에 대해서

　　　당뇨병의 합병증에 대해서

　　　운동요법의 이론과 실제

　　　당뇨병 환자에게 필요한 검사

　　　치료의 목표란 무엇인가

　　　당뇨병의 약물요법

영양사 : 영양에 대해서

　　　교환표와 지시표에 대해서

　　　교환표의 사용법

　　　식단과 그 기록법

　　　염분의 섭취법, 조미료

　　　중화요리 · 지중해 요리

　　　패스트 푸트, 기성제 식품

　　　연회에 나갔을 때의 식사 섭취법

　　　기름이 많은 식품, 틀리기 쉬운 식품

　　　외식과 표준량에 대해서

간호사 : 당뇨병을 가진 생활(퇴원 후의 주의)

맞는 치료법을 알고 그것을 실천해 나가는 방법을 몸에 익혀야 한다. 지금까지의 나쁜 습관을 버리고 새로운 토대 형성을 하는 것이다. 그러기 위해서 2주간의 교육 입원이라고 하는 시스템이 있다.

당뇨병 환자는 남에게 맡겨서는 치료할 수 없다. 물론 가족의 협력도 매우 중요하지만 자신이 주치의가 된 셈으로 '건강의 자기 관리'를 해야 한다.

교육 입원은 2주간의 예정으로 짜여져 있다. 왼쪽 표에 따라서 당뇨병 공부를 하고 퇴원 후의 생활에 곧 도움이 되도록 실제로 저울을 사용해서 실습한다. 당뇨병을 치료하기 위해서가 아니라 합병증을 진전시키지 않기 위해서다.

당뇨병의 병태는 개개인에 따라 전혀 다르고 또한 생활 습관이나 식생활도 전혀 다르다. 기본적인 지식을 몸에 익히면 다음은 그 사람의 치료법이나 합병증에 맞춰서 교육이 이루어진다(그룹 지도).

외래 교실(外來教室)

당뇨병 진단을 받았지만 교육 입원이 도저히 불가능한 환자, 환자의 가족(특히 식사를 만드는 사람), 당뇨병에 근거해서 치료를 실시하는 사람(고도의 비만, 임신 중의 당대사 이상 등)은 외래로 교육을 받을 수 있다.

외래 교실은 식사 요법이 당뇨병 치료의 기본이기 때문에 영양사의 팀을 중심으로 한 지도를 실시하고 있다.

어느 방법으로 교육을 받든 그것을 평생 계속해 나가는 것이 중요하다. 혈당이 높아졌기 때문에 입원해서 조정하려고 하면

당뇨병 교실

대상은 환자의 가족 및 교육입원할 수 있는 환자
주1회 1회 2시간

제1주 : 당뇨병 치료의 목표와 방법(의사)
　　　　영양이란, 식품교환표란(영양사)
제2주 : 식품교환표를 이용한 식단의 만드는 법(영양사)
제3주 : 조미료와 기름의 사용법(영양사)
제4주 : 외식의 섭취법, 정리(영양사)

식사를 만드는 사람이 대신한 경우도 반드시 수강

당뇨병의 컨트롤은 도저히 할 수 없다.

초진부터 10년 후의 조사에서는 식사의 과잉 섭취군의 64%가 컨트롤 불량이거나 또는 과잉 섭취군의 43%에 비만을 볼 수 있다.

당뇨병 치료의 10개조(個條)

1. 당뇨병 치료의 목적은 합병증의 예방

치료의 목적은 혈관 장애를 중심으로 하는 합병증의 방지다. 당뇨병을 치료하는 것이 아니다. 당뇨병은 평생 치료할 수 없다.

2. 당뇨병은 체질이라고 생각해야 하는 것

당뇨병은 병이라고 생각하는 것보다 체질이라고 생각해야 한다. 합병증이 나타나 버리면 진짜 병이 된다. 병이 되지 않도록 당뇨병과 잘 사귀어서 건강의 자기 관리를 실시한다.

3. 체질에 맞춘 새로운 생활을

각 개인 각각 다른 생활 습관을 가지고 있다. 나쁜 습관을 고치고 건강한 미래를 향한 토대 형성을 하자.

4. 비만은 당뇨병의 커다란 적

비만은 당뇨병 체질에는 절대 맞지 않는 환경 조건이다. 아무리 현재 혈당이 높지 않더라도 비만이 있으면 앞으로 5년 후의 상태가 달라진다.

5. 자각 증상은 없어도 당연한 일

당뇨병 치료를 시작하면 자각 증상은 없어야 한다. 자각 증상은 공복시 혈당이 250 이상이 되지 않으면 나타나지 않는다.

6. 요당 음성이라도 안심은 금물

흔히 아침 식사 전의 요당을 검사해서 음성이라면 상태가 좋다든가 당뇨병이 치료되었다고 오해하는 사람이 있다. 요당은 혈당 170 이상에서 나타나기 때문에 음성은 혈당 170 이상이라고 하는 의미밖에 없다.

7. 식사 요법은 고르게 할 것

당뇨병의 환자는 매일 또는 하루 중에서도 3식을 똑같이 균형

좋게 섭취하는 것이 중요하다. 1주간 열심히 식사에 주의해도 한 번 과식하면 조화를 무너뜨려 버린다. '가끔씩이니까'는 절대로 삼가하자.

8. 운동 요법은 매일 일정한 시간에

운동 요법은 약을 복용하는 것과 같은 감각으로 일정한 시간에 습관들여서 실시한다. 운동 부족도 역시 당뇨병 체질에 맞지 않는 환경 조건이다.

9. 약물 요법에 의존하지 않는다

약물 요법을 시작하면 오히려 안심하고 과식하는 사람이 있다. '치료의 기초는 식사와 운동'이란 말은 변함없다.

10. 팀 워크 의료

환자, 가족, 의사, 간호사 그리고 영양사가 스크랩을 짜서 당뇨병에 대처한다. 주치의는 환자 자신이다.

식사, 운동, 약물 요법을 용기를 가지고 극복하여 당뇨병을 이겨내자.

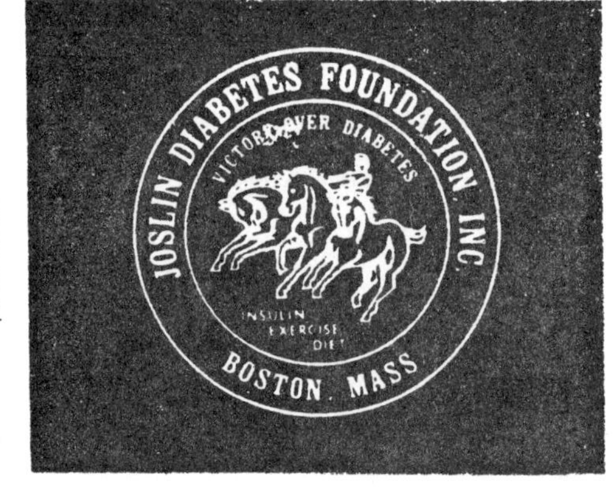

미국 보스톤시에 있는 당뇨병 전문 병원인 죠슬링 크리닉의 심벌마크

당뇨병의 합병증

당뇨병은 복잡한 대사의 병이기 때문에 전신의 모든 곳에 여러 가지 증상을 나타낸다. 갑자기 발생하는 대사의 혼란(급성 합병증)과 장기에 걸쳐서 당뇨병을 방치하거나 치료가 적절치 않으면 나타나는 병(만성 합병증)이 있다. 당뇨병 환자의 생활을 위협하고 있는 것은 사실은 이 합병증이다. 따라서 당뇨병 치료의 목표는 이 합병증의 발생, 진전을 막는 데에 있다.

만성합병증에는 어떤 종류가 있을까

우선 첫째로 '당뇨병은 혈관의 병이다'라고 일컬어질 만큼 혈관에 특징적인 변화가 일어난다.

혈관의 벽이 침해당해서 물러짐과 동시에 내강은 좁아져서 피 순환이 나빠진다. 그 중에서도 모세혈관 정도의 극히 가는 혈관에 발생하는 변화는 당뇨병 특유의 것으로 당뇨병성 세소(細小)혈관증이라고 한다. 눈의 망막의 가는 혈관이 침해당하는 망막증과 신장의 사구체가 피해를 입어 버리는 신증이 중요하고 망막증은 진행하면 안저 출혈을 반복해서 실명하고 신증이 진행하면 신장의 작용이 저하하여 요독증으로 죽음에 이른다.

모세혈관보다 굵은 동맥에서는 동맥경화증이 일어난다. 동맥경화증은 나이를 먹으면 나타나지만 당뇨병 사람에서는 일반인에 비해 빈도가 높고 또한 비교적 젊을 때 나타난다. 동맥경화증은 당뇨병에 특유는 아니지만 당뇨병이라고 하는 '순풍'을 받고 진행

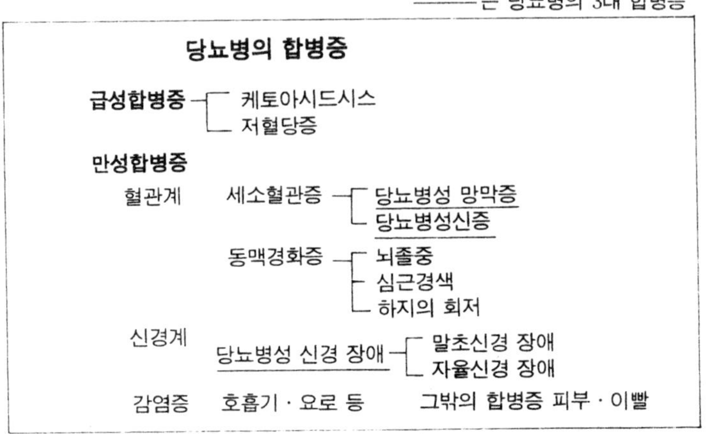

이 빨라지는 병이다. 동맥경화증은 뇌혈관에 발생하면 뇌경색, 심장의 관상동맥에 오면 심근경색, 다리혈관에 오면 회저(壞疽)가 되어 생명을 잃거나 침대에서 오랫동안 부자유스런 생활을 부득이하게 해야 하는 병이다.

다음에 중요한 것은 신경 장애다. 말초의 지각을 중추에 전달하거나 뇌의 명령을 말단에 전달하는 신경선유가 침해당하는 것으로 수족의 마비나 통증이 생기는 말초 신경 장애 외 내장을 제어하고 있는 자율신경이 침해당해서 위장이나 방광의 작용이 틀어져 버리는 것 등 다채로운 증상을 나타낸다.

다음에 감염증이 있다. 당뇨병에서는 감염에 대한 방어력이 약해지기 때문에 호흡기나 요로계(尿路系)나 다리의 감염증을 일으키기 쉽고 중증화하기 쉽다. 감염증을 합병하면 당뇨병의 대사 이상이 악화되서 그 때문에 더욱 감염증이 증가하게 되어 감염증과 당뇨병은 서로 발목을 잡아 끌어서 악순환에 빠지는 경우가 종종 있다.

이 외 피부나 이빨에도 특유한 변화를 일으킨다.

만성 합병증의 성립

당뇨병성 세소혈관증은 그 정도는 여러 가지이지만 당뇨병이 되고 10년 지나면 약반수의 사람에게 볼 수 있게 된다.

망막증을 예로 들어 보자. 아래의 그래프와 같이 망막증의 출현은 공복시 혈당치가 110mg / dl 이하로 유지되고 있던 사람에서는 이병 기간 15년에 약 15%로 매우 저율이지만 혈당조정이 나빠짐에 따라서 합병률은 증가하고, 공복시 혈당치 150mg / dl 이상의 사람에서는 15년째에는 75%나 되고 있다. 이병 기간 15년이라도 증식형이라고 하는 악성 망막증이 출현하지 않았던 것은 공복시 혈당치가 110mg / dl 이하로 유지되고 있던 사람뿐이라고 하는 냉엄한 실정이다.

이와 같이 당뇨병성 세소혈관증의 출현에는 당뇨병의 이병

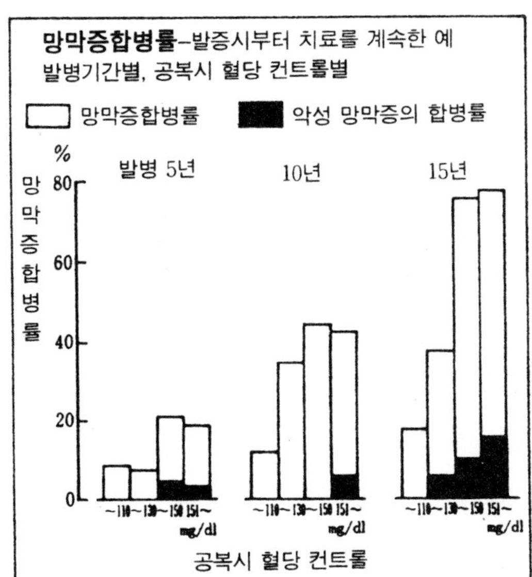

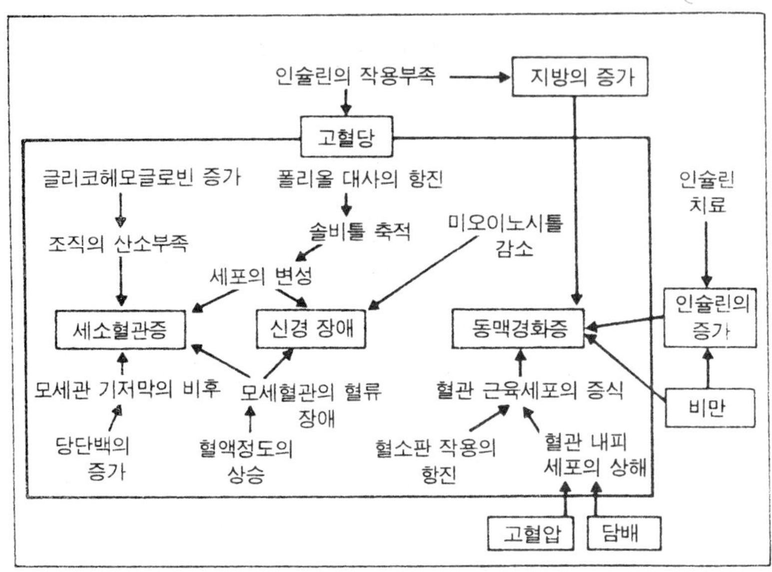

(罹病) 기간과 그동안의 혈당 조정 상태가 매우 밀접한 관계가 있음을 알 수 있다. 이 외 체중 조정도 크게 관계가 있다.

　이상의 사실로부터 높은 혈당의 계속적인 상태가 합병증의 진전에 영향하고 있음을 엿볼 수 있다. 이것이 어째서 혈관이나 신경 장애가 되어 나타나는 것일까?

　합병증의 원인은 아직 불명한 점이 많지만 가장 근본에 '인슐린의 작용 부족'이 있다. 그 때문에 ① 혈당의 높은 상태 ② 보통과 다른 대사 흐름의 결과 생기는 여분 물질의 꾐 ③ 산소 부족 ④ 혈액 응고의 항진 등이 일어나고 그 결과 세소혈관(細小血管)의 비후(肥厚)나 혈류 장해, 동맥경화, 신경선유를 보호하고 있는 세포의 손상 등이 생긴다고 생각된다. 이밖에 당뇨병의 참모습과는 관계가 없는 비만이라든가 고혈압이라고 하는 환경 인자도 합병증의 진전에 일역을 맡고 있는 것 같다.

당뇨병 환자의 사인(死因)

오늘날 우리나라의 3대 사인은 악성종양, 심장병, 뇌졸중으로 '당뇨병'은 훨씬 하위에 위치해 있다. 그러나 이것은 어디까지나 직접 사인으로서 나타난 순위로 당뇨병이 '죽음에 이르는 경우가 적은 병'이라고는 말할 수 없다. 그 뿐인가 당뇨병은 뇌졸중이나 심근경색에의 항로의 '순풍'이 되고 있기 때문에 사실은 오늘날 우리나라의 사인의 대흑막적 존재다. 이렇게 일반 국민의 사인에 다하고 있는 당뇨병의 중대함을 알아야 한다.

그럼 우선 사인(死因)의 변천을 역사적으로 더듬어 보자.

인슐린의 개발 이전은 당뇨병은 발증하면 혼수에 빠져 죽는 수밖에 없는 병이었다. 인슐린 주사의 보급으로 인해 이 혼수사는 극적으로 줄어들었지만 감염증을 병발하기 쉽고, 중증화해서 장수할 수 없는 병이었다. 제2차 대전 이후 항생제의 등장으로 이 감염증도 그다지 두려운 상대가 아니게 되어 당뇨병의 사람이 장수할 수 있게 되었다. 여기에서 갑자기 클로즈업되어 온 것이 당뇨병성 만성 합병증 그 중에서도 혈관 장애다. 그런데 근년은 '고혈당'이 만성 합병증의 범인 그룹의 일원인 의심이 점점 농후해졌기 때문에 이 혈당을 어떻게 잘 하느냐의 연구나 노력이 거듭되고 있다. 이 성과가 나타날 때는 21세기가 되고부터일 것이다.

다음그림은 제생회중앙병원에서 사망한 당뇨병 환자의 사인을 연대별로 나타내고 있다. 감염증에 의한 사망은 현저하게 줄고 반대로 혈관 장애로 인한 사망이 늘어나고 있는 상황을 알 수 있다. 또한 악성 종양의 증가도 눈에 두드러진다. 당뇨병 환자의

당뇨병 환자 사인의 역사적 특징

1. 인슐린 개발이전(1922 이전)

당뇨병성대사 이상

→케토아시드시스 혼수사

2. 인슐린의 보급부터

항생제 등장까지(1922~1950)

감염증병발 →결핵, 호흡기, 간당도, 요로계 감염증 패혈증

3. 항생제 보급부터 현재까지

당뇨병성 혈관 장애 →동맥경화증 당뇨병성 신증

4. 엄밀한 혈당 컨트롤의 시대

비당뇨병자와 다르지 않게 될까?

당뇨병 환자의 사인(死因)의 변천

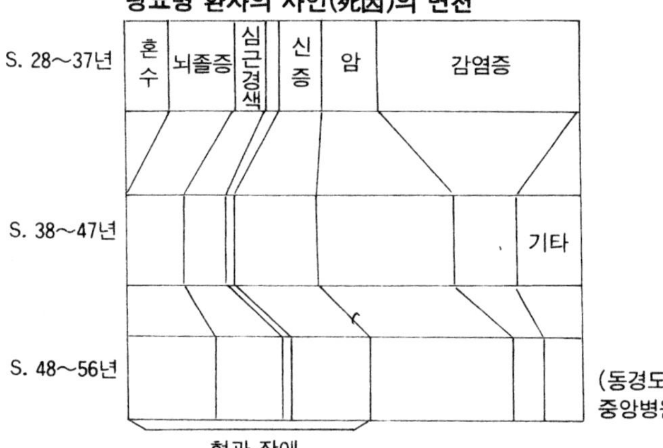

사인에 관한 통계를 정리하면 ① 악성종양에 의한 사망이 일반 인구와 마찬가지로 높은 점 ② 심혈 관계의 사망률이 상승 일로를 걷고 허혈성 심질환은 일반 인구의 2~4배로 눈에 두드러지는 점 ③ 그러나 뇌혈관 장애의 신장은 둔해지는 점 등이 최근의 경향이다.

당뇨병과 눈

당뇨병 사람의 경우 눈이 보이기 어려워지는 것은 망막증 뿐만은 아니다. 눈의 구조를 생각하면서 당뇨병의 사람에게 일어나는 시력 장애를 생각해 보자.

안정 피로(眼睛疲勞)

카메라로 말하자면 핀트를 맞추는 구조에 해당하는 모양체의

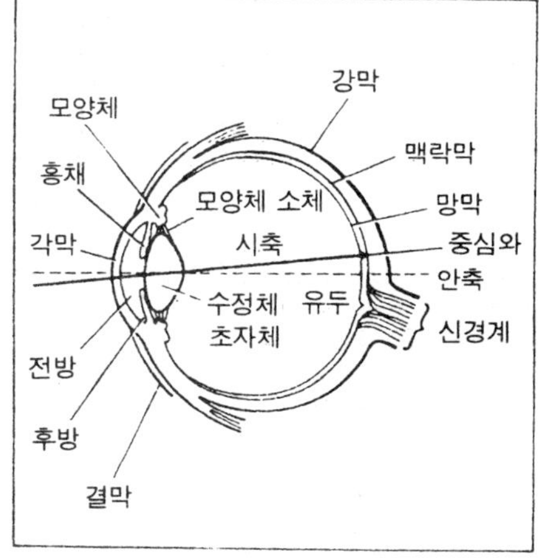

작용이 저하하고 눈이 침침해지거나 게슴츠레해지는 경우가 당뇨
병의 초기에 나타나고 혈당의 개선과 함께 좋아지는 경우가 있
다.

백내장(白內障)

카메라로 말하자면 렌즈에 해당하는 수정체가 흐려져서 빛을
통과시키기 어려워지는 병변으로 당뇨병성의 것과 노인성의 것이
있다. 당뇨병성 백내장은 인슐린의 작용이 부족하기 때문에 렌즈
에서 포도당이 제대로 이용되지 않아 솔비틀이라고 하는 다른
당분으로 변하여 이것이 결정이 되어 렌즈를 하얗게 흐리게 하는
것이라고 생각되고 있다. 노인성 백내장 쪽은 하나의 노화 현상이
지만 당뇨병이 여기에서도 '순풍'이 되어 진행을 촉진시키고 있는
것 같다. 어느 것이나 수술로 흐려진 렌즈를 꺼내어 볼록 렌즈를
작용하거나 인공 수정체를 넣으면 시력은 회복한다.

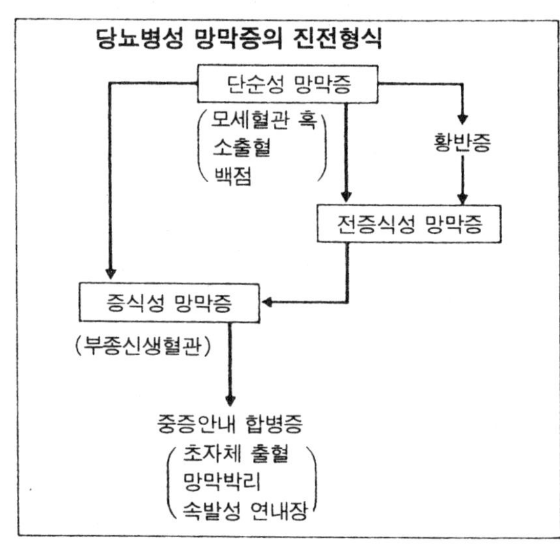

안근 마비(眼筋痲痺)

눈 근육의 마비가 비교적 갑자기 발생하는 것으로 아침에 일어나면 눈꺼풀이 올라가지 않거나(안검하수) 사물이 2중으로 보여서(복시) 깜짝 놀란다. 원인은 당뇨병의 신경 장애이지만 예후는 양호하고 3주일~3개월 사이에 자연히 치유된다.

당뇨병성 망막증(糖尿病性網膜贈)

망막은 카메라로 말하자면 필름 부분에 해당하고 빛을 모아 상을 맺는 부분이다. 망막의 세소혈관 벽이 약해져서 혹과 같이 부풀어 오르는(모세혈관 혹) 것이 극히 초기의 변화다. 계속해서 작은 출현이나 그것이 흡수된 후의 흰 반점이 나타난다. 이와 같은 변화는 망막의 주변부터 시작되기 때문에 자각 증상은 전혀 없다. 이 망막증을 단순성 망막증이라고 하며 당뇨병의 조절을

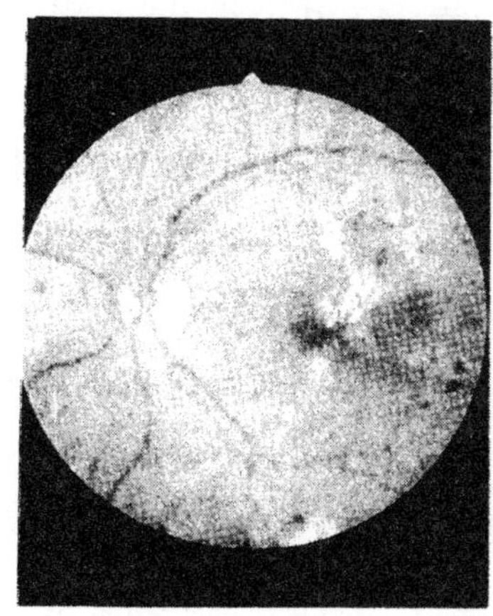

전증식성 망막증

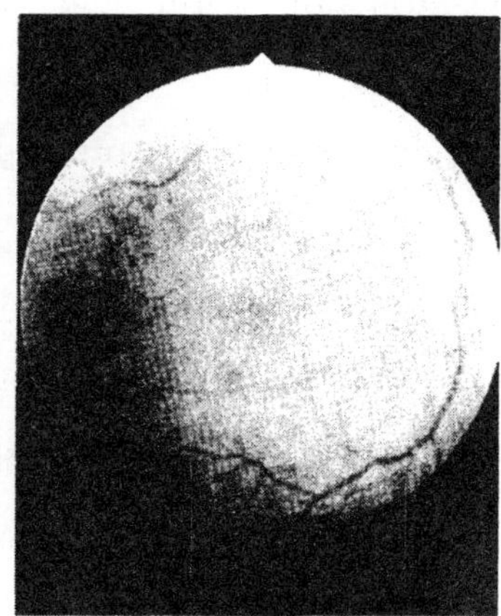

단순성 망막증

확실히 실시함으로써 치료되어 버리거나 진행을 정지한다. 그러나 당뇨병이 나쁜 상태인 채라면 망막이 산소 부족에 빠져서 이것을 어떻게든 커버하려고 새로운 혈관이 생긴다. 이 신생 혈관은 물러서 부서지기 쉬우므로 실명으로 이어지는 것 같은 대출혈의 원인이 된다.

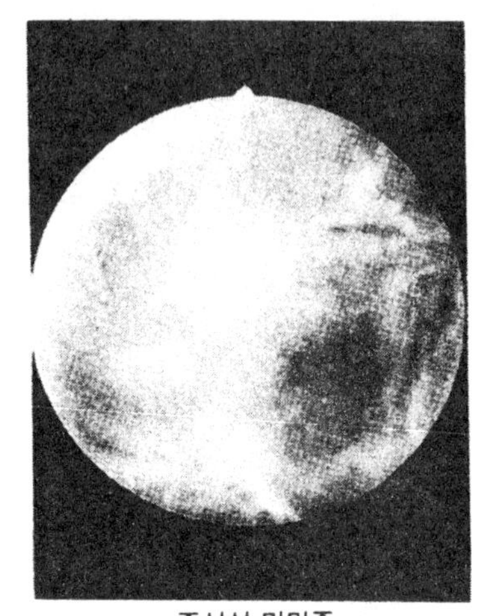

증식성 망막증

이와 같은 망막증을 증식성 망막증이라고 한다.

이윽고 신생 혈관은 망막 표면 뿐만 아니라 초자체 속으로도 솟아 올라 뻗어 나가서 출혈하거나(초자체 출혈) 선유성의 것을 만들어 초자체를 흐리게 해 버리고 더욱이 망막 박리도 일으켜서 마침내는 실명에 이른다.

또한 증식성은 아니지만 상을 맺는 중심이 되는 황반부에 부종이나 침착물이 생기면 시력 장애는 현저하고 이것을 당뇨병성 황반증이라고 한다.

당뇨병성 망막증은 성인이 되고 나서의 실명 원인의 아마 1, 2위를 다투는 것이리라. 실명을 막기 위해서는 평소 당뇨병을 잘 컨트롤해 둘 것과 정기적으로 안저 검사를 받는 것이 중요하다. 증식성의 전단계(전증식성 망막증)나 증식성의 극히 초기에는 광응고(光凝固) 요법이 좋은 치료법이다. 이것은 망막의 중요한 부분에 병변이 진행하지 않도록 비교적 중요치 않은 망막의 주변부를 레이저 광선으로 태워 제거해 버려서 산소의 소비를 줄이는 것으로 망막증의 근치 요법은 아니다. 게다가 어느 정도 이상 진행해 버린 증식성 망막증에서는 효과를 기대할 수 없다. 초자체(硝子體)내까지 증식성 망막증이 진행했을 경우에는 출혈이나 혼탁물을 제거하는 초자체 수술이 이루어지게 되지만 성공률은 반드시 높지는 않다.

광응고 요법에 의해 당뇨병성 망막증의 예후(豫後)는 상당히 좋아졌다. 오늘날에는 망막증 치료의 비상 수단이다. 그러나 근치료법이 아님을 잘 이해하고 '망막증이 나타나 버리면 광응고에 의지하면 된다' 등의 안이한 생각을 하지 말고 평소의 당뇨병 컨트롤을 확실히 해 두는 것이 중요하다.

당뇨병과 신장(腎腸), 요로(尿路)

요로 감염증(방광염, 신우신염)

당뇨병의 사람에서는 소변에 포도당이 많이 포함되어 있기 때문에 세균이 증식하기 쉽고 요로 감염이 발생하기 쉬워지지만 자율 신경 장애로 소변의 흐름이 막히면 더욱 이 경향은 현저해진다.

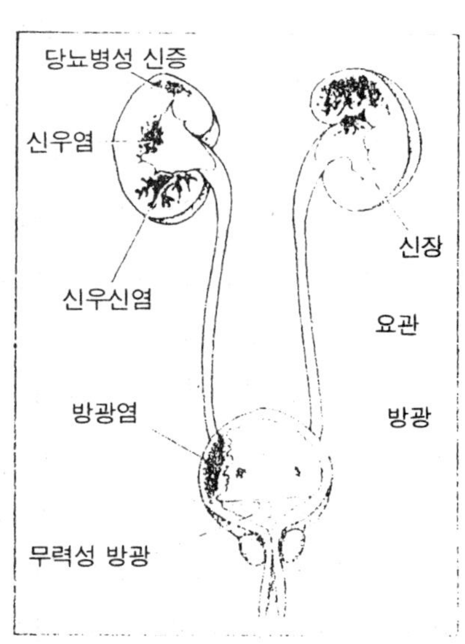

무력성 방광(당뇨병성 방광)

방광의 지각 신경 장애로 방광이 빵빵하게 팽팽해 있어도 요의를 느끼기 어렵고 방광의 수축이 약해져서 잔뇨가 생기며 더욱이 괄약근의 작용도 둔해져서 요실금도 발생하는 것 같은 상태를 무력성 방광이라고 한다. 요로 감염의 원인이 되기 때문에 배뇨시에 손으로 하복부를 압박하고 경우에 따라서는 자기 도뇨를 실시해서 잔뇨를 가능한 한 줄이고 감염의 방지에 노력해야 한다.

당뇨병성 신증(糖尿病性 腎症)

당뇨병이 오래 경과하면 신장의 사구체라고 하는 여과 장치의 모세혈관막에 당질과 단백질의 결합체가 침착해서 혈관벽이 비후하고 혈관강이 좁아져서 마침내는 막혀 버려 사구체는 소변을 만드는 작용을 상실하게 된다. 이것이 당뇨병성 신증이다.

많이 있는 사구체가 잇달아 피해를 입고 마침내 신장으로서의 기능을 상실하면 신부전이 되어 요독증에 빠져 버린다.

신증은 처음에는 깊고 조용히 잠행하고 있어 자각 증상은 전혀 없고 검사에서도 캐치할 수 없다. 그것이 이따금 모습을 보이기 시작하는 것이 가끔 나타나는 단백뇨(간헐성 단백뇨)로 여기까지 오는데 수 년~10년 경과한다.

이윽고 단백뇨는 항상 나타나는 지속성 단백뇨가 되어(만성신염양증후기) 마침내 그 양도 차츰 증가해서 부종이나 고혈압도 출현한다(네프로제 증후기). 그리고 신증은 마침내 어금니를 드러내고 신기능은 급속히 저하한다(신부전기).

이와 같이 신증은 진행성의 병으로 좋아지는 경우는 없다.

신증의 치료는 사실 당뇨병 발증의 시점부터 신부전이 되지 않기 위한 방책을 생각하는 이외에 없고 신증을 악화시키는 요인인 ① 고혈당 ② 고혈압 ③ 감염을 최대한 배제하는 것이다. 자각 증상은 없다. 단백뇨도 나오지 않게 되면 그만 방심하기 쉽지만 혈당, 혈압의 컨트롤을 확실히 해 나가자.

신증이 진행함에 따라서 치료의 중심은 신장의 보호로 변해가기 때문에 운동은 억제하도록 하고 식사도 바뀐다(160페이지 참조).

그런데 신부전이 진행하면 고혈당, 고혈압, 감염 대책은 점점 어려워진다. 인슐린은 체외로의 배설이 늦어 종래의 인슐린량으로 저혈당을 일으키는 경우가 있다. 또한 이 무렵이 되면 위장의 움직임이 불규칙해지는 경우가 있고 혈당이 동요하기 쉬워 혈당의 컨트롤은 보통 방법으로는 생각대로 안 된다. 고혈압 역시 치료약으로 신장의 혈류를 현저하게 저하시켜 버리거나 전해질의 밸런스를 무너뜨려서는 곤란하다. 감염에 대한 항생제 치료도 원인균에 대해서 효과가 있고 신장으로 잘 이행하는 것으로 신독성이 적은 것을 선택해야 한다.

소변 흐름의 장애가 있으면 감염→혈당 조정의 악화→신증의 악화라고 하는 악순환에 빠져 버린다.

인공 투석(人工透石)

혈청 크레아티닌이 6mg / dl를 넘으면 인공 투석이 필요해진다.

인공 투석에는 혈액 투석과 복막 투석이 있다. 혈액 투석은 혈액을 체외의 여과막으로 이끌어서 여과하여 노폐물을 제거하려고 하는 것으로 혈액의 대량 출입에 편리하도록 전완부의 동맥과 정맥을 연결해서 션트를 만든다. 당뇨병성 신증에서는 혈관이 막히거나 기립성 저혈압을 일으킨다고 하는 트러블이 적지 않다.

한편 복막 투석은 복벽에 작은 구멍을 뚫고 투석액을 복강에 흘려 넣어 복막을 투석막으로서 이용하여 투석액과 함께 노폐물을 꺼내려고 하는 방법으로 간헐적으로 실시하는 것과 지속적으로 실시하는 것이 있다. 후자는 지속 휴대식 복막 투석(CAPD)이라고 불려서 체액의 언밸런스나 혈액의 트러블 걱정이 없는 가정에서나 활동하면서도 할 수 있는 이점이 있어 앞으로 감염이나 혈당 조정의 문제를 해결해 가면 크게 기대할 수 있는 방법이다.

신장의 조직상

왼쪽이 당뇨병. 사구체에 결절이 막혀 있다. 오른쪽은 정상의 신사구체

당뇨병성 신경 장애(糖尿病性神經障碍)

당뇨병에 합병하는 다종 다양한 신경 장애를 일관해서 당뇨병성 신경 장애라고 한다. 신경 장애는 만성 합병증 중에서 빈도는 높고 자각 증상은 없더라도 검사상 이상이 있는 것도 포함하면 당대사 이상의 조기부터 출현하기 쉬운 특징이 있다. 그 증상은 서서히 나타나는 것, 갑자기 출현하는 것, 당대사의 개선과 함께 사라지는 것, 매우 난치성의 것 등 다양하고 알콜이나 중금속의 중독 바이러스 감염 혹은 암에 의한 것 등과 비슷한 것이 있고 당뇨병이 있으니까 당뇨병성이라고 단정해 버리지 않는다.

신경선유는 그림과 같은 구조로 이것을 둘러싼 환경의 급격한 변화(혈당의 급변동)나 장년의 대사 편중 혹은 혈류 장애의 영향을 받아 손상을 입고 그 작용에 지장을 초래한다. 최근 흔히 일컬어지고 있는 것은 수초 세포에 있어서 받

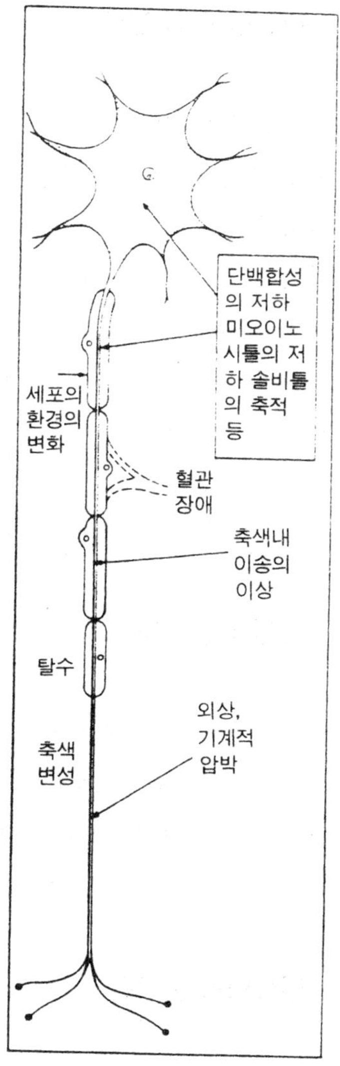

아 들여진 포도당을 제대로 처리할 수 없어 솔비틀이 되어 축적하는 것이나 단백이나 지방에 당질이 결합해서 부적당한 화합물이 생기는 것이 신경을 침해하는 결과가 된다고 한다.

다발성 신경 장애

가장 많이 볼 수 있는 것으로 수족의 선단 쪽에서부터 서서히 좌우 대칭으로 마비, 통증, 지각 둔마가 나타난다. 통증은 극히 가벼운 것부터 송곳으로 찔리는 듯한 예리한 것까지 다양하고 야간에 증상이 강해지는 경향이 있기 때문에 불면이 되는 경우도 있다. 이것을 달래려고 알콜을 마시거나 하면 다음날은 좀더 심해져 버린다. 증상이 강한데 비해서는 영구히 계속되는 것이 아니라 결국은 좋아지기 때문에 절망적인 것이 아니다. 지각 둔마가 진행하면 당사자는 발끝의 외상이나 화상을 깨닫지 못해 모르는 사이에 큰 일이 난다고 하는 곤란한 사태를 불러 일으킨다.

단일 신경 장애

다발성 신경 장애보다 빈도는 훨씬 낮은 것으로 신경에 나타나는 혈관 장애가 원인이라고 생각되고 있다. 동안신경마비로 인한 안근 마비나 대퇴신경마비로 인한 늘어진 다리 등 증상은 갑작스럽고 드라마틱하지만 예후는 양호해서 1~3개월만에 좋아진다.

당뇨병성 근위축

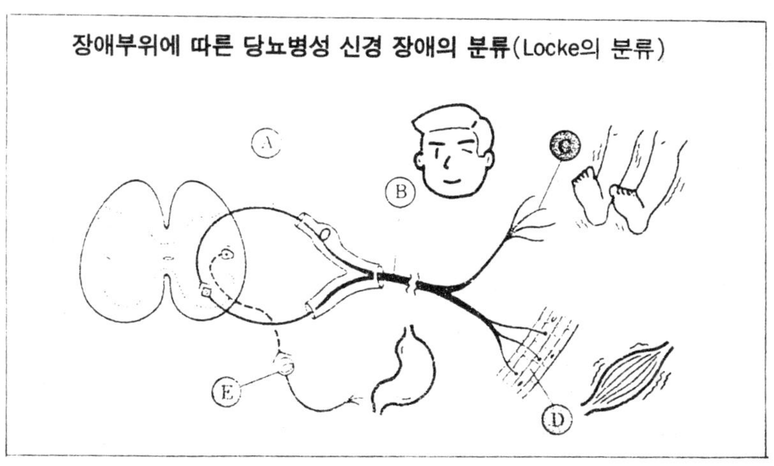

	부위	종 류	원인	증 상
A	신경근	신경근 장애	혈관성	피부마디에 따른 통증, 지각이상
B	척수 · 뇌신경	단일신경 장애	혈관성	탈력, 통증
C	신경말단	다발성 신경 장애	대사성	통증, 마비, 지각둔마
D	신경말단 근육	당뇨병성 근위축		하지탈력, 대퇴 전면의 통증
E	교감 신경절	자율신경 장애		기립성 저혈압, 변통이상, 배뇨장애, 임포텐츠

당뇨병성 신경 장애의 치료

1. 근본적인 치료 ——————— 혈당조정
2. 통증에 대해서 ——————— 습관성이 없는 진통제
                           항간질제
3. 신경부활 ——————— 비타민 B_{12}, B_1
4. 대사이상의 기서에 관련해서 ┬ 알데스 리덕타아제 저해제
                             미오이노시톨
                           └ 간글리오시드
5. 미소순환개선 ——————— 프로스타그랜딘 E_2

비교적 고령의 남성에게 발생하는 경우가 많고 엉덩이의 근육
이 서서히 떨어져서 피부가 주름과 같이 늘어져서 일어나는 데에
힘이 들어가지 않는 등의 증상으로 깨닫는다.

당뇨병성 자율신경 장애

소화관의 움직임, 혈압이나 심장의 리듬, 배뇨 등은 모두 자율신경계가 조절하고 있기 때문에 이것이 침해당하면 일어설 때 나는 현기증(기립성 저혈압), 설사·변비(당뇨병성 위장증), 무력성 방광, 임포텐츠(Impotenz) 등이 발생한다. 기립성 저혈압은 때로는 돌연사의 원인이 되고 위장증은 혈당 조정의 악화를 초래하고 무력성 방광은 감염의 소지가 된다.

임포텐츠는 합병증으로서 세상에 너무나도 유명하고 확실히 빈도로서는 높은 것 같지만 순수하게 당뇨병성의 것 외에 심리적인 것도 첨가되어 있는 듯하다.

신경 장애 중 당뇨병 초기에 나타나는 것은 혈당 조정의 개선과 함께 좋아지는 것이 있다. 장기간 계속되는 것에 대해서는 혈당 조정, 알콜 금지 및 약물 요법이다.

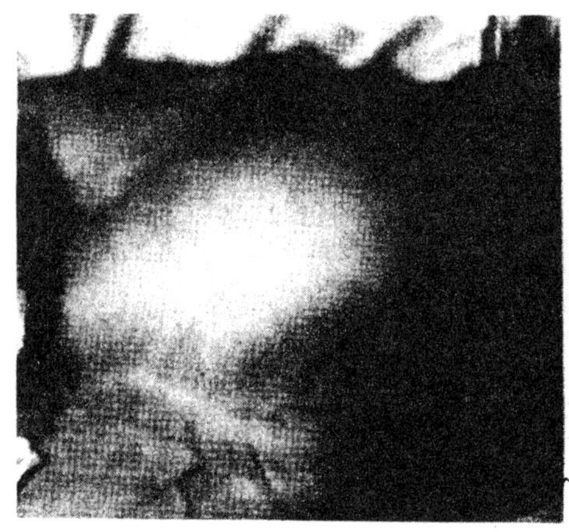

무력성 방광의 외관

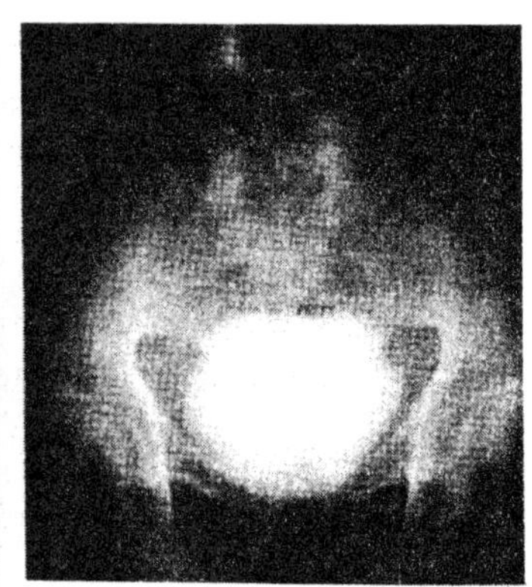

무력성 방광의 뢴트겐사진 잔뇨가 많아져 있다.

당뇨병과 뇌혈관 장애

혈액 속의 지방이 늘어나거나 고혈압이나 대사 이상으로 인해 혈관 내강의 세포가 상해서 혈전이 생기면 지방이 혈관벽으로 흘러 들어가서 동맥경화가 일어난다고 생각되고 있다.

동맥경화증이 있으면 뇌출혈이나 뇌경색을 일으키기 쉽지만 그 계기로서 고혈압이 깊게 관계하고 있다. 뇌경색이라고 하는 것은 동맥경화증으로 인해 뇌의 혈관에 혈전이 만들어져서 혈관이 폐색해 버려 그 혈관이 산소나 영양분을 공급하고 있던 뇌의 영역이 회사에 빠져 버린다. 이것에 반해 뇌출혈이라고 하는 것은

동맥경화의 리스크 팩터와 당뇨병

1. 고콜레스테롤 혈증
2. 고혈압
3. 흡연습관
4. 당뇨병
   고혈당
   혈소판기능항진
   혈액점도 상승
   고인슐린
5. 고요산혈증
6. 비만
7. 운동부족

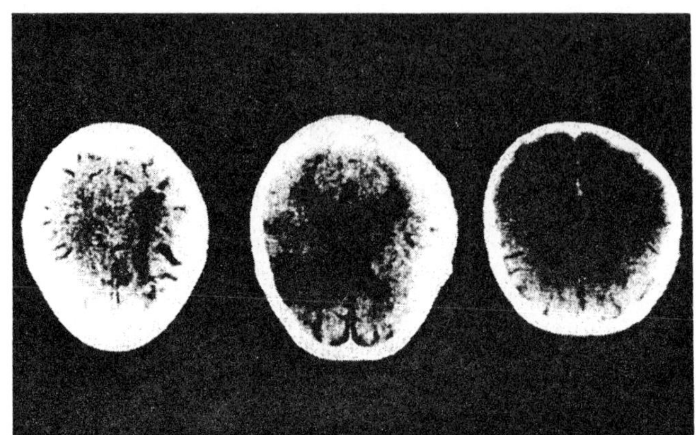

뇌경색의 CT사진. 당뇨병에는 작은 뇌혈전이 일어나기 쉽다.

뇌동맥에 회사가 일어나서 찢어져 출혈하는 것이다.

당뇨병의 사람에서는 뇌혈관 장애가 당뇨병이 아닌 사람보다 많고 더구나 고혈압에 의한 뇌혈관 장애와 달라서 뇌출혈보다 뇌경색이 많은 사실이 알려져 있다. 또한 당뇨병의 사람에서는 재발이 많고 병과는 여기 저기에 생기는 다발성으로 하나 하나의 병과는 작은 것이 특징이다. 당뇨병 사람의 뇌경색에서는 1회의 발작으로 그대로 사망해 버리는 타입의 것보다 서서히 멍청해지는 형태를 취하는 것이 많은 까닭은 이 때문이다.

반신 불수나 언어 장애를 일으키면 뇌졸중이라고 곧 짐작이 갈 것이다. 발병 후는 감염이나 당대사의 혼란이 생기기 때문에 입원 치료가 필요하다. 이만큼 전형적이 아니고 '다리가 생각대로 움직이지 않는다', '입이 어쩐지 무겁다' 등의 경우라도 빨리 진찰을 받도록 한다. 그 중에는 조용히 하고 있어도 며칠만에 증상이 사라져 버리는 극히 경증의 것도 있자만 증상이 조금씩 진행하는 경우도 흔히 있기 때문이다.

멍청해져서 배회하거나 잠만 자는 상태로 몇 년이나 보내게 되지 않도록 당뇨병의 조기부터 혈당 조정을 충분히 하고 고혈압을 철저히 치료하고 비만을 해소하자. 절대 과식하고 인슐린이나 혈당 강하제를 자꾸 자꾸 증량하는 일이 없도록 주의한다. 신체 중에 인슐린이 과다한 경우도 동맥경화를 추진한다고 한다.

당뇨병과 심혈관계(心血管系)

당뇨병에 수반하는 심혈관계의 병은 동맥경화에 의한 관동맥 질환, 당뇨병성 세소(細小) 혈관증이 한 원인이 되고 있는 듯한 심근증 그것과 당뇨병성 자율 신경장애로 인한 순환계의 실조가 있다. 이 중에서 가장 중요한 것은 관동맥 질환이지만 심근증이나 자율신경장애도 최근 당뇨병 사람의 돌연사의 원인으로서 주목을 모으고 있다.

심근경색과 협심증

심장을 영양하고 있는 관상동맥에 동맥경화증이 일어나서 동맥

당뇨병성 심질환

1. 관동맥질환 [동맥경화증] 심근경색, 협심증
2. 당뇨병성 심근증 [당뇨병성 세소혈관증]
3. 자율신경 장애 [당뇨병성 신경 장애] 부정맥 기립성 저혈압

강이 좁아져서 혈류가 불충분해지면 심장 근육에 산소나 영양분이 충분히 공급되지 않아 심장 작용에 불충분하기 때문에 운동시에(때로는 안정시에도) 흉통이 일어나는 협심증이 된다. 동맥강이 폐색해서 혈류가 완전히 끊어지면 그 혈관이 축이고 있던 심근에 회사가 일어나서 심장의 작용이 갑자기 저하해 버리는 심근경색이 된다.

당뇨병의 사람이 심근경색을 일으키는 율은 당뇨병이 아닌 사람의 2~3배가 되고 있으며 당뇨병 사람의 5명에 1명은 심근경색으로 목숨을 잃고 있다.

당뇨병 사람의 심근경색은 ① 사망률이 높다 ② 재발이 많다 ③ 장기 예후가 나쁘다라고 하는 특징이 있으며 여성에게 많은 것도 눈에 두드러진다. 증상으로는 전형적인 흉통을 수반하지 않는(무통성) 경우가 종종 있고 심부전이나 쇼크를 일으키기 쉬운 경향이 있다. 원인 불명의 혈당 상승이나 혈압의 저하, 부종, 부정맥은 위험 신호다. 협심증 발작의 지속 시간이나 횟수의 증가도 주의해야 한다.

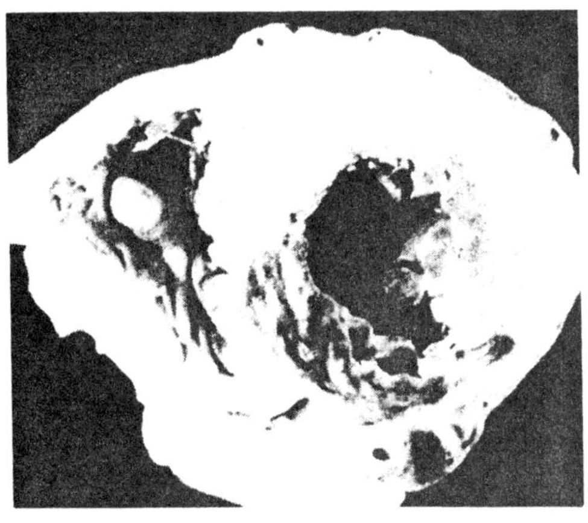

심근경색증례의
심장 횡단면

당뇨병성 심근증(心筋症)

당뇨병 사람 중에 빈도는 높지 않지만 심근내에 선유화를 볼 수 있고 이것이 심기능의 저하를 초래하고 있다고 생각되는 경우가 있다. 세소혈관증이나 심근내의 대사의 편중이 원인이 아닐까라고 생각되고 있다.

기립성 저혈압(起立性低血壓)

자율신경이 장애받으면 호흡이나 체위의 변환에 있어서 심박수나 혈압을 제대로 조절할 수 없어 기립 때에 혈압이 뚝 떨어져서 현기증을 일으키거나 실신해 버리는 경우가 있다. 당뇨병이 오래된 환자에서는 앙와위에서 고혈압, 일어서면 저혈압으로 현저하게 생활이 제한되어 버리는 사람도 적지 않다.

당뇨병과 감염증(感染症)

당뇨병에서는 감염에 대한 저항력이 저하하고 인슐린이나 항생제가 보급되기 전시대에서는 감염증이 당뇨병 사람의 사인 중에서 큰 비율을 차지하고 있었다. 원래 당뇨병에서 감염에 약해지는 이유는 몸에 침입한 세균이나 바이러스를 잡아 먹어버리는 백혈구의 작용이 저하해 있는 탓이라고 알고 있었지만 잘 컨트롤된 당뇨병의 사람에서는 백혈구의 작용은 정상으로 감염증의 빈도는 당뇨병이 아닌 사람과 조금도 다를바 없다.

당뇨병과 감염증

A. 당뇨병에 흔히 볼 수 있는 감염증
  1. 요로감염증, 방광염, 신우신염
  2. 피부감염증 대종, 모농염, 봉와직렴
  3. 다리의 감염증 궤양, 회저, 골수염
  4. 칸디다증 질염, 피부간찰진
B. 당뇨병에서 잊어서는 안 되는 감염증

  결핵
C. 당뇨병에 특이적인 감염증
  1. 무콜증
  2. 기종성 담농염
  3. 악성외이도염

목이나 등에 '부스럼'이 잇달아 생겨서 피부과에 다니거나 음부의 강한 가려움으로 산부인과에 수진한 결과 당뇨병이 발견되었다고 하는 이야기는 적지 않다. 당뇨병의 치료를 시작하면 깨끗이 나았던 것이 치료를 게을리하면 또다시 참을 수 없이 가려워지거나 한다.

결핵은 제2차 대전 후 스트랩토마이신 등의 항결핵제 덕분으로 격감하여 거의 잊혀져 있는 병이다. 그러나 결핵은 살아 있다. 가끔 공동(空洞)이 있는 것같은 전형적인 폐결핵을 맞닥뜨리고 '이건'하고 조사해 보면 생각대로 당뇨병이 발견되거나 하는 경우

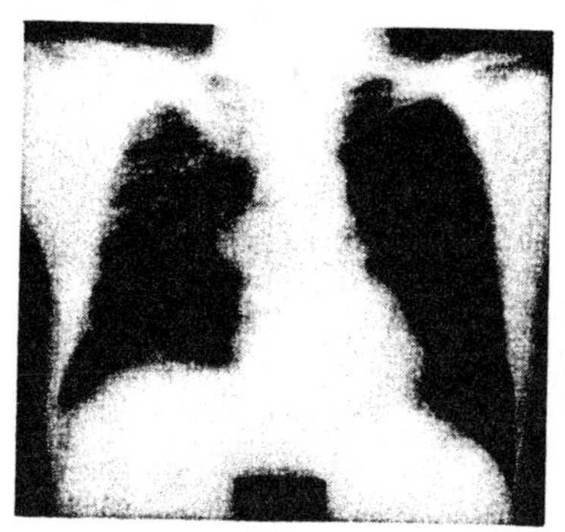
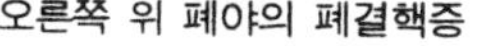

오른쪽 위 폐야의 폐결핵증

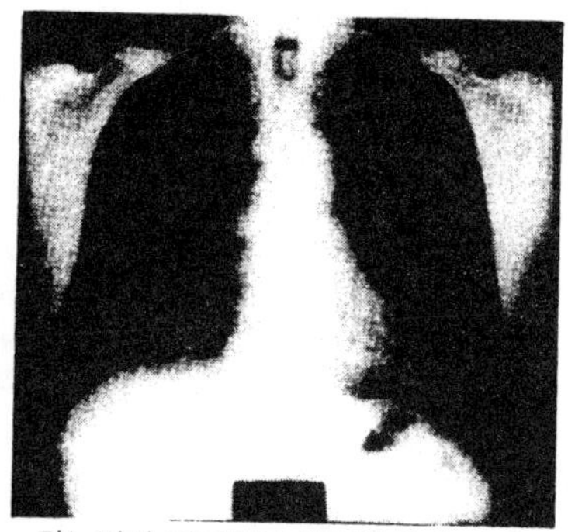

당뇨병의 컨트롤과 항결핵제의 의해 개선했다.

가 있다. 그러나 옛날과 달라서 당뇨병의 컨트롤을 정확히 하고 항결핵제를 사용하면 순식간에 좋아진다.

무콜증은 자연계에 널리 항재하는 곰팡이의 일종으로 발생하는 깃으로 보통인은 이 곰팡이에 저항력을 가지고 있지만 당뇨병 특히 케토아시드시스 때 극히 드물게 일어나는 매우 예후가 나쁜 감염증이다.

감염증을 병발하면 당뇨병은 악화하고 이 때문에 감염증은 치료되기 어렵다고 하는 악순환에 빠진다. 치료는 당뇨병이 아닌 사람과 거의 다르지 않지만 우선 악순환을 단절하기 위해서도 혈당의 조정을 해야 한다.

신증을 합병하고 있는 사람에서는 신기능을 고려에 넣고 약제의 종류와 양을 선택할 필요가 있는 점이 보통과는 조금 다른 점이라고 말할 수 있다.

당뇨병과 발

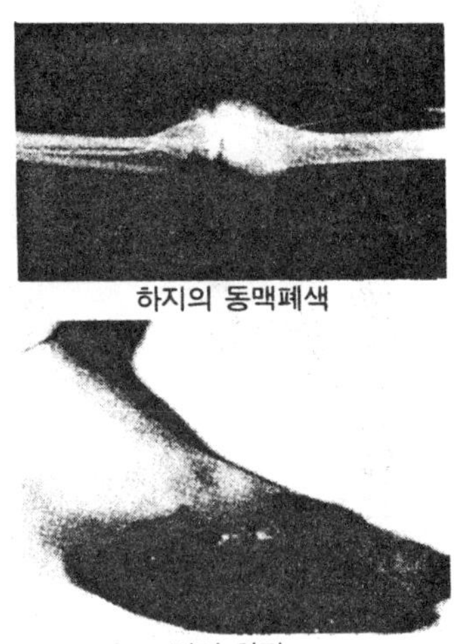

당뇨병과 발

A. 폐색성 동맥경화증
   간헐성파행
   허혈성회저
B. 말초신경 장애
   마비, 통증, 장딴지의 경련
   신경 장애성 회저

하지의 동맥폐색

발의 회저

발목보다 위에서는 신경 장애로 인한 마비, 통증, 경련 등 외에 하지의 굵은 동맥의 동맥경화증에 의해 발생하는 간헐성 파행이라고 하는 특이한 보행 장애가 있다.

하지의 혈류가 불충분하고 보행의 근육 운동에 걸맞는 만큼의 산소가 부족하면 걷고 있는 동안에 다리가 아파서 걸을 수 없게 되어 버린다. 예를 들면 5분 걸었더니 다리가 아파서 멈춰 선다. 조금 쉬면 다시 걸을 수 있게 된다. 이것을 반복하는 것이 간헐성 파행이다. 혈류가 괜찮으냐 어떠냐는 동맥이 실룩실룩거리냐 어떠냐로 알 수 있다.

발목부터 아래에서는 '당뇨병의 발'이라고 하는 표현이 있을 만큼 당뇨병 특유한 사태가 발생한다.

발은 신체의 중추로부터 가장 멀고 전신의 중량을 필사적으로 지탱하고 있는 장소로 신발 벗겨짐, 물집, 바짝 깊게 깎은 발톱, 말린 발톱, 무좀, 가시, 화상 등 상해를 입기 쉬운 곳이다. 당뇨병에서는 '지각 둔마로 통증을 느낄 수 없어 상처를 깨닫지 못한

당뇨병에 볼 수 있는 회저(壞疽)

	당뇨병성 궤양(신경 장애성 회저)	허혈성 회저
원인	말초신경 장애로 인한 지각 장애	동맥경화로 인한 혈행 장애
부위	발바닥, 발뒤꿈치, 족저	발끝
형태	원형, 반상, 얕은 궤양	흑색 회사
통증	(−)	
경과	흑화나 배농으로 깨닫는다.	간헐성 파행의 징조 있음. 진행 빠르게 동맥 영역에 경계 선명. 검은 가피의 회저
소견	혈류양행 피부온→	동맥박동 ↓ 피부온 ↓
예후	비교적 양호 재발 감염합병으로 봉화직염	난치
치료	당뇨병의 전신관리 압박을 제거하여 청결히 한다. 감염합병해서 항생제에 반응하지 않는다. 때로는 고위에서 절단	말초동맥 확장제 완전폐색 미라화 → 절단 감염중증화

다', '혈류가 충분치 않다', '감염을 일으키기 쉽다' 등 상처가 치료되기 어렵고 중증화해서 궤양이나 회저로 진전해 버릴 조건이 갖춰져 있다. 최악의 경우는 발의 절단이 부득이하거나 패혈증으로 목숨이 위태로와지는 경우도 있다.

회저는 당뇨병에 흔히 볼 수 있지만 그 원인은 혈류 장애로 인한 허혈성의 것과 신경 장애성의 것 그 양쪽이 섞인 것이 있다. 잘 때 이외 하루종일 신발을 신고 있는 서양인에 비해 우리들은 발의 트러블은 적은 것 같고 맨발로 처벅처벅 걸을 수 있는 행복을 감사해야 하지만 맨발이기 때문에 가시 등의 외상은 많을지도 모른다. 어쨌든 평소 발을 청결히 하고 잘 관찰해서 이상이 있을 때는 빨리 주치의에게 상담하자.

당뇨병과 소화기(消化器)

당뇨병이 원인이 되어 발생하는 소화기의 이상은 자율신경 장애로 인한 소화운동의 장애로 당뇨병성 위장증이라고도 한다. 당뇨병 특유는 아니지만 당뇨병과의 합병 빈도가 비교적 높은 것에 지방간이 있다.

당뇨병성 위장증(糖尿病性胃腸症)

위의 배설 장애(위무력증)는 케토아시드시스나 중증 저혈당에

당뇨병과 소화기

1. 당뇨병에 의해 발생한다.
   소화운동의 장애
   당치병성 위장증(설사, 변비, 위의 배설 장애)
2. 당뇨병과의 합병빈도가 높다.
   지방간, 담석
3. 당뇨병과 합병했을 때에 문제
   간경변증
4. 당뇨병의 인생에서 요주의
   소화기계의 암

위무력증 위 속에 바륨이 남아 있다.

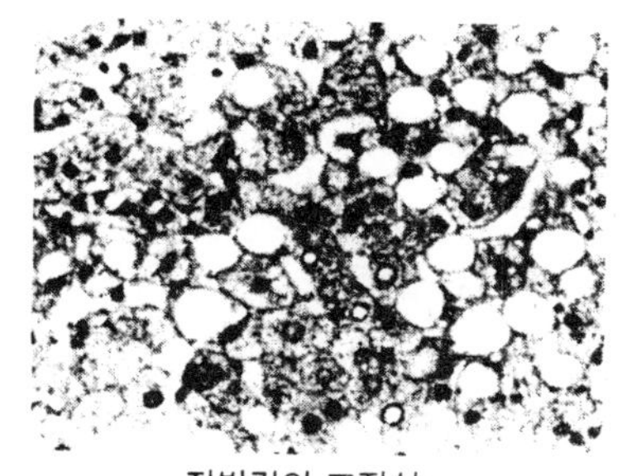

지방간의 조직상

수반하는 경우도 있지만 대부분은 이병 연수가 오래된 사람에게
많이 볼 수 있다. 자각 증상으로서 식욕이 일정치 않는 것, 위부
팽만감, 트림 등을 호소하는 경우도 있지만 무증상의 것도 적지
않다. 심해지면 위 내용이 장 쪽으로 흘러나가는 것이 매우 불규
칙해져 버려서 인슐린 치료의 사람에서는 인슐린이 잘 듣는 무렵
은 음식물이 아직 위 속에 정체해 있고 인슐린의 작용이 거의
다할 무렵에 겨우 위에서 장으로 흘러 나간다고 하는 상태로 혈당
조정은 현저하게 곤란해진다.

　변통 이상은 교대성 변통 장애라고 해서 변비와 설사가 수 일의
사이클로 교대로 발생한다. 설사는 야간에 많고 복통을 수반하지
않는 것이 보통이다. 전조도 없이 발생하기 때문에 무심코 전차에
도 탈 수 없고 취침 중은 기저귀를 착용해야 하는 등 매우 심각하
다. 저혈당을 일으키는 경우도 종종 있다.

지방간(脂肪肝)

　알콜의 과음이나 과식 등 당뇨병의 방아쇠가 되는 것 같은 생활은 간장에 지방이 쌓이는 지방간을 만들기 쉽고 처음에 당뇨병 진단을 받은 뚱뚱한 사람에게 지방간이 합병하고 있는 경우는 흔히 있다. 당뇨병의 식사 요법으로 개선을 볼 수 있지만 식사를 지키지 않고 내복약이나 인슐린으로 혈당치의 수지 계산만 맞추고 있으면 지방간은 심해진다.

간경화와 당뇨병의 합병

이 경우 치료는 일반적으로 특별히 고칼로리로 할 필요는 없다.

당뇨병에 합병하는 암

일반 인구에 비해 위암이 적고 췌암이 많은 경향을 볼 수 있다.

당뇨병과 피부

당뇨병에서는 피부의 감염증을 많이 볼 수 있고 세균뿐만 아니라 곰팡이(칸디다증 등)나 바이러스(대상 포진 등) 감염도 적지 않다. 당뇨병 특유의 것으로서는 당뇨병성 회저나 화상도 입지 않았는데 발가락이나 하퇴전면에 아주 작은 자극으로 생기는 당뇨병성 수포증이 있다. 발진 등이 없는데 온몸이 피부가 가려움, 피부 소양증도 종종 볼 수 있다.

당뇨병에 합병하기 쉬운 피부질환

1. 절양이나 모농염을 반복한다.
2. 무좀이나 사마귀가 화농한다.
3. 피부칸디다증
4. 하퇴전면의 갈색 색소침착
5. 피부소양증
6. 회저
7. 수포증

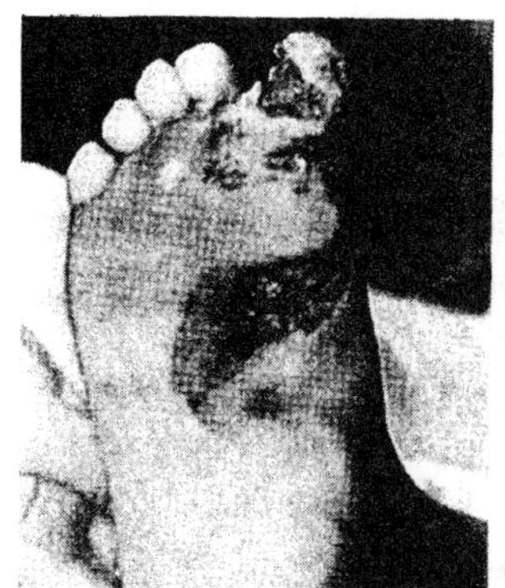

당뇨병성 회저

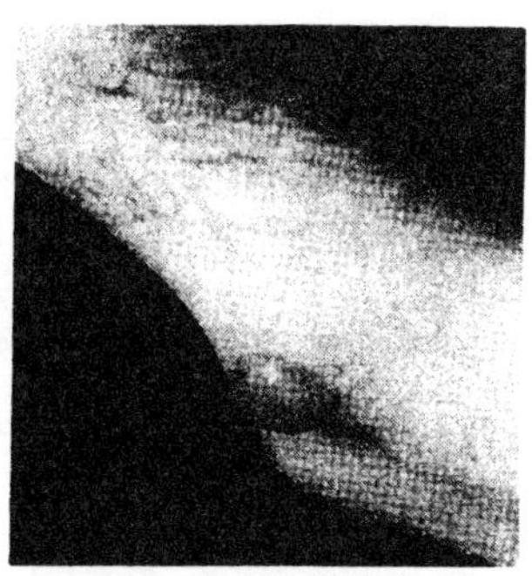

당뇨병성 수포증

한편 피부에 뭔가 생기면 쉽게 스테로이드제를 사용하는 경우가 있지만 이것은 당뇨병을 악화시키므로 주의가 필요하다.

당뇨병과 치아

혈당치가 높을 때에는 타액이 줄어들거나 산소 활성이 저하해서 치석이 만들어지기 쉬워진다. 치석 부분에서는 세균이 증식하기 쉽고 또한 잇몸에서는 세소혈관증으로 인한 순환부전이 관계해서 저항력이 약해지기 때문에 당뇨병에서는 충치나 치주염의 빈도가 높고 특히 치주 질환(치경염과 치조농주)의 높은 빈도는 눈길을 끈다. 이 질환들의 예방에는 혈당 조정을 잘하고 치석 제거에 노력하는 것이 중요하다.

또한 당뇨병의 사람에서는 급성 치조골염이나 봉와직염 등의 중증감염증을 일으키기 쉽고 이렇게 되면 혈당 조정이 악화한다.

그런데 당뇨병의 사람이 치과 치료를 받을 때 혈당 조정 불량인 채 실시하면 발치 후에 드라이소켓트, 수술 감염 등의 속발증이 일어나기 쉬우므로 치과치료 전에 주치의와 상담할 것, 치과 선생에게 당뇨병이라는 사실을 얘기해 둘 것을 잊지 않도록 하자.

발치 등으로 식사를 할 수 없게 되는 경우가 있으면 인슐린의 사용법이나 양에 대해서도 지시를 받아 주십시오.

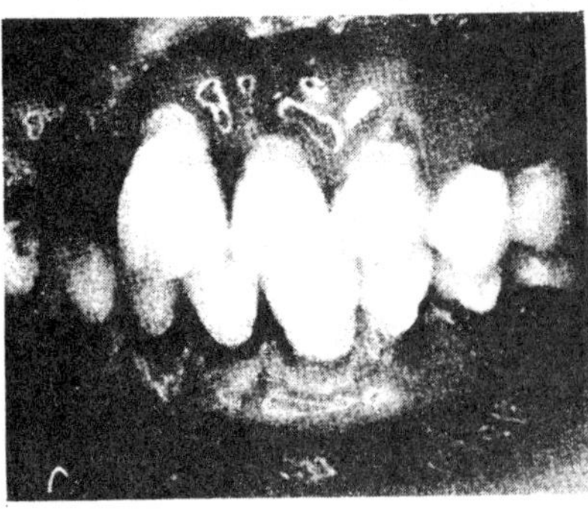

당뇨병 환자에게 볼 수 있었던 중증의 치주염

당뇨병의 의식 장애

몸 속에서 인슐린이 극단적으로 부족하면 포도당이 이용되지 않아 혈당은 상승하고 다량의 소변이 배설되어 탈수가 된다. 한편 에너지원으로서 지방을 분해하게 되기 때문에 그 결과 케톤체라고 하는 물질이 혈중에 쌓여 소변에도 나오게 된다. 케톤체가 과잉이 되면 혈액이 산성이 되어 케토아시드시스라고 하는 병태가 되고 진행하면 뇌의 작용이 저하해서 마침내는 혼수에 빠진다. 케토아시드시스는 이것을 가지고 급격히 당뇨병이 발증하는 경우도 있지만 대부분은 당뇨병 치료 중인 사람에게 왼쪽 표에 나타나는 것 같은 계기로 발생한다. 식사를 할 수 없었다는 등의 이유로 멋대로 인슐린 주사를 중단하거나 하지 않도록 인슐린에 대해서는 반드시 의사의 지시를 따라야 한다. 또한 몸의 상태가 나쁠 때에는 일찌감치 진찰을 받는 것도 필요하다.

비교적 고령으로 다소 신기능이 저하해 있는 것 같은 경증의 당뇨병 사람에게 탈수 그 외 여러 가지 계기로 현저한 고혈당, 더구나 요케톤체가 적은 혼수를 일으키는 경우가 있다. 이것을 고삼투압성 비케톤성 혼수라고 하는데 빈도는 매우 낮은 것이다.

저혈당증은 특유한 증상으로 인슐린 치료의 사람이었다면 몇 번인가 경험이 있겠지만 그 중에는 저혈당 증상을 자각하지 못하는 사람이 있어 갑자기 혼수 상태가 되는 경우도 있으므로 주의를 필요로 한다.

의식이 혼탁하여 고혈당인지 저혈당인지 모를 때는 우선 단

물을 마시게 하고 상태를 봐서 주치의에게 연락을 취한다. 저혈당
증이라면 의식의 개선을 볼 수 있고 이 정도의 당분이 케토아시드
시스의 운명을 좌우하는 일은 거의 없다.

임신과 출산

임신과 당뇨병은 매우 관계가 깊어 임신을 계기로 당뇨병이
발증하거나 임신중만 당뇨병이 되고 분만 후는 정상으로 되돌아
가는 '임신 당뇨병'이라고 하는 특이한 병태를 불러 일으키는 경우
가 있다. 또한 이미 당뇨병이 있는 여성이 임신하면 당뇨병은
악화한다. 당뇨병 여성의 임신에서는 모체와 아기에게 아래 표에

당뇨병과 임신과의 관계

A) 당뇨병의 임신에 미치는 영향

모체→임신 중독증, 양수과다증

태아→주산기사망

　　　신생아 합병증 거대아, 신생아저혈당증

　　　호흡 장애, 선천성 기형

B) 임신의 당뇨병에 미치는 영향＝최당뇨작용

(1) 임신 당뇨병

(2) 이미 있는 당뇨병 악화

혈당 컨트롤의 악화

세소혈관증(망막증, 신증)의 악화

나타난 것 같은 합병증이 일어나기 쉬워 리스크가 높은 임신이라고 생각되고 있다. 당뇨병 어머니의 아기의 예후는 모체의 ① 당뇨병 이병 연수 ② 당뇨병성 세소혈관의 정도 ③ 임신 중의 혈당조정이 밀접한 관계를 가진 사실이 알려져 있어 임신 중의 혈당 조정을 철저하고 엄밀하게 실시함으로서 주산기 사망은 피할 수 있게 되었지만 기형의 빈도는 정상 임신의 몇 배의 높은 확률이다.

기형은 임신을 깨닫자마자 곧 극히 초기의 혈당 조정이 크게 영향하기 때문에 예방책으로서 최근은 혈당 조정이 완벽하게 좋은 사실을 확인하고 나서 임신하는 '계획 임신'의 방법이 제기되고 있다.

임신 전부터 임신 전기간을 통해서 컨트롤의 목표는 공복시 혈당 100mg / dl 이하 식후 2시간 혈당 120mg / dl 이하 헤모글로빈 A_1 9% 이하, 체중증가 8kg 이내다. 임신하면 태반으로부터 인슐린을 방해하는 호르몬이 다량으로 분비되게 되므로 혈당 조정이 어려워지지만 어떻게든 혈당을 정상으로 유지해야 하기 때문에 혈당 자기 측정을 해서 부지런히 인슐린량의 조절을 실시한다. 또한 안저와 신기능은 주의 깊게 관찰하고 망막증이나 신증의 악화 방지에 노력한다.

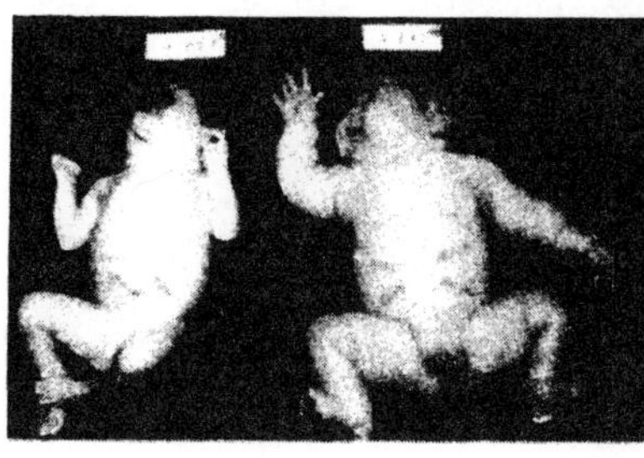

오른쪽은 당뇨병 임신으로 태어난 거대아
(왼쪽은 정상아)

종래 당뇨병의 임신에 발생하기 쉬웠던 임신말기의 태아의 돌연사는 혈당의 정상화와 태아 모니터 기술의 진보로 매우 줄어들기는 했지만 입원은 예정일보다 일찌감치 분만일은 태아의 발육 상태와 위험도를 잘 관찰하고 최적이라고 생각되는 날에 한다(계획 분만).

당뇨병의 여성이 건강한 아기를 출산하기 위해서는 이병 연수가 짧고 세소혈관증이 출현하기 전에 '계획 임신'에 의해 임신하고 '정상혈당'을 유지하여 '계획 분만'으로 출산하는 것이 바람직하다.

합병증의 대책

당뇨병의 합병증은 진행하면 효과적인 치료법이 없다. 망막증에 대해서는 광응고 요법·초자체 절제, 신증에 대해서는 인공 투석, 동맥경화에 대해서는 혈관 바이패스 수술 등을 할 수 있게 되었다. 또한 손을 쓸 수 없었던 신경 장애에 대해서도 최근은 약물의 개발이 시험되고 있다. 그러나 이것들의 효과는 만족할 만한 것은 아니다. 어떤 방법이든 극복적인 최료가 아니라 당면한 상태가 나쁜 곳을 어떻게든 커버하려고 하는 긴급 피난적인 치료법이다. 그래도 시력의 회복, 연명의 효과는 있어 당뇨병도 꽤 변하고 있다.

근본적인 좋은 치료가 없는 이상예는 예방에 노력하는 이외에 좋은 방법은 없다. 따라서 합병증의 대책은 합병증을 발생시키지 않는 것, 불행하게도 출현해 버리면 진전시키지 않는 것이다. 그러

합병증의 대책

1. 당뇨병의 조기 발견
2. 당뇨병에 대한 올바른 이해를 가진다.
3. 당뇨병의 올바른 치료를 끈기있게 계속한다.
   인슐린 작용 부족의 해소
   식사요법
   운동요법
   비만의 해소
   혈당을 가능한 한 정상화시킨다.
   약물(내복약, 인슐린)
4. 합병증의 정기적 체크를 받는다.
   안저검사 요단백 심전도 등

기 위해서는 어떻게 하면 좋을까?

합병증의 발생, 진전에 큰 영향을 주고 있는 것은 '인슐린의 작용부족'이다. 이 작용부족을 해소하는 것이 예방이 된다. 구체적인 방법은 영양소의 섭취를 적정히 하고 매일 근육 운동에 노력하여 신체 속의 인슐린의 낭비를 억제해서 큰 인슐린이 부족한 체질에 맞춰 나가는 것이다. 몸 속의 인슐린을 받아들이는 방법을 효율 좋게 하는 것도 중요하고 비만 해소에도 노력해야 한다. 게다가 더욱이 고혈당 상태가 계속되는 것 같으면 내복약이나 인슐린 주사의 도움을 빌어서 혈당의 정상화를 꾀한다.

합병증 대책은 당뇨병을 안 시점부터 시작해야 한다. 물론 당뇨병을 모른 채 몇 년이나 경과하고 합병증의 증상으로 당뇨병을 깨달았다고 하는 등의 사태에 이르지 않도록 당뇨병의 조기 발견은 우선 최초로 필요한 것이다.

매일의 식사 요법, 운동 요법에 끈기있게 좌절하는 일 없이 노력해서 혈당을 가능한 한 정상에 접근시키고 체중을 적정하게 유지한다. 악화 인자인 혈압의 관리도 매우 중요하다.

합병증에 대한 정기적인 체크는 반드시 받는다. 자각 증상이 없다고 해서 이것을 게을리하는 사람이 많은데 자각 증상이 나타나 버리면 이것은 이미 말기에 가깝다고 할 수 있다.

20년, 30년 먼저 합병증으로 본의 아닌 생활을 부득이하게 강요당하거나 목숨이 위험해지지 않도록 오늘도 건강하게 당뇨병 있는 생활을 자신의 것으로서 받아들이고 올바른 치료에 노력하자.

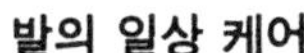

발의 일상 케어

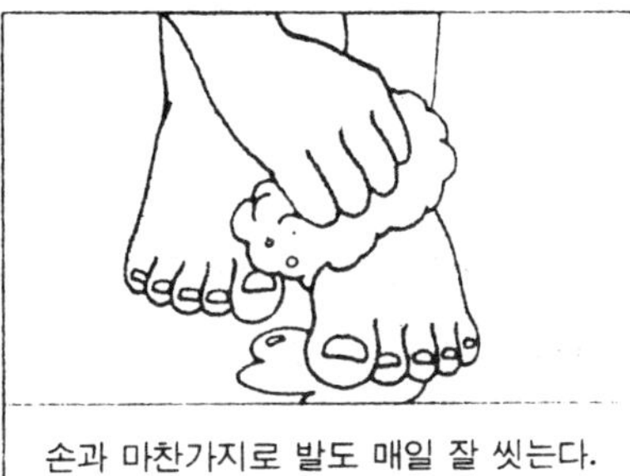

손과 마찬가지로 발도 매일 잘 씻는다.

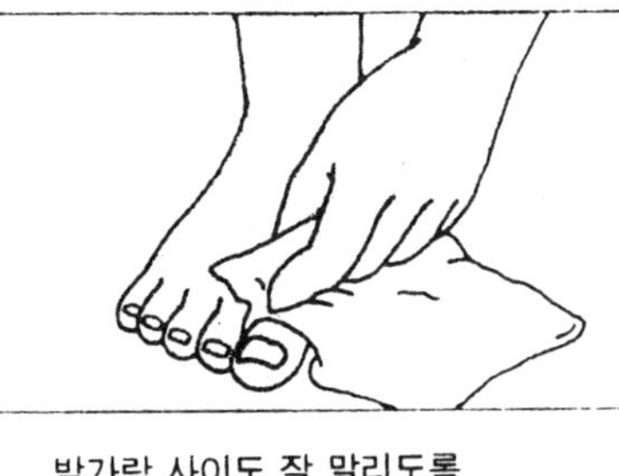

발가락 사이도 잘 말리도록

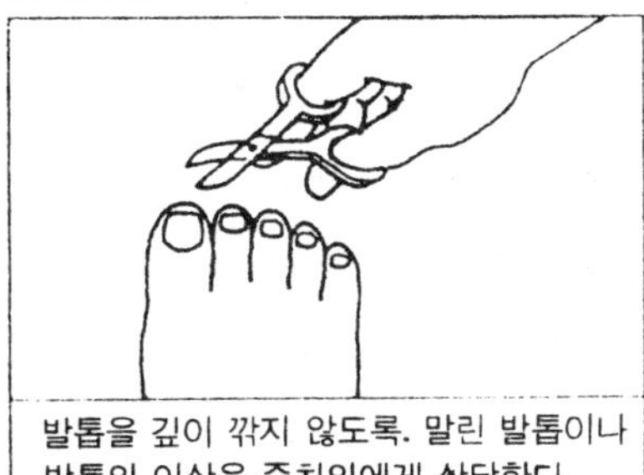

발톱을 깊이 깎지 않도록. 말린 발톱이나 발톱의 이상은 주치의에게 상담한다.

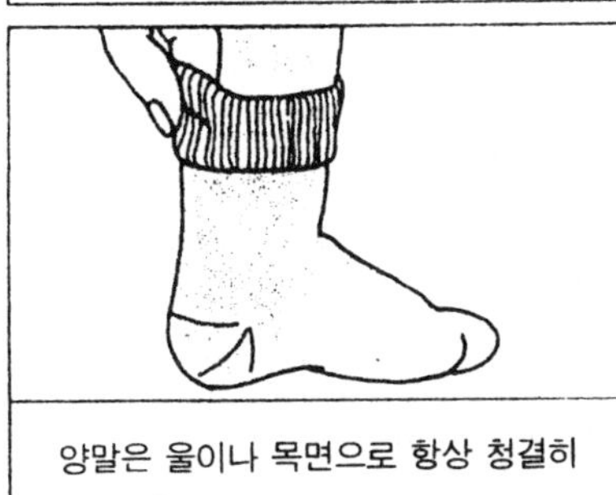

양말은 울이나 목면으로 항상 청결히

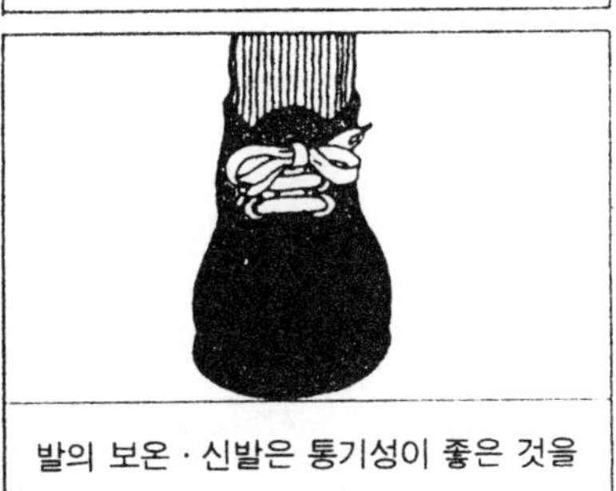

발의 보온·신발은 통기성이 좋은 것을

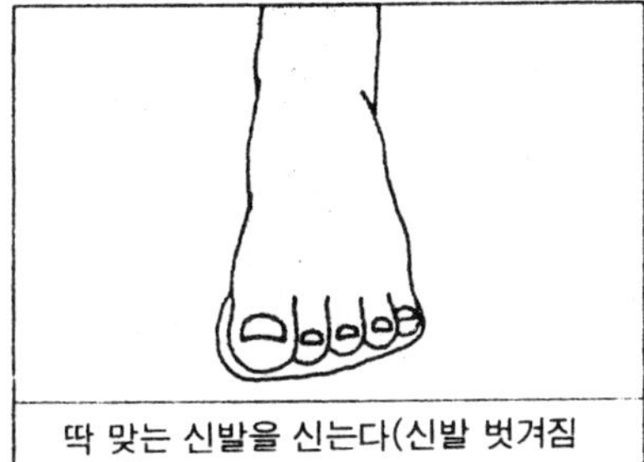

딱 맞는 신발을 신는다(신발 벗겨짐 방지).

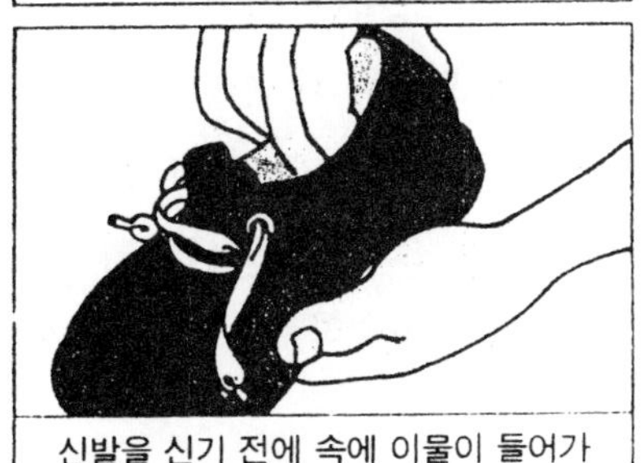

신발을 신기 전에 속에 이물이 들어가 있지 않은지 확인한다.

당뇨병에 관한 Q & A

ⓠ 요당이 나오지 않게 되면 당뇨병은 치료된 것일까? 또한 검사에서 축뇨(蓄尿)하는 것은 어째서인가?

소변 검사만큼 옛날부터 이루어지고 있는 검사는 없다. 고대 이집트에서도 사막에 배뇨한 후 개미가 모여드는데 주목해서 병과 소변이 관계가 있음을 깨닫고 있다. 그런데 그 이미지가 너무 강해서 소변에 당이 나오면 당뇨병, 나오지 않게 되면 당뇨병이 치료되었다고 하는 잘못된 생각이 매우 뿌리 깊게 남아 있다.

다음항에 혈당과 요당의 관계를 그림으로 나타냈다. 혈액 중의 포도당은 한 번 신장의 사구체에서 여과되어 소변 속으로 들어가지만 신장의 요세관을 빠져 나가는 동안에 재흡수되어 혈액 속으로 되돌아 간다. 요당의 배설되는 한계의 혈당치를 신장의 당배설 역치라고 부른다. 보통 160~180 정도의 혈당치가 역치가 되지만 개인차도 있고 신체의 조건에 따라서도 역치는 변화한다.

개인차로서는 역치가 매우 낮고 혈당 100 전후로도 내려가기 때문에 요당이 매우 나오기 쉬운 사람이 있다. 신성당뇨라고 불리는데 요당이 나와도 혈당은 낮기 때문에 당뇨병과는 전혀 다르다. 신체 조건으로서는 임신하면 신성 당뇨가 되기 쉽고 또한 고령이 되면 역치는 올라가서 요당이 반대로 나오기 어려워진다.

24시간 축뇨는 1일 혈당의 작용을 나타내고 컨트롤의 지표로서

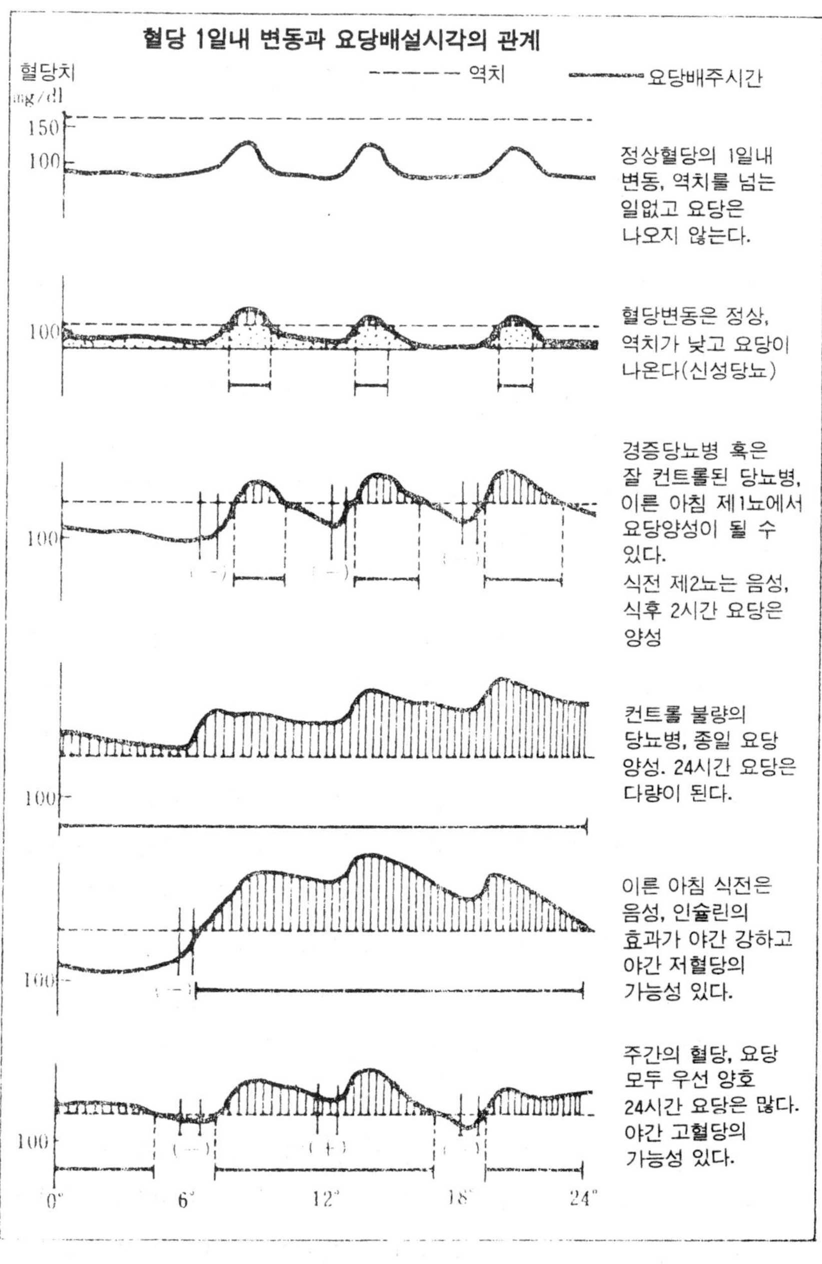

혈당 1일내 변동과 요당배설시각의 관계
혈당치
mg/dl
------- 역치
요당배주시간
150
100
100
100
100
100
100
정상혈당의 1일내 변동, 역치를 넘는 일없고 요당은 나오지 않는다.
혈당변동은 정상, 역치가 낮고 요당이 나온다(신성당뇨)
경증당뇨병 혹은 잘 컨트롤된 당뇨병, 이른 아침 제1뇨에서 요당양성이 될 수 있다.
식전 제2뇨는 음성, 식후 2시간 요당은 양성
컨트롤 불량의 당뇨병, 종일 요당 양성. 24시간 요당은 다량이 된다.
이른 아침 식전은 음성, 인슐린의 효과가 야간 강하고 야간 저혈당의 가능성 있다.
주간의 혈당, 요당 모두 우선 양호 24시간 요당은 많다. 야간 고혈당의 가능성 있다.
0°   6°   12°   18°   24°

유용하다. 식사, 운동 요법뿐인 경우는 10g 이상, 인슐린 치료의 경우는 30g 이상이 컨트롤 불량의 표준이다.

ⓠ 임신 검진에서 요당이 나왔다. 당뇨병일까?

임신 중에 요당 검사를 반드시 하는 것은 임신이 당뇨병발증의 방아쇠가 되기 쉽고 또한 당뇨병을 악화시키기 쉽기 때문이다. 이미 당뇨병 진단을 받고 있는 사람은 나름대로의 관리하에 있기 때문에 괜찮지만 당뇨병을 깨닫지 못하기 때문에 아기에게 호흡 장애가 일어나거나 심할 때는 모체가 케토아시드시스로 혼수를 일으켜 사산이 되거나 하는 경우가 있다. 이런 비극을 막기 위해서 요당 검사를 한다.

그런데 임산부는 요당이 매우 나오기 쉬운 상태에 있어 임신 후기에 들어서면 식후 소변 검사에서는 4명에 1명이 요당 양성이 된다. 따라서 이중 약 80%의 사람은 혈당은 완전히 정상(신성당뇨라고 한다)이든가, 약간 상승해 있는 정도로 걱정은 필요없다. 나머지 20%의 사람에게 주의를 요하는 혈당의 상승이 있어 우선 임신 당뇨병이라고 하는 진단의 이름 아래에 이미 당뇨병이 있는 사람의 임신과 같은 모체와 아기의 관리를 실시해 나간다.

이런 소위 '임신 당뇨병'의 사람 중에는 ① 사실은 임신 전부터 당뇨병이 있었던 사실을 깨닫지 못했던 사람 ② 이번 임신을 계기로 당뇨병이 발생한 사람 ③ 임신중만 당뇨병으로 분만 후는 정상으로 되돌아 가는 사람(이것을 참의미의 임신 당뇨병이라고 한다)의 세 가지 그룹이 있다. '참의미의 임신 당뇨병'의 사람은 장래 진짜 당뇨병이 될 가능성이 크기(15년 후에는 약 반수) 때문에 분만 후 정기적인 검사를 받을 필요가 있다.

Ⓠ 헤모글로빈 A_1c란 무엇인가? 또 어떤 의미가 있는 것일까?

헤모글로빈 A_1c는 글리코헤모글로빈이라고도 불리며 혈중의 포도당이 헤모글로빈 분자의 말단에 효소를 개의치 않고 결합한 것이다. 혈중 포도당 농도가 높으면 결합률이 증가한다. 이 반응은 혈액 중의 적혈구 내에서 이루어지며 적혈구 수명(120일) 동안 혈중에 존재하기 때문에 검사시부터 거슬러 올라가서 2개월 전까지의 평균 혈당을 반영한다.

혈당의 검사 방법에는 공복시 혈당이나 식후 2시간 혈당, 점심 식사 전 혈당이 있지만, 모두 순간적인 혈당치다. 1일 요당은 하루의 혈당의 움직임을 나타내고 혈당 170 이상의 시간이 반영되지만 그것도 축뇨한 날만의 검사다.

당뇨병의 합병증은 시시각각의 축적이다. 혈당이나 요당이 검사만으로는 검사가 가까와지면 식사를 지키고 운동을 시작하는 타입의 환자에게 올바른 지도를 할 수 없고 합병증의 발현을 막을 수도 없다. 헤모글로빈 A_1c는 평소의 혈당을 반영하고 있기 때문에 합병증과도 잘 상관해서 수치가 높은 사람은 컨트롤이 흐트러져 있어 합병증의 발현 빈도가 높아진다.

헤모글로빈 A_1c가 감소해 가는 경우는 혈당의 컨트롤 개선을 의미한다고 말할 수 있지만 7% 이하로 안심하고 있는 경우 1일 혈당이 정상이라고까지는 말할 수 없다. 또한 당뇨병인지 아닌지의 지표도 되지 않는다.

용혈성(溶血性) 빈혈로 적혈구의 파괴가 항진하고 있거나 임신 때문에 적혈구 생성이 항진하고 있으면 헤모글로빈 $A_{1}c$는 저하한다.

ⓠ 포도당 부하 시험에서 경계형이라고 했다. 앞으로 어떤 점에 주의하면 좋을까? 또 다음 검사는 언제쯤 받으면 좋을까?

포도당 부하시험에서 경계형 진단을 받은 225례를 3년부터 10년에 걸쳐서 경과를 본 결과,

① 연령이 높아짐에 따라서 당뇨병형으로 이행하는 율이 높아진다.

② 체형별로 보면 비만한 사람 쪽이 당뇨병형이 되기 쉽다.

③ 혈중의 인슐린이 저분비인 사람 쪽이 장래 당뇨병이 되기 쉽다.

④ 아킬레스건 반사가 약하거나 소실해 있는 사람은 당뇨병형으로 이행하기 쉽다.

고 하는 결과였다.

아킬레스건 반사의 감약은 말초신경 장애를 의미하고 당뇨병의 경우 일찍부터 볼 수 있다고 생각되고 있다. 이 결과로부터 40세 이상의 비만하고 인슐린 분비가 낮고, 건반사의 저하가 있는 사람 또는 몸안에 당뇨병이 있는 사람은 특히 경과를 관찰할 필요가 있으며 그 정도에 따라서 3개월~1년에 1번 정도의 간격으로 포도당 부하시험을 반복한다. 또한 안저 검사도 실시하는 경우가 있지만 이것도 신경 장애와 마찬가지로 매우 초기부터 당뇨병성의 변화가 안저에 출현하는 경우가 있기 때문이다.

당뇨병형으로의 이행을 저지하기 위해서는 상기의 조건을 개선

하면 된다. 비만을 해소하고 인슐린 부족의 상황(과식·운동부족·스트레스 등)을 없애는 것이 당뇨병의 예방에 도움이 된다.

ⓠ 한방으로 당뇨병이 좋아진다고 하는데 어떨까? 침구는 당뇨병에 효과가 있을까?

병 그 자체가 아니라 병을 나타내고 있는 신체 전체를 좋게 한다고 하는 사고방식이나 생약에는 부작용이 없다고 하는 믿음 때문에 한방에 대한 막연한 동경이나 신봉은 국내에서는 뿌리 깊은 것 같다. 최근은 의사 사이에서도 한방을 다시 보고 진지하게 연구하고 있는 기관도 있다. 그러나 인슐린의 분비가 고갈해 버리고 있는 인슐린 의존형 당뇨병에 대해서 인슐린 주사를 대신하는 한방약은 없다. 인슐린 의존형 당뇨병에서는 인슐린 주사를 중단하면 케토아시드시스로 혼수사를 초래하는 정도이기 때문에 이 점을 충분히 이해하고 절대 인슐린 주사를 중지하는 일이 없도록 하자. 혈당을 내리는 생약이나 신경 장애의 통증에 대한 한방 조제약의 연구가 이루어지고 있지만 아직 효과가 확실한 것은 없다.

침구도 마찬가지다. 침구의 경우 혈류 장애나 신경 장애가 진행한 당뇨병의 컨트롤이 나쁜 상황에서는 감염을 일으켜서 회저의 원인이 되는 경우도 있기 때문에 실시해서는 안 된다.

한방과는 별도로 특정인의 적은 경험으로부터 흑초, 호박, 고려인삼, 클로렐라, 쌀겨, 그 외 여러 가지 '이것만 하면 번거로운 식사 요법을 하지 않고도 당뇨병이 좋아진다'고 하는 민간요법이 선전되고 있지만 모두 효과가 없을 뿐만 아니라 올바른 치료를 방해하고 있으므로 유해하다.

Ⓠ 지시 칼로리가 변경되는 경우는 있을까? 운동한 날은 좀 많이 먹어도 될까?

47페이지에 나타났듯이 지시 칼로리는 환자의 신장으로부터 계산하여 표준 체중×25kcal로 정해진다. 그러나 신장이 140cm 이니까 900kcal라고 하는 의미가 아니라 신장 150cm 이하의 사람은 모두 1,200kcal를 지시받는다.

일상 생활을 해 나가는데 있어서 1,200kcal는 필요한 양으로 이것을 당뇨병의 기초식이라고 한다.

또한 한창 발육중인 소아의 경우도 표준 체중×25kcal로는 영양 부족이 되기 때문에 47페이지와 같이 늘린다.

이것은 내장의 발육이 정지하는 25세 정도까지로 다음은 보통의 지시 칼로리가 된다.

80세 이상의 고령자의 경우는 청·장년자에 비해서 몸의 대사량은 저하해 있다. 그 때문에 지시 칼로리를 적은 듯이 하는 경우도 있다.

여성 환자로 임신 중과 분만 후도 수유 기간 동안은 지시 칼로리를 늘린다. 평소보다도 넉넉한 칼로리를 필요로 하기 때문이지만 그 동안의 체중 변화에 주의하고 임신 중도 8kg 이내로 체중 증가를 억제하도록 한다.

럭비나 야구 선수와 같이 과격한 운동을 직업으로 하고 있는 경우나 중노동의 육체노동자의 경우는 소비되는 에너지에 따라서 지시 칼로리를 늘리는 경우도 있다. 그러나 현재는 기계가 대신해서 일을 하게 되어 육체노동이라고 해서 칼로리를 늘리는 일은 거의 없다.

물론 일의 양이나 필요한 대사의 에너지는 각 개인에 따라 다르다. 따라서 지시 칼로리는 처음 짐작해서 산출되는 것으로 그것을 지키고 체중이 너무 줄어드는 경우는 그 사람에게 맞춰서 조정하는 경우도 있다.

지시 칼로리는 이상과 같은 경우에 변경되는 일이 있지만 이런 예외를 제외하고는 평생 변하지 않는다. 혈당이 내려갔기 때문에 식사를 늘리는 일은 절대로 없다. 당뇨병은 일어나기 쉬운 소지가 있고 게다가 과식이나 비만 등이 유인으로 발생하는 병이기 때문에 한 번 혈당이 내려가도 다시 유인이 첨가되면 언제라도 전의 나쁜 상태로 되돌아가 버린다. 그리고 이 반복을 하고 있는 사이에 혈관의 합병증이 진행해 버린다.

운동을 많이 한 날은 조금 먹어도 괜찮다고 생각하기 쉽다. 운동 요법에 의해 칼로리 소비가 가능한 것은 물론이지만 그것은 기대하는 만큼 많지는 않다. 운동 요법의 진짜 목적은 '인슐린의 절약 효과'에 있고 또한 릴랙스해서 기분을 쾌적하게 보내고 근력을 유지하는 데에 있다. 운동해도 먹어 버려서는 췌장에 쓸데없는 부담을 주게 된다.

이른 아침 소변에서 요당이 음성이었기 때문에 하루 신경쓰지 않고 먹어 버리거나 자각 증상이 없기 때문에 알콜을 마신다고 하는 것은 논외로 이 정도를 모르는 사람은 다시 한 번 38페이지를 읽어야 한다.

Ⓠ 경구혈당강하약이나 인슐린에 의한 치료는 한 번 시작하면 중단할 수 없는 것일까? 그것이 두려워서 시작할 수 없는데……

당뇨병에는 크게 나눠서 2가지의 타입이 있다. 하나는 처음부터 췌장의 황폐가 일어나서 인슐린 분비가 극도로 나쁜 타입이다. 이 타입은 소아에게 많지만 성인이 되고 나서도 발생한다. 치료는 식사 운동 요법은 물론이지만 처음부터 인슐린 주사가 필요하다.

우리나라 사람의 95%는 제2의 타입이다. 비만이나 과식, 운동 부족 등이 계속 되면 원래 당뇨병이 되기 쉬운 체질의 사람은 서서히 당대사 이상을 일으킨다. 치료는 처음 식사와 운동 요법을 충분히 실행하고 체중도 표준체중이 되었는데 아직 혈당이 높은 경우에 약물 요법에 발을 들여 놓는다.

어쨌든 약물 요법을 받는 사람은 자기의 인슐린 작용이 그만큼 부족한 경우로 약제의 도움이 없으면 병태를 컨트롤할 수 없는 환자 뿐이다. 따라서 약제를 도중에 중단하는 일은 거의 없다.

약제를 중단할 수 없음을 매우 두려워 하고 질질 고혈당으로 지내 버려서 합병증이 나타나 당황하는 일이 없도록 한다. 약제를 사용하든 사용하지 않든 합병증이 없는 쪽이 당뇨병은 가벼운 것이라고 하는 인식을 가지도록 하자.

약물 요법을 시작하면 자기 멋대로 용량을 늘리거나 줄이거나 하지 않는다.

복용하거나 복용하지 않거나 하면 처음에는 효과가 있던 약이 점점 듣지 않게 되는 경우가 있고 심한 알레르기 증상을 보이는 경우도 있다. 약제의 사용으로 안도감을 가지면 그만 먹는 쪽의 마음이 해이해지기 쉽지만 그렇게 하면 비만하거나 혈당의 컨트롤이 흐트러지거나 때로는 저혈당의 원인이 되어 생명을 위협하는 경우도 있다. 또한 장기적으로도 합병증의 빈도가 높아진다.

당뇨병으로 식사 요법과 운동 요법만으로 컨트롤되고 있는 환자에게 일시적으로 약물 요법을 첨가하는 경우는 있다. 그것은 폐렴이나 신우신염 등 중증의 감염증에 걸렸을 때나 외과적 수술을 받을 때 임신 중 일시적으로 고혈당의 상태가 되었을 때 부신피질 호르몬(프레드닌 등의 스테로이드 호르몬)이나 갑상선 호르몬을 다른 질환 때문에 투여하고 있고 그 때문에 혈당이 올라가 버렸을 때 등이다. 이런 상태는 모두 체내에서 인슐린을 대량으로 필요로 하고 있는 경우로 경구혈당강하약이 아니라 인슐린 주사에 의해 그 부족을 보충한다. 이런 환자는 인슐린 사용의 원인이 된 상태가 개선되면 인슐린 주사가 중지된다.

약물 요법은 정말로 약제의 도움을 필요로 하고 있는 환자에게만 사용되어야 하지만 불필요하게 약물을 투여받고 있는 경우도 상당히 볼 수 있다.

◎ 인슐린의 주사 부위가 붓거나 가렵다. 어떻게 하면 좋을까?

인슐린을 피하주사한 후 주사 부위에 붉은기가 돌거나 붓거나 가려움을 느끼는 경우가 있다. 주사하고 2,3시간 정도 후 소실하는 경우가 많지만 그 중에는 다음날까지 남아 있거나 수 일에 걸쳐서 존재하는 경우도 있다.

이것은 인슐린 주사액 속에 포함되어 있는 단백질이나 제조 과정에서 섞이는 불순물이 원인이 되어 거기에 대한 알레르기의 증상으로 인슐린 알레르기라고 불린다.

대개는 그대로 인슐린 주사를 계속하고 있으면 수 주일 정도에 증상이 소실해 버린다. 소나 돼지의 인슐린 조제약은 원래 인간에게는 이질의 단백질로 인슐린 중에는 작용 시간을 길게 하기 위해서 프로타민이라고 하는 단백질을 첨가하고 있는 NPH 인슐린이 있다. 알레르기 증상을 일으켰을 경우는 프로타민을 포함하지 않은 렌터나 모노타드 인슐린으로 바꾸면 좋아지는 경우가 있다. 또한 불순물을 정제해서 제거한 MC(모노콤포넌트) 인슐린이나 인간 인슐린으로 하면 국소 반응(局所反應)이 개선하는 경우도 있다.

증상이 심해서 전신이 두드러기나 부종, 구토 등을 나타내는 경우는 항히스타민제를 병용한다. 그래도 치료되지 않으면 인슐린 주사액을 소량씩 늘려서 몸을 길들이는 탈감작요법을 실시하는데 오늘날에는 그와 같은 일은 절대 없다.

Ⓠ 인슐린 주사를 계속하고 있는 사이에 피부에 곰보가 생겨 버렸다. 또한 신경통도 심해졌다. 어떻게 하면 좋을까?

인슐린을 매일 같은 장소에 주사하고 있으면 그 부위의 피부가 비후(肥厚)하거나 피하의 지방 조직이 위축하거나 때로 증생하거나 해서 피부에 요철이 생기는 경우가 있어 리포디스트로피라고 불린다.

요철이 생겨도 몸에 해가 있는 것은 아니지만 그런 장소에 계속해서 주사하고 있으면 인슐린이 흡수되기 어려워져서 컨트롤 불량이 된다.

이것을 예방하기 위해서는 같은 부위에 계속해서 주사를 하지 않고 69페이지의 그림과 같이 매일 손가락 2개의 간격을 떼어 주사한다. 또한 냉장한 찬 인슐린 주사액이 좋지 않다고도 하기 때문에 예후의 주사액은 냉장하고 개봉 후는 실온에서 보존한 인슐린 주사액을 사용한다. 실온에서 보존해도 2개월 정도 효과는 변하지 않는다. 정제한 MC 인슐린을 사용하면 요철이 개선하는 경우도 있다.

당뇨병성 신경장애가 있는 환자가 인슐린 주사치료로 급격히 당뇨병이 개선했을 경우 신경통 특히 다리의 통증이 증가하는 경우가 있다. 이 경우는 인슐린 주사량을 잠시 줄이고 혈당을 서서히 내리도록 하면 신경통은 완화되어 간다.

또한 인슐린 주사를 개시한 후 전신 특히 하지에 부종을 초래하는 경우가 있지만 이것은 일과성의 것으로 방치해 두어도 자연히 좋아진다.

◎ 위투시나 초음파(에코우) 검사를 위해서 식사를 하지 말고 오라고 했다. 인슐린 주사를 하고 있는데 검사일은 어떻게 하면 좋을까?

우선 위의 투시나 초음파 검사 등과 같이 아침 식사를 하지 않고 검사를 하는 경우 아침 식사전의 인슐린은 주사하지 말고 검사한다. 검사는 가능한 한 이른 시간에 받는다. 검사 종료 후 인슐린을 여느 때와 같이 주사하고 아침 식사를 하고 다음은 식사 시간을 4,5시간씩 비켜서 예를 들면 아침 식사를 10시, 점심을 3시, 저녁 식사를 7시경이라고 하는 식으로 하고 저녁 식사전 인슐린이 있으면 여느 때 대로 주사한다.

주장투시를 오후에 실시하는 경우 아침·점심 식사를 하지 않고 검사한다. 이 경우는 해외 여행의 시차 조정과 마찬가지로, 중간형 인슐린의 1일량을 24등분한다. 검사가 끝나고 나서 3시경 점심 식사를 하면 1일 2식으로 8시간분 아침 식사가 늦어지기 때문에 중간형 인슐린의 3분의 1양을 빼고 주사한다. 속효형 인슐린도 주사하고 있는 경우는 같은 양을 주사한다. 저녁 무렵에 가볍게 200kcal 정도의 스낵을 먹고 저녁 식사는 7시반경에 한다. 저녁 식사전 인슐린은 여느 때와 마찬가지로 좋을 것이다.

CT스캔 등으로 아침 식사는 하고 점심 식사만 연식이 되고 있는 경우는 아침의 중간형 인슐린을 3분의 2량으로 하고, 속효형은 그대로 하고, 3시경의 점심 식사전에 속효형을 4~6단위 정도 더하고, 저녁 식사전의 인슐린은 그대로 한다. 식사가 불규칙해지는 경우는 혈당의 자기 측정을 활용한다.

Ⓠ 여행하는 경우 어떤 주의가 필요할까?

당뇨병의 환자는 컨트롤이 좋고 중독한 합병증이 없으면 어디에라도 여행할 수 있다. 그러나 여행하면 식사 내용과 생활의 변화, 운동량의 변화 등 때문에 컨트롤을 흐트러뜨리기 쉬워진다. 특히 해외 여행의 경우는 시차의 문제가 첨가되어 인슐린 주사를 하고 있는 환자에게 있어서는 주사 시간이나 양을 조절해야 한다.

좋은 여행을 위해서는 혈당 조정을 양호하게 유지해 두는 것이 최대의 준비가 된다. 혈당 조정이 양호하면 할수록 여행 중의 트러블은 적어진다.

인슐린 요법을 받고 있는 사람은 식사의 내용 뿐만 아니라 식사 시간에 따라서도 혈당치에 크게 영향한다. 평소의 식사 요법조차 지킬 수 없고 혈당 변동이 큰 환자는 단순한 관광 여행이라든가 그룹 여행은 피해야 한다. 또한 혈당 조정이 좋더라도 저혈당에 대한 대처는 반드시 생각해 두어야 하고 그 중에는 저혈당 증상을 전혀 느낀 적이 없는 사람(저혈당 무자각)은 육친 같이 돌볼 수 있는 보호자의 동행을 꼭 필요로 하고 혈당을 올리기 위한 글루카곤의 주사액을 반드시 지참해야 한다.

여행 계획을 세우는데 있어서는 가능한 한 주간에 이동하고 저녁 무렵부터 밤에 걸쳐서 현지에 도착하도록 하면 혈당 조정에도 편리하다. 무리한 계획은 세우지 않도록 한다.

해외 여행 전에 예방 접종이 필요한 경우도 혈당 조정이 양호할 필요가 있다. 고혈당의 경우는 주사해도 그 병에 대한 항체가(抗體價)가 올라가지 않는 경우가 있다고 한다.

다음에 여행에 필요한 것을 들면,

① 국내 여행이라면 건강보험증을. 카피는 아무 도움이 안 된다. 또한 외국 여행이라면 영문의 당뇨병임을 증명하는 것을 가지고 다닌다.

② 약물 요법을 하고 있는 사람은 여행의 예정일수보다 충분히 넉넉한 경구혈당강하약이나 인슐린 주사액을 준비해 둔다. 트렁크에는 넣지말고 반드시 손가방 쪽에 넣어서 몸 가까이 두도록 주의하자. 특히 해외 여행에서는 트렁크가 도난이나 항공기의 지연으로 되돌아 오지 못하는 경우가 있다. 주사액은 백속에 넣어 실온에서 가지고 다녀도 문제 없다. 단, 방열체(스토브 등) 가까이나

직사일광 아래에 인슐린을 넣은 가방을 두지 않도록. 특히 여름에 주차중인 자동차 안에 가방을 두고 깜박 잊지 않도록 주의한다. 열대나 얼어 붙는 것 같은 지역에서는 커피 컵 모양의 보온병에 헝겊으로 싸서 넣는데 드라이아이스나 얼음은 절대로 넣지 않는다.

인슐린이나 경구제를 분실했을 때는 현지의 병원이나 약국에 상담하자. 나라에 따라서 조제약명이 다르거나 인슐린 농도가 다른 경우가 있다. 예를 들면 미국에서는 U100(1밀리리터 중 100단위)의 조제약뿐이다. U100용의 인슐린 주사기를 함께 사서 그 눈금 표시에 맞춰 주사하자.

③ 당뇨 검사의 기구를 지참한다. 요당이 식전의 제2뇨에서 양성이라고 하는 것은 식전 혈당이 170 이상이라고 하는 의미이기 때문에 식사 내용의 검토를 하도록 하자. 인슐린 주사를 하고 있는 사람은 혈당 자기 측정에 의해 상태를 알 수도 있다. 또한 시차를 위한 인슐린량이나 주사 시간의 변경의 경우에도 자기 측정이 도움이 된다.

④ 약물 요법을 하고 있는 사람이 저혈당에 대응하기 위해서 각설탕 등을 준비하는 것은 물론이다. 그 밖에도 여행에는 사고 그 외에 의한 교통 기관의 지연은 으레 따르는 법이다. 악천후로 차 속에 갇히거나 출입국 수속으로 시간이 걸리거나 숙사에 있어서도 식사가 늦거나(특히 라틴계 국가의 저녁 식사는 극단적으로 늦으므로 주의) 예상치 못한 사태에 준비해서 쿠키, 과일, 쥬스 등을 준비해 두자.

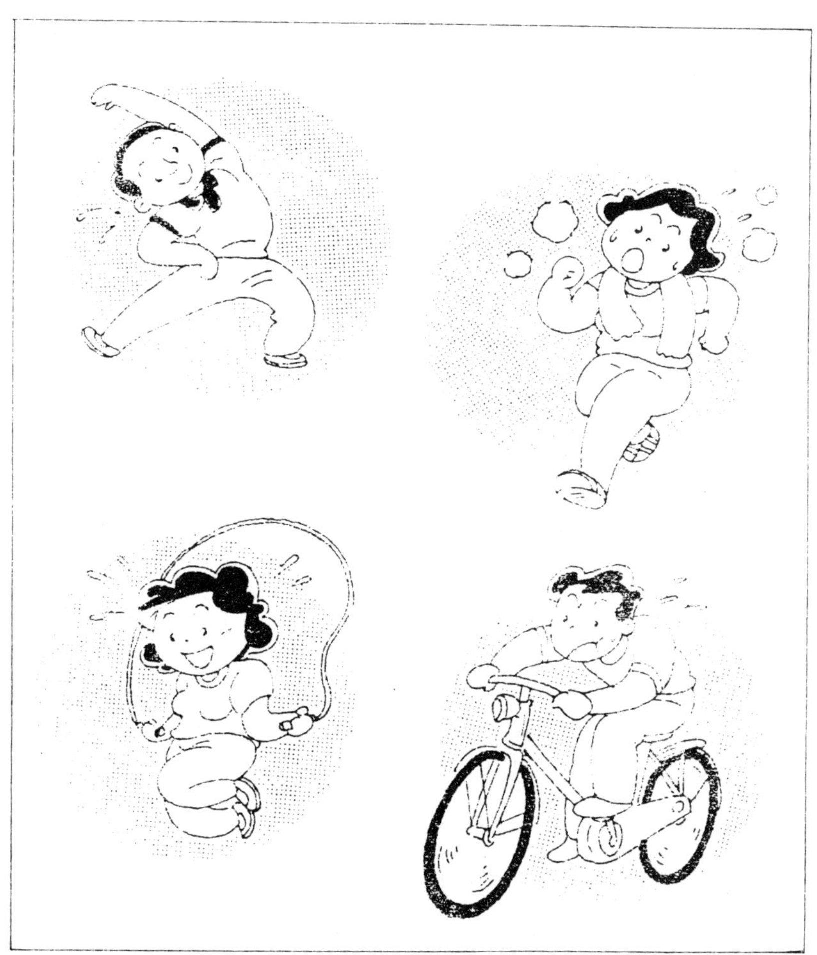

Ⓠ 혈당의 자기 측정은 어떤 경우에 하면 좋을까? 또한 실시상의 주의해야 하는 점은 무엇인가?

혈당 자기 측정은 당뇨병을 스스로 관리해 가는 수단으로 당뇨 검사로는 불충분, 부적절한 사람의 경우에 실시한다. 임산부 등을

혈당자기 측정을 하면 좋은 사람

(A) 의학적으로 필요가 있는 사람

1. 검사를 위해 정해진 시각에 충분히 배뇨할 수 없는 사람
   인공투석을 하고 있는 사람
   유아, 기저귀 사용의 사람
2. 요당과 혈당치가 평행하지 않은 사람
   신장역치가 이상한 사람(임신 등) 잔뇨가 많은 사람
3. 임신, 출산(임신 전부터 엄밀한 컨트롤이 필요)
4. 혈당치가 불안정한 사람이나 저혈당을 빈발하는 사람
   불안정형 당뇨병
5. 지속피하 인슐린 주입 펌프를 사용하고 있는 사람
6. 저혈당을 자각하지 않는 사람
7. 운동을 많이 하는 사람
8. 병일 때(감염증, 소화기 질환 등)

(B) 사회적 상황에서 필요가 있는 사람

1. 원격지, 벽지에 사는 사람, 선원
2. 주야 교대 근무의 사람
3. 여행자
4. 통원에 현저한 불편이 있는 사람, 잠만 자는 노인 등

(C) 당뇨병 학습의 수단으로서 이용한다

1. 올바른 치료와 혈당치의 관계를 이해한다.

2. 식사, 운동과 혈당치의 관계를 배운다.
3. 치료에 의욕적으로 몰두한다.

혈당자기측정실시상의 주의점

1. 당뇨병에 대해서 올바르게 이해하고 있는가
혈당치만 좋으면 되는 것은 아니다.
혈당치가 낮으니까 많이 먹거나 혈당치가 높으니까 인슐린을 자기 멋대로 늘리거나 하는 일이 없도록

2. 올바르게 측정할 수 있게 되었는가
기계는 가끔 교정하고 시험지는 정확하게 보관하고 있는가.
채혈, 반응시간, 세척법 등 마스터했는가
정확하지 않은 수치는 없는 편이 더 낫다.

3. 측정에 대해서 주치의로부터 지시받은 사항을 확인하자
측정시각, 측정횟수, 보고의 방법, 인슐린량의 조절 방법 등

4. 측정치는 반드시 기록하자
마음에 들지 않는 수치를 기록하지 않으면 아무 소용도 없다. 측정치는 당신의 치료를 보다 개선하기 위해서 당신이 주치의에게 제공하는 중요한 정보다.

5. 수치의 노예가 되어 있지 않는가

수치는 절대적인 것은 아니다. 수치에 휘둘려서 감정의 기복을 갖지 말고 어째서 이 수치가 나왔는지, 주인인 당신이 냉정하게 지켜보는 마음의 여유를 가집시다.

6. 측정만 하고 있는 것은 아닌가

수치는 당신이 있는 위치를 나타내고 있다. 측정만 할 뿐 당신의 생활이나 치료의 궤도 수정에 도움이 되지 않으면 무엇을 위한 자기 측정일까?

7. 주치의와 항상 연락을 취할 수 있는가

당신의 주치의는 측정기도 아니지만 당신 자신도 아니다. 여느때와 다를 때 어떤 이유인지 모를 때, 어떻게 하면 좋을지 모를 때는 항상 주치의와 상담할 수 있도록 해 둡시다. 자기 측정과 대신해서 주치의로부터 떨어져 버리는 일이 절대 없도록.

제외하고 일반적으로는 인슐린 치료를 하고 있는 사람에 한한다. 평생 혈당 자기 측정을 실시해 나갈 필요가 있는 사람과 임신 출산에 관계하는 기간만 혹은 다른 병을 병발하고 있는 동안만 등의 일시적인 사람도 있다. 또한 기계를 사용하지 않고 목시법으로 충분한 사람도 있다. 어느 방법, 어느 종류가 좋은지 주치의 선생과 잘 상담해 보자.

실제에 임해서는 컨트롤의 목표를 정하고 측정 시간, 측정 횟

수, 측정 결과의 보고 방법, 특수한 경우에 허락되는 인슐린량의 조절 방법 등 주치의 선생과의 약속을 확실히 지키자. 측정 테크닉을 확실히 익히고 측정 결과를 반드시 기록해 두는 것의 중요성은 말할 필요도 없다.

ⓠ 최근의 새로운 인슐린 요법이란?

최근의 인슐린 요법의 진보는 눈에 띄는 것이 있다. 우선 주사의 조제약이 매우 순수해진 점과 인간 인슐린의 실용화다. 더욱이 주사 방법을 연구해서 정상인의 인슐린 분비 패턴에 가능한 한 가까와지도록 인슐린을 투여할 수 있게 되었다. 그 결과 정상인의 1일 혈당의 움직임에 가능한 한 접근할 수 있고 장기적으로는 합병증 방지에 도움이 된다.

정상적인 인슐린 분비 방법은 기초 분비와 식사 때마다의 추가 분비다. 이 분비 패턴에 접근하기 위해서 작용시간이 긴 인슐린과 속효형의 것을 조합해서 최저 조석 2회 혼주하고 필요에 따라서 점심 식사전이나 취침 전에도 주사를 한다. 이것을 인슐린 강화 요법이라고 한다.

지속 피하 주입 요법은 인슐린 강화요법을 조금 더 진행시킨 방법이다. 피하에 주사바늘을 고정하고 펌프로 인슐린을 일정 속도로 연속 주입하고 식사 때마다 인슐린을 피하 주사해서 추가한다.

가장 엄밀한 방법으로서는 인공 췌장섬이 있다. 혈당을 모니터해서 읽으면서 인슐린량을 자동적으로 가감하여 주입하는 장치로 수술시나 중독한 합병증 때에 사용된다.

　환자가 충분한 지식을 갖고 건강한 사회 생활을 보내는 의욕 있는 경우에는 강화 요법이 위력을 발휘하지만 식사량과 함께 주사량을 늘려서 조절을 하는 경우라면 역효과가 될 지도 모른다.

　Ⓠ 저혈당으로 의식이 희미해지고 당분을 섭취할 수 없을 때는 어떻게 하면 좋을까?

　저혈당증은 73페이지에 있듯이 계기가 되기 쉬운 상황이 있었던 후 인슐린이나 내복약이 잘 듣는 시간대에 특유한 증상을 가지고 시작되기 때문에 대개는 이 질문과 같은 사태에 이르지 않아도 될 것이다. 그렇게 되어 버리는 이유의 첫째는 증상이 나타나는데 이제 곧 식사이니까 괜찮을 것이라고 생각하고 곧 당의 섭취를 게을리한다든가, 깨달았지만 당분을 휴대하고 있지 않았기 때문에 대처할 수 없었다고 하는 것이다. 증상이 나타나면 의식 장애까지 초래하지 않도록 빨리 대처하자. 더욱이 그때 눈깔 사탕이나 빵 등이 아니라 흡수가 빠르고 먹기 쉬운 캔쥬스나 설탕 그 자체(페트슈거나 각설탕)쪽이 목적에 맞는다.

　제2의 이유로서는 저혈당증의 증상을 느낄 수 없는 무자각성 저혈당이라고 불리는 것이다. 당뇨병의 이병 연수가 길고 자율신경 장애가 나타난 사람에게 종종 볼 수 있고 갑자기 혼수에 빠지는 경우가 있다. 또한 강압제로서 β 차단제를 사용하고 있는 경우 일어날 수 있지만 빈도는 아니다. 이와 같은 사람도 흔히 물어 보면 두통, 초조함, 귀울음, 현기증, 기묘한 행동 등이 있는 것 같고 그 사람 특유의 증상에 주의를 돌리도록 하고 주위도 주의하는 것이 중요하다.

제3의 이유는 당뇨병의 사람에게 있어서는 곤란한 일이지만 알콜을 많이 마시고 저혈당증이 되는데 주정과 함께 나타나 버리기 때문에 본인도 주위 사람도 깨닫지 못한다고 한다. 이것은 발견이 늦기 쉽고 대뇌에 결정적인 손상을 주어 버리는 경우가 있기 때문에 충분히 주의해야 한다.

그런데 쥬스나 설탕물을 마시게 하려고 생각해도 의식이 불분명해서 마실 수 없는 경우, 무리하게 입에 넣어 잘못 마시게 해서는 안 된다. 곧 의사에게 연락한다. 구급차로 가까운 의료 기관에서 진찰을 받고 포도당의 정맥 주사 등의 처치를 받는다. 가족이 있는 곳에서 발생한다고는 할 수 없기 때문에 당뇨병이라는 사실, 평소 받고 있는 치료, 주치의의 이름과 전화번호, 본인의 주소, 이름, 전화번호 등을 기입한 카드를 항상 가지고 있는 것이 꼭 필요하다.

무자각성의 저혈당 사람이나 그렇지 않더라도 저혈당증을 종종 일으키는 사람은 글루카곤의 주사액을 준비해 두는 것이 좋을 것이다. 글루카곤은 췌장의 A세포에서 나오는 호르몬으로 인슐린과 마찬가지로 내복약으로는 불가능하고 주사가 아니면 효과가 발휘되지 않는다. 글루카곤을 주사하면 간장에 축적되어 있었던 글리코겐이 방출되어 혈당이 상승하기 때문에 5~10분만에 의식이 되돌아 와서 쥬스 등을 마실 수 있는 상태가 된다. 글루카곤은 1밀리그램의 1회분이 분말과 녹인 액체의 원세트로 되어 있기 때문에 인슐린의 주사기를 사용해서 글루카곤의 용액을 만들어 이것을 인슐린과 마찬가지로 피하 주사를 한다. 간단하기 때문에 가족은 방법을 배워 두자. 의식이 되돌아 오면 새삼 저혈당의 원인을 잘 생각하고 주치의에게 보고한다.

Ⓠ 밤중에 저혈당을 일으키는 것이 걱정이다. 자기 전에 보충해도 좋을까?

혈당 컨트롤을 엄격히 실시하려고 하면 할수록 저혈당증을 일으킬 가능성은 커져서 저혈당증은 어떤 의미에서 혈당 컨트롤이 좋다는 증거라고 말할 수 있다.

질문하신 밤중의 저혈당은 대낮과 달리 깨닫기 어려운 것으로 동계나 식은 땀, 악몽 등으로 잠을 깨거나 이상한 코고는 소리로 집식구가 깨닫거나 하는데 '깨달았으니까 다행이지만 깨닫지 못했다면 어떻게 되었을까'라고 공포심을 품는 사람도 적지 않다. 사실 무자각성의 저혈당이기 때문에 아침, 혼수에 빠져 있는 것을 발견하고 구급차로 운반된다고 하는 예도 있다. 또한 밤중에 저혈당을 일으키면 여기에 대항해서 혈당을 올리는 기구가 신체 속에서 작용하기 때문에 이른 아침은 반대로 혈당이 이상하게 상승하여 혈당 컨트롤이 매우 어려워지는 경우도 있다.

밤중에 저혈당을 일으키는 경우 저녁 식사가 너무 가볍다든가 저녁 식사 후의 운동량이 너무 많다든가(예를 들면 목욕탕에서 여느때보다 정성껏 씻었다 등도 계기가 된다) 혹은 저녁 무렵의 인슐린이 너무 많았다든가를 생각할 수 있다. 식사량도 운동량도 변하지 않았는데 밤중의 저혈당이 계속되면 총칼로리는 바꾸지 말고 일부분을 야식으로 돌리는 등 식사의 시간적 배분을 바꾸거나 인슐린의 용량을 조절하거나 해야 한다.

그런데 자각된 것이 정말로 저혈당인지 아닌지 확인하는 것이 선결 문제다. 당뇨병이 오래된 사람에서는 자율신경 장애 때문에 저혈당을 느끼지 못하는 사람도 있지만 현기증이나 이상한 발한을 저혈당으로 착각하는 경우가 없다고는 할 수 없기 때문이다. 저혈당에 대해서는 요당 검사는 무력하기 때문에 입원해서 자신의 혈당 변동 패턴을 알아 두든가, 혈당 자기 측정으로 혈당을 파악하는 일이 꼭 필요해진다.

저혈당을 일으키는 시간대, 식사나 운동의 시각과 양, 자기 측정을 하고 있는 사람에서는 저녁 식사 전, 자기 전, 저혈당 발작시의 혈당치를 주치의에게 보고하고 식사나 인슐린의 지시를 받아 주십시오. 주치의와 상담하지 않고 매일 밤 저혈당 방지라고 해서 자기 멋대로 카스테라나 영양갱 등을 먹어 컨트롤을 흐트러뜨리거나 살이 쪄 버리는 일이 없도록 합시다.

혈당이 매우 불안정하고 또 저혈당을 자각하지 못하는 사람으로 미리 정한 일정한 보식이나 인슐린량의 조절로는 혈당의 컨트롤을 얻을 수 없고 저혈당증을 완전히 방지할 수 없는 경우가 있다. 이와 같은 때는 혈당 자기 측정의 수치에 근거하여 보식을 섭취하는 방법이 이용된다. 예를 들어 자기 전의 혈당치가 100 mg / dl 이하라면 설탕이나 쥬스가 아니라 표1의 식품으로 1단위 보식한다든가 40~50kcal의 극단적으로 낮은 경우는 1단위 보식 후 시간을 두고 다시 한 번 측정하여 필요에 따라서 다시 한 번 보식하는 등의 방법이 이용된다. 이 경우 일상의 식사 요법이나 운동이 규칙적으로 이루어지고 있지 않거나 혈당, 자기 측정이 정확히 이루어지고 있지 않으면 쓸데없이 보식이 늘고 섭취 에너지가 차츰 늘어나 버리는 결과가 될지도 모르기 때문에 이 점에 충분히 주의해서 주치의의 지시를 확실히 지키자.

Ⓠ 발열, 구역질, 설사 등으로 식사를 할 수 없을 때는 어떻게 하면 좋을까? 또한 감기에 걸렸을 때는 시판 감기약을 복용해도 좋을까?

당뇨병의 사람은 올바른 식사 요법·운동 요법·약물 요법을 실시하고 규칙바른 생활을 하고 있으면 건강한 사람과 아무런 다를 바 없는 것은 확실하지만 일상 생활의 여러 가지 변화 중에서 나약함이 드러나는 경우가 있어 역시 자신은 대단한 병을 안고 있다고 절감하게 되어 자신을 잃는 계기가 되는 경우가 흔히 있다. 감기나 설사나 그 밖의 병의 병발도 그 일례이지만 두려워할 필요는 없다. 이때 도움이 되는 것이 평소의 자기관리 방법이다.

다른 병의 병발이라고 하는 스트레스가 첨가되면 당뇨병의 컨트롤은 반드시라고 해도 좋을 만큼 흐트러진다. 그 혼란은 스트레스의 대소에 따라 다르지만 발열을 수반하는 것 같은 때는 상당히 큰 신체적 스트레스라고 말할 수 있다. 혈당은 상승하여 케토아시드시스를 일으키는 경우가 있기 때문에 수분이나 식사는 가능한 한 여느 때와 같이 섭취하고 대사의 이상을 개선하기 위해서 인슐린은 충분히 사용해야 한다. 여기에서 범하기 쉬운 잘못은 식사를 할 수 없다고 해서 저혈당을 두려워하고 인슐린 주사를 중단해 버리거나 극단적으로 줄여버리는 것이다. 평소부터 요당이나 혈당을 정확히 측정하고 있으면 이와 같은 때에는 요당이나 혈당이 올라가 있을 테니까 이런 잘못은 피할 수 있을 것이다. 인슐린량이 불충분하기 때문에 케토아시드시스에 치우쳐서 구역질이 강해지고 적정한 처치가 늦으면 혼수에 빠지는 경우도 있다.

그럼 구체적인 방법을 서술하자. 우선 발열의 경우 요당(혹은 혈당)을 조사하고 가능하면 소변의 케톤체(케토스틱스=인슐린 치료의 사람은 이런 때에 대비해서 평소부터 준비해 두는 편이 좋다)를 조사하고 나서 주치의에게 연락을 취해 지시를 따르는 것이다. 곧 연락을 취할 수 없을 때는 요당이(+)로 혈당이 너무 낮지 않으면 우선 여느때와 같은 인슐린을 맞고 식사가 하기 어려운 경우는 미음, 설탕이 들어간 우유나 홍차, 캔쥬스, 아이스크림 등으로 에너지량과 수분을 충분히 섭취하도록 하고 다음의 인슐린 추가 등의 지시를 주치의에게 받도록 하자. 요당(혹은 혈당), 요케톤의 체크는 매식사 전과 자기 전에 실시하고 필요에 따라서 속효형의 인슐린을 추가해 간다. 구토가 계속되고 있는 경우는 곧 진찰을 받는다.

발열이 없어도 가벼운 감기로 생각하지 말고 몸의 상태가 나쁠 때는 반드시 진찰을 받는다. 평소 식사 요법이나 내복약의 사람도 병을 계기로 급격히 악화하는 경우가 있기 때문에 간단히 약국에서 약을 사먹고 때우는게 아니라 수진해야 한다. 더욱이 주치의에게까지 갈 수 없는 경우는 우선 가까운 의료 기관에 가서 자신이 당뇨병이라는 사실 평소와 같은 치료를 하고 있고, 어느 정도의 혈당치인가 등을 이야기하자.

설사뿐인 경우(특히 당뇨병성 설사 등) 저혈당증이 일어나거나 혈당치가 저하하면 인슐린량을 줄이지만 이것도 주치의의 지시에 따라 따른다.

ⓠ 수술을 해야 한다. 당뇨병이 있으면 수술은 어떻게 되는 걸까?

당뇨병의 사람이 수술을 받는 경우에는 당뇨병이 아닌 사람에게 비해서 다음과 같은 문제점이 있다. 첫째로 마취나 수술 그 자체의 영향으로 인해 당뇨병의 대사 이상이 악화한다. 다음에 수술 전이나 수술 후에 절식해야 하는 기간이 있어 이 동안의 영양 보급과 혈당의 컨트롤에는 주의가 필요하다. 이 정도는 외과 의사가 주의해 줄 것이다. 외과의에게는 자신이 당뇨병이라는 사실을 반드시 알려 두어야 한다. 만일 대사 상태가 나쁜 채 경과하면 수술 부위의 감염증이나 봉합 부전(상처가 잘 아물지 않는 것)을 일으키게 된다. 또한 신장이나 심장에 당뇨병의 합병증이 있으면 수술 후에 급성 신부전이나 심근경색을 일으키는 경우도 있어 수술 후의 회복을 지연시킬 뿐만 아니라 생명이 위험해지는 경우도 있다. 그러나 원칙적으로 당뇨병 환자의 수술은 오늘날의 의학으로서는 대수술이라도 가능하다. 수술 중 뿐만 아니라 수술 전, 수술 후는 합병증에까지 세심한 주의를 기울이는 관리가 필요하다.

가장 중요한 것은 수술 전에 당뇨병의 컨트롤을 정확히 할 수 있느냐 아니냐이다. 수술에는 예를 들면 백내장이나 염증도 통증도 없는 얌전한 담석과 같이 미리 계획해서 편리한 때에 실시할 수 있는 수술과 교통 외상이나 위천공 등과 같이 기다릴 틈이 없는 긴급 수술이 있다. 계획적으로 할 수 있는 수술의 경우는 일찌감치 입원해서 혈당 조정이 안전해지고 나서 수술을 받으면 되지만 긴급 수술에서는 그렇게 되지 않는다. 평소의 컨트롤이 불충분하거나 방치해 두면 좋지 않은 조건하에서 구명을 위한 수술을 해야 하므로 외과의를 애먹일 뿐만 아니라 환자 역시 회복이 늦어지고 입원은 지연되어 좋을 것은 없다.

안과, 이비과, 피부과의 수술은 절식 기간은 극히 **짧고** 수술 그 자체로 인한 신체적 부담도 그다지 크지는 않기 때문에 평소 식사 요법이나 내복약으로 잘 컨트롤되고 있는 환자에서는 당뇨병이 아닌 사람과 거의 다를 바 없다.

외과, 산부인과, 정형외과의 수술에서는 마취나 수술의 영향이 크고 절식 기간도 길어져서 당뇨병의 감시와 대응은 세밀하게 이루어져야 한다. 입으로 음식물을 먹을 수 없는 동안은 포도당의 점적으로 에너지 보급을 한다. 평소 내복약으로 치료하고 있는 사람은 수술에 관련하는 기간은 인슐린으로 바꾼다. 수술 중부터 수술 후는 혈당의 변동이 현저하기 때문에 포도당이나 전해질의 점적을 하면서 시간마다 혈당을 측정하고 그 수치에 따라서 속효형의 인슐린을 이용하여 혈당 조정을 하지만 최근은 인공 췌장을 이용함으로서 수술 후의 혈당 변동이 최소한도로 억제하는 것도 가능해지고 있다.

흔히 수술 후의 환자 중에 빨리 건강해지려고, 빨리 원래의 체중으로 되돌아가려는 생각에 쓸데없이 먹으려고 하는 사람이 있다. 자기 멋대로 많이 먹어도 겨우 안정된 대사의 상태를 휘저을 뿐으로 오히려 당의 이용이 나빠져서 점점 말라 버리는 경우도 있으므로 병원의 당뇨병식만 확실히 먹도록 하자.

◎ 협심증이 있는데 운동 등은 어떻게 하면 좋을까?

당뇨병의 치료는 합병증을 미연에 예방하기 위한 식사 요법, 운동 요법, 약물 요법인데 한 번 합병증이 출현하면 이것을 악화시키지 않기 위한 치료가 큰 비율을 차지하게 된다. 그리고 이것이 그 때까지의 당뇨병 치료와 모순하는 경우도 적지 않다.

운동은 당뇨병 치료의 트로이카의 시작으로, 그 중요성은 54페이지에서 서술한 바와 같지만 식사와 같이 양을 나타내기가 어렵고 한 사람, 한 사람의 생활 속에서 효과의 표현법도 한결같지 않아 아직 불명한 점이 많이 남아 있다. 운동이 당대사의 개선에 좋다는 사실은 알고 있어도 일률적인 실시가 바람직한 것이 아니고 또한 실제로는 적극적으로 실시할 수 없는 상황도 있다. 그 첫째는 대사 이상이 현저할 때이고 제2는 합병증과의 관련으로 대기하는 편이 좋다고 생각되는 경우다. 합병증 때문에 운동을 실시해서는 안 되는 경우 망막증으로 출혈의 위험이 있는 사람과 신증이 신부전기에 들어선 사람이다. 회저나 호흡기계 그 밖의 감염증이 활동성인 경우도 운동은 피해야 한다. 여기에 반해 단순성 망막증이나 신증의 극히 초기, 경도의 고혈압이나 동맥경화성 혈관 합병증이 있는 사람은 주의하면서 운동을 해 나가면 좋은 그룹에 들어간다.

그럼 질문의 협심증인데 일반적으로 비만형으로 동맥경화성의 병변이 경도이고 더구나 증상을 나타내고 있지 않은 경우는 감량과 당대사, 지질 대사의 시정 효과면에서 적당한 운동은 적극적으로 실시하는 편이 좋다고 말할 수 있다. 물론 개시 전에 심혈관계의 작용을 충분히 체크한 후의 일이다.

협심증 발작이 빈발할 때는 운동이나 심신의 스트레스를 피하고 발작을 유발하는 인자를 극력 배제하고 안정해서 니트로글리세린 등을 사용한다. 당뇨병의 운동 요법을 할 필요는 전혀 없다. 식사를 잘 지키도록 하자.

발작이 없을 때에는 각종 약물 치료로 관상동맥을 확장시키고 혈전의 예방약도 이용하여 심근경색의 예방에 노력한다. 그리고 고혈당·고지혈증·비만·고혈압 등 리스크팩터를 어떻게든 없애도록 노력한다. 근년은 운동 요법이 허혈성 심장병의 예방, 리허빌리테이션(rehabilitation) 재발 예방에 적극적으로 받아 들여지고 있다. 심전도, 심초음파, 심근 신티, 관동맥 촬영 등을 적시 실시하고 또한 의사의 지시하에 운동 능력을 조사하여, 그 사람에게 맞는 운동 처방전을 만드는 병원도 있다.

일반적으로는 보행, 조깅, 체조 등 리듬 있는 전신 운동이 좋지만 어느 종류를 어느 정도 하는 것이 좋은지는 주치의 선생에게 살 물어 보자. 선생의 허가 범위에서 하는 것이 중요하고 자각적으로 별로 상태가 좋지 않다고 느껴질 때는 절대 무리를 하지 않는다. 그리고 만일의 경우를 생각해서 이른 아침, 심야 등 아무도 없는 장소나 시간대에는 실시하지 않도록 한다.

운동으로 인해 저혈당을 일으키는 것은 심장에 매우 좋지 않기 때문에 운동을 하는 시각이나 식사 등은 저혈당 예방에 배려한다.

Ⓠ 학교 생활을 보통 아이와 같이 할 수 있을까? 하이킹, 테니스, 수영 등을 해도 좋을까?

어린이에게 있어서 학교 생활은 생활의 대부분을 차지하고 있는 것이기 때문에 그곳에 있어서의 공부, 클럽 활동, 친구와의 교류 등을 쾌적하고 즐겁게 보내주기 바란다. 그러기 위해서는 우선 가정에서 아이를 병이라고 해서 과보호하지 않도록 하고 또 정확하고 올바른 치료를 계속하고 있으면 아무 것도 뒤떨어질 것은 없다고 하는 자신을 본인에게 갖게 하는 것이 필요하다. 특히 사춘기는 건강한 아이라도 어려운 시기이므로 당뇨병이라고 달아나거나 자포 자기하지 않도록 뭔가에 몰두해서 자연스럽게 자립해 나갈 수 있도록 지켜 보는 자세가 필요하다.

최근은 소아 당뇨병은 그렇게 드문 병은 아니지만 세상 일반의 이해는 결코 깊지 않다. 담임, 양호, 체육 선생님에게는 병을 잘 이야기 해 둔다. 특히 통원을 위해서 학교를 지각하거나 결석해야 하는 사실, 식사를 규칙 바르게 먹어야 하는 사실, 운동량이 많을 때에는 저혈당증의 우려가 있는 사실, 그것을 예방하기 위해서 보식의 필요가 있는 사실 경우에 따라서는 학교에서 혈당을 측정 하거나 인슐린을 맞아야 하는 사실 등은 전부 이야기해 둔다. 이것을 숨기거나 게을리했기 때문에 저혈당증으로 큰 소동을 일으키고 이후 어린이가 학교를 싫어하게 되었다고 하는 경우도 있다.

체육 수업 전에는 비스켓류 혹은 캔쥬스나 캐러멜 등의 보충식 을 섭취하게 한다. 또한 운동회나 수영 대회전 등은 여느 때 이상 으로 연습량이 늘어나기 때문에 주의가 필요하다. 저혈당을 두려 워해서 어린이가 운동을 싫어하지 않도록 하자.

학교 급식은 학년에 따라 대개 에너지량이 정해져 있지만 접시 에 담는 나름으로 차이가 생기기 때문에 주의를 요한다. 중학교나 고교가 되면 클럽 활동 후 사서 먹는 친구의 꼬임을 당해서 '그 만'이라고 하는 이야기도 흔히 듣는다. 한창 먹을 때의 식사의 엄수는 정말로 어렵다.

수험 공부 무렵이 되면 운동 부족이 되고 스트레스를 먹는 것으 로 해소해 버리는 경우를 흔히 볼 수 있다. 아무리 공부가 바빠져도 학교 왕복이나 저녁 식사 후의 운동을 정확히 계속하도록 지도한다. 시간이 늦어서 이것을 게을리하면 공부의 능률도 저하하고 오히려 몸 상태를 무너뜨려서 당일 수험할 수 없게 된 예도 있다.

그런데 같은 병을 가진 어린이들과 친구가 되는 것은 병을 가졌으면서 자신과 용기를 가지고 앞으로의 인생을 걸어나가는 원동력이 되기 때문에 서머 캠프에는 한 번 꼭 참가시켜 주자.

등산이나 테니스, 수영의 경우는 운동 개시 전에 비스켓 등을 미리 2단위 정도 보충하고 운동이 계속되는 경우 1시간마다 1단위분 정도의 당질 보급을 한다. 운동 중에 저혈당 증상이 나타나면 곧 보급한다. 혈당 자기 측정을 하고 있으면 운동 전후의 혈당의 변동을 알 수 있기 때문에 그 수치를 기본으로 주치의로부터 보충의 섭취법을 배우면 좋을 것이다.

ⓠ 취직에 즈음해서 직종에 적합, 부적합 등을 생각해야 하는 경우가 있을까?

당뇨병의 사람이 직업을 선택하는 경우에 가장 기본적인 것은 규칙 바른 생활을 할 수 있는 일이 좋다고 하는 사실이다. 출근 시간, 식사 시간이 규칙 바르고 자신의 페이스로 할 수 있는 일이 바람직하지만 좀체로 그렇게 잘 되지 않는 것이 실정이다. 어쨌든 상사나 동료에게 이유를 설명하고 이해시키는 수밖에 없다. 자신의 건강 관리를 최중요점으로 생각하는 것이 중요하고 일 우선의 맹렬 사원으로 식사를 지키기는 커녕 병원의 통원도 게을리할 것 같으면 정년까지 건강하게 지낼 수 있을 리가 없다.

직종으로서 부적당한 것은 많지는 않지만 인슐린 주사를 하고 있는 사람으로 저혈당증 때문에 자신이나 타인에게 사고를 미칠 위험이 있는 일, 예를 들면 높은 곳의 작업, 공공 교통기관의 운전, 조종사 등은 피해야 한다.

적합한 일은 교사, 연구직, 규칙 바른 사무직, 의료 관계의 일(간호사, 검사기사, 영양사 등)로 특히 의료 관계의 일은 주위로부터 이해받기 쉽고 자신의 경험을 살려서 환자의 좋은 상담 상대가 될 수 있다.

어떤 직업에 대해서나 건강 제1로 생각하고 컨트롤이 어려운 상황이나 포스트(예를 들면 야근이 많다, 교제상의 회식이 많다, 통원, 수진을 위한 시간을 낼 수 없다, 출장이 많다)에 있는 경우는 회사의 건강 관리의에게 말씀드리거나 주치의의 의견을 첨부해서 포스트의 변환을 신청하는 편이 좋다. 눈 앞의 승진 등에 구애되지 말고 장기적으로 건강을 유지할 수 있는 방법을 생각해야 한다.

최근 기업에서는 건강 관리에 주력해서 정기적인 건강진단이 이루어지고 있다.

이 중에서 한 가지만 주위해 두기 바라는 점은 당뇨병 진단을 확실히 받고 약을 먹거나 인슐린 주사를 하고 있는 사람에 대해서도 일률적으로 당부하시험을 해 버리는 곳이 있다. 이와 같은 경우는 불필요할 뿐만 아니라 유해하기 때문에 미리 건강 진단 전에는 말하도록 한다.

회사의 건강 관리자와 자신이 진찰받고 있는 의사와의 연휴에 의해 좋은 일을 수행하는 것은 절대 어려운 일이 아니다.

ⓠ 당뇨병이 있는 경우 결혼에는 어떤 것이 문제가 될까? 또한 임신, 출산에 대한 주의는?

당뇨병은 직접 생명을 위협하는 병이 아니고 안정해야 하는 병도 아니고 반드시 유전하는 병도 아니며 올바른 치료를 계속하고 있으면 장기에 걸쳐서 합병증의 발생을 막고 사회 활동도 보통으로 할 수 있기 때문에 당뇨병이라고 해서 결혼을 포기해야 할 이유는 전혀 없다. 오히려 당뇨병이 있다고 하는 사실 때문에 자포자기하거나 살아 갈 목표를 잃고 헛되이 보낸 젊은 사람이 결혼에 이르러서 매우 밝고 생기있게 진지하게 당뇨병에 대처하게 되는 것을 보는 경우가 흔히 있어 정말로 기쁜 일이다. 당뇨병은 유전이 관계가 깊은 사실을 알고 있지만 인슐린 의존형 당뇨병 사람의 아이가 인슐린 의존형 당뇨병이 되는 경우는 실제로 별로 많지는 않다. 그러나 양친 모두 당뇨병이라면 아이가 당뇨병이 될 확률이 높기 때문에 당뇨병 사람의 결혼 상대는 당뇨병이 아닌 쪽이 바람직하다고 말할 수 있다. 당뇨병은 생애에 걸친 병으로 생활의 본연의 자세가 예후를 좌우하기 때문에 배우자의 이해와 협력 없이는 결혼 생활은 성립하지 않는다. 따라서 상대에게는 당뇨병이라는 사실을 절대로 숨겨서는 안 된다. 당뇨병은 평생 관리를 필요로 하는 사실, 장래 합병증이 출현할 가능성이 있는 사실, 그러나 정확히 컨트롤하면 이것을 회피할 수 있고 오래 건강을 유지할 수 있는 사실을 얘기하고 한 번 함께 주치의에게 가서 지금의 상황, 앞으로 일어날 수 있는 일, 임신이나 출산에 있어서의 문제점 등의 설명을 받는 것이 좋을 것이다. 상대의 양친에게도 이해받을 수 있도록 둘이서 성실하고 끈기있게 노력하자.

그럼 임신, 출산인데 세소혈관증이 없고 혈당 컨트롤이 양호하면 정상인과 마찬가지로 출산할 수 있다. 병에 걸린 연수가 길어짐에 따라서 세소혈관증의 합병은 많아져 가기 때문에 가족 계획으로서는 세소혈관증이 출현하기 전에 임신 출산을 끝내 버리는 편이 좋을 것이다. 그 이유는 세소혈관증이 있으면 아이의 경과가 나빠질 뿐만 아니라 모체의 세소혈관증도 악화할 가능성이 있기 때문이다. 세소혈관증이 이미 있는 경우는 임신으로 인해 악화하지 않도록 충분히 대책을 생각해야 한다. 모처럼 아기가 생겼는데 모친이 실명하거나 아이가 국민학생 중에 어머니가 인공 투석을 해야 한다면 어머니도 아이도 불행하다. 일반적으로는 증식성 망막증을 가지고 있거나 신장의 작용이 크레아티닌 클리어던스로 1분간 70ml 이하의 경우 임신 출산은 모체의 보호와 건강한 모친 아래에서 아이의 성장을 바라는 입장에서 피해야 한다. 아이를 희망한 시점에서 지금까지 이상으로 엄격한 혈당 컨트롤에 노력하고 망막증, 신기능의 체크를 받고 '계획 임신'의 방법을 취하도록 하자. 더욱이 무사히 아기가 태어난 후 어머니는 육아의 분주함과 방심으로부터 컨트롤이 흐트러져 버리는 경우가 너무 많기 때문에 마음을 다잡고 앞으로의 컨트롤이야말로 중요하다고 생각하고 분발하도록 하자.

ⓠ 알콜이나 담배는 어느 정도로 하면 좋을까?

당질, 단백질은 1그램 4Kcal, 지방은 1그램 9Kcal의 열량이 있다. 알콜은 이런 당질, 지방, 단백질과는 이질의 것이지만 1그램당

7Kcal의 열량이 있다.

알콜 음료 중에는 당질을 포함하지 않는 위스키·브랜디나 소주(증류주)와 당질을 포함하는 맥주, 와인(발효주)이 있다. 그러나 당질을 포함하느냐 포함하지 않느냐가 문제라고 하는 사고방식은 잘못이고 특히 당뇨병의 사람이 마시면 좋은 술, 나쁜 술이라고 하는 것은 없다.

알콜은 혈액 중의 중성 지방을 늘린다. 중성 지방이 늘어나면 거기에 반비례해서 콜레스테롤이 내려가 동맥경화성 병변을 촉진시키게 된다. 당뇨병은 합병증으로서 동맥경화를 일으키기 쉽게 하는 위험 인자이기 때문에 원칙적으로 금주해야 한다. 또한 알콜은 식욕 증진의 작용이 있기 때문에 무심코 과식하여 당뇨병의 컨트롤을 흐트러뜨리는 원인이 된다.

인슐린 주사나 경구혈당강하제 등을 복용하고 있는 사람은 그런 약제들에 의해 저혈당을 일으키는 경향이 있는데다가 알콜도 또한 과음하면 간장으로부터의 포도당의 신생을 억제하기 때문에 더욱 저혈당을 불러 일으키게 된다. 음주 때문에 의식이 멍해지거나 행동이 이상하다고 생각하면 그것이 저혈당의 시작으로 혼수까지 급속히 진행해 버리는 경우가 있어 생각지도 않은 사고의 원인이 된다. 약물 요법을 받고 있는 사람은 특히 금주해야 한다. 간장이 나쁜 사람은 간질환을 진행시키지 않기 위해서도 알콜은 삼가해야 한다.

알콜은 사회 생활과도 밀접한 관계가 있다. 그래서 혈당이 장기간 양호하게 유지되고 합병증이 없는 사람, 약물 요법을 받고 있지 않는 사람, 체중이 표준 또는 그 이하인 경우, 간·췌장 질환이 없는 사람에게는 1일 2단위의 범위내에서 알콜을 허가하는 경우도 있다. 물론 마시기 시작하여 정해진 양으로 중단할 수 있는 사람에게 한한다.

본래 알콜이라고 하는 것은 스트레스를 제거하는 정도로 이용해야 하고 일 때문에 술이 필요하다고 하는 것은 좀 이상하다. 하물며 몸에 해가 되는 경우는 적극적으로 금주해야 한다.

담배에 대해서는 연기이기 때문에 칼로리는 없다. 그러나 담배는 폐암을 일으키기 쉽다고 하고 심근경색 등 동맥경화성 병변의 발생률을 매우 높이는 위험 인자다. 당뇨병은 혈관 장애를 일으키는 병이고 최근 심질환은 뇌혈관 장애를 앞질러서 급격히 늘어나고 있다. 또한 담배는 다리 혈관의 동맥경화도 촉진하고 탈저(脫疽)를 불러 일으킨다. 당뇨병의 사람은 꼭 금연해야 한다.

금연하면 살이 찐다고 해서 좀체로 담배를 끊지 않는 사람이 있는데 금연하면 살이 찌는 것은 식사가 맛있어져서 그만 과식하기 때문이다. 또한 담배를 피우지 않는 허전함 때문에 그만 사탕을 핥거나 하기 때문이다.

ⓠ 안저 출혈을 반복하고 있다. 일상 어떤 점에 주의하면 좋을까?

당뇨병을 조기에 발견해서 혈당 컨트롤을 정확히 하고 있으면 예방할 수 있는 실명이나 생활에 지장을 초래하는 고도의 시력 장애에 이르는 예가 적지 않은 것은 당뇨병성 망막증의 진행이 느리고 처음에는 자각 증상이 전혀 없는데다가 지금 현재 혈당이 나빠도 망막증은 반드시 진행하지 않는 등 방심해 버리기 쉬운 요소가 지나치게 많기 때문일 것이다. 망막증은 과거 수년 간의 혈당 컨트롤의 총결산으로서 나타나는 증상이고 또한 지금의 혈당 상태가 실제로 망막증으로서 되돌아 오는 것은 수년 이후다. 89페이지에서 서술했듯이 망막증을 자각 증상으로서 알게 되는 것은 비교적 큰 안저 출혈이 일어나는 증식성 망막증이 되고 나서의 일이다. 이 시기가 되어 버리면 망막증은 혈당 컨트롤과는 떨어져서 '홀로 걷기'를 시작하여 이미 혈당 컨트롤만으로는 아무래도 그 진행을 막을 수 없다. 이렇게 되어 버린 환자의 대부분은 당뇨병의 발견이 늦었다든가 진단을 받고도 올바른 치료를 하지 않았다든가 혹은 자각 증상이 없기 때문에 안심하고 치료를 중단해 버린 사람들이다. 5년만에 10년만에 병원에 되찾아 오는 환자의 대부분은 '최근 갑자기 눈이 보이지 않아서'라든가 '시야 위쪽에 검은 것이 씌워 보여서'라고 하는 호소로 안저에는 반드시라고 해도 좋을 만큼 신생 혈관과 그곳으로부터의 출혈을 볼 수 있다. 느닷없이 이와 같이 일이 일어나는 것이 아니고 몇 년간인가 사이에 증식성 망막증까지 진행해 버린 탓으로 정기적인 안저 검사가 얼마나 중요한지 아셨으리라고 생각한다.

그런데 출혈하기 쉬운 상태가 되면 물건을 들어 올린다든가 골프의 퍼트 순간이라든가 웅크리고 제초를 하는 등 사소한 일로 유발되기 때문에 운동 요법은 중지하고 고개를 숙이고 힘을 주는 등의 동작을 하지 않도록 유의해야 한다. 출혈하기 쉬운 상태인지, 어느 정도의 안정도가 좋은지 등은 안과 의사에게 잘 물어보자. 과로도 좋지 않다. 또한 임신은 망막증을 악화시키기 때문에 이와 같은 상태에서는 임신은 피해야 한다.

저혈당이 안저 출혈의 방아쇠가 된다고 하는 생각이 있다. 확실히 저혈당증은 전신적 스트레스로 망막의 산소 공급이나 안압에 영향해서 출혈로 이어지는 경우는 충분히 생각할 수 있지만 저혈당을 두려워해서 혈당을 높은 듯이 해 두는 것은 망막증 악화의 원인이 되기 때문에 좋은 것은 아니다. 급격히 저혈당을 일으키지 않도록 하고 저혈당증을 일으키면 빨리 대처하도록 하고 혈당은 정확히 컨트롤한다. 고혈압도 망막증을 악화시키므로 치료한다. 혈당, 혈압, 안과는 서로 관련하기 때문에 하나의 의료 기관에서 진찰받는 것이 중요하다.

출혈을 반복하게 되면 과로를 피하고 심신의 안정을 유지하여 급격히 저혈당을 일으키지 않도록 주의하면서 혈당치를 가능한 한 평저화하고 혈압도 정상범위로 유지하도록 한다.

ⓠ 신증(腎症)이 진행하면 식사나 운동은 어떻게 할까?

당뇨병의 발증 조기부터 쭉 엄격히 대사를 컨트롤하고 있던 환자에서는 단백뇨의 출현이나 신증은 진행을 억제할 수 있다. 그러나 불행하게도 신증이 출현해 버렸을 경우에는 신장 작용의 저하로 인한 질소 대사의 이상과 신체의 소모를 막기 위해서 그때까지의 당뇨병 중심의 치료에서 신장 중심으로 더구나 당대사도 악화시키지 않는 치료로 바꾸어 실시해야 한다.

우선 운동은 지속성 단백뇨 출현의 무렵부터 심한 것은 피하도록 한다. 신장 기능의 저하에 따라서 예를 들어 정상의 50% 이하가 되면 운동량은 건강인의 50% 구체적으로는 스포츠와 육체노동의 금지, 통근은 러시를 피하고 잔업은 하지 않고, 정상의 30% 이하가 되면 운동량도 30%로 근무는 반나절, 일상의 가사는 거의 좋다고 하는 식으로 하지만 부종이나 고혈압이 나타나면 안정을 유지하도록 한다.

다음에 식사인데 만성 신염양증후기(94페이지 참조)까지는 종래와 같다. 네프로제기에 들어서면 1일 10g 이상의 단백질이 요중으로 상실되기 때문에 식사 중의 단백질을 늘린다(표준 체중 1kg당 1.25g 플러스 요중으로 상실된 분). 부종이나 고혈압이 있을 때는 식염을 1일 5~8g으로 제한한다. 마침내 얼마 안 있어 신부전기로 접어든다. 이 시기는 몸의 노폐물의 배설이 곤란해지기 때문에 식사의 단백질량을 제한(표준 체중 1Kg 당 0.5~0.8g)하고 내용도 달걀, 고기, 생선 등 양질의 동물성으로 하고 또한 필수 아미노산의 약을 병용한다. 그리고 더욱 저단백식의 효과를 올려서 체내의 단백질의 붕괴를 피할 목적으로 표준 체중 1Kg 당 35~40Kcal의 고에너지식으로 하고 영양소의 배분은 지방 55%, 당질 35%, 단백질 10%를 지향하도록 한다. 또한 혈액 중의 칼륨이 상승하지 않도록 야채나 과일은 삶아서 먹도록 하고 식염은 부종이나 고혈압의 정도에 따라서 3~8g으로 한다. 이상과 같은 식사에서는 당연히 혈당이 상승하기 때문에 인슐린량을 조절한다.

그런데 신증은 지속성 단백뇨 출현에서 신부전으로 진행하는 것이 2~3년으로 상당히 빠르기 때문에 거기에 대응하는 식사의 변화는 매우 눈이 아찔하다. 단백질을 넉넉히 섭취하도록 지도받고 겨우 익숙해지면 이번에는 한층 억제해야 한다. 장년 꿈까지 꾸고 먹고 싶어했던 과일, 시럽, 조림 등을 자꾸 자꾸 먹으라고 하니까 당혹하고 이상하게 생각하는 환자가 적지 않다.

너무 달거나 기름져서 먹기 어려운 음식, 신부전 특유의 식욕 부진이 거들어서 이와 같은 식사가 올바르게 실시되기는 상당히 어렵지만 이 식사를 지킴으로서 투석 개시의 시기를 늦출 수 있기 때문에 어떻게든 조리법을 연구해서 지시대로 먹을 수 있도록 하자.

투석 개시 후의 식사는 단백질의 양이 표준 체중 1kg 당 1.2～1.5g으로 끌어 올릴 수 있다. 수분, 염분의 제한이 있고 칼로리는 역시 고에너지로 한다.

ⓠ 인슐린을 시작해서 혈당이 좋아지자 마비가 심해졌다. 인슐린이 맞지 않는 것일까?

당뇨병성 신경장애의 발증은 당뇨병이 길어지고 나서 나타난다고는 할 수 없다. 발증과 동시에 나타나는 것도 있지만 당부하(糖負荷)시험이 당뇨병형이 되기 전부터 있는 경우도 있고 또한 혈당 조정이 양호해지고 나서 증상이 강해지는 경우도 있는 등 그 출현이나 증상의 경중이 다양한 것은 증상을 불러 일으키는 원인이 단일하지 않은 점에 기인하고 있다. 대충 말하자면 신경 세포를 둘러 싼 환경의 포도당 농도나 전해질이나 삼투압에 큰 급격한 변화가 생기기 때문에 증상이 나타나는 것과 고혈당이 오래 계속되었기 때문에 신경 세포나 선유 속에서 대사의 이상이 일어나 세포나 조직이 변성해 버렸기 때문에 나타나는 것이 있으며 일반적으로 전자에서는 대사의 개선과 함께 증상은 경감한다.

그런데 질문과 같이 인슐린 치료를 개시하며 혈당이 좋아지고 나서 마비나 통증이 나타나거나 전부터 있는 증상이 오히려 강해지는 경우는 종종 있다. 환자는 지금 받고 있는 치료가 잘못된 것이 아닐까하고 의심스럽게 생각할지도 모르지만 이것은 치료법이 좋지 않은 것이 아니다. 그럼 어째서인가 하면 지금까지 신경 세포는 혈당이 높은 곳에 놓여져 있어 그 상태에 익숙해져 있었던 것이다. 그 상황의 곳에 인슐린을 사용하여 당의 이용이 유연해지고 혈당이 급속히 개선되면 세포를 둘러 싼 환경은 갑자기 변화해서 세포가 깜짝 놀라 증상이 강해지는 것이다. 혈당치가 좋은 상태가 계속되면 세포는 이윽고 새로운 환경에 익숙해져서 침착을 회복하고 증상은 경감한다. 따라서 절대 인슐린 주사가 나쁜 것도 혈당을 내리는 것이 잘못된 것도 아니라 다만 과도기의 증상이다. 만일 신경 세포가 장기간 고혈당에 노출된 채로 되어 있으면 이윽고 앞서 서술한 것 같은 세포의 변성으로 인한 매우 치료되기 어려운 증상이 나타나기 때문에 일시적인 증상 악화에 기가 꺾여서 쓸데없이 혈당조정을 늦추는 일 없이 '이 증상은 반드시 좋아진다'고 하는 확신을 가지고 혈당의 정상 회복에 노력을 계속해 가자. 더욱이 혈당이 올라갔다 내려갔다 대폭으로 변동하는 것이 좋지 않기 때문에 경우에 따라서는 인슐린을 1일 2~3회 맞는 것도 필요하다.

혈당치를 좋게 하기 위해서는 격통이 아니면 운동도 하는 편이 좋을 것이다. 이것은 환자 자신이 우선 가벼운 산책 등 해 보고 증상이 악화하지 않으면 속행하고 조금씩 시간이나 강도를 늘려 나가는 것이 좋을 것이다.

그런데 혈당 개선의 노력의 한편 통증이나 마비의 대증 요법을 실시해 나간다. 간단한 방법으로서는 온욕이나 맛사지를 시험해 본다. 알콜은 절대로 안 된다. 진통제는 마약이나 습관성이 있는 것은 사용해서는 안 된다. 일반적인 진통제 외 항경련제도 효과가 있다. 통증으로 인한 불면이나 정신적 스트레스가 점점 증상을 강하게 느끼게 하기 때문에 안정제, 수면제, 항울제도 사용하는 경우가 있다. 어쨌든 치료 개시 수일 후에 발증한 통증이나 마비는 반드시 좋아지기 때문에 당황하는 일 없이 희망을 가지고 혈당 개선에 노력하자.

ⓠ 당뇨병에 간질환이 합병됐을 경우 치료는 어떻게 변할까?

당뇨병에 합병하는 만성 간질환으로서 일상 흔히 볼 수 있는 것은 지방간이 가장 많고 이어서 간경변증, 만성간염, 담석증에 속발하는 폐색성 황달 특수한 질환으로서 간장이나 췌장에 헤모디델린(철의 화합물)이 침착하는 헤모디데로이디스 등이다.

또한 간경변증을 기초로 해서 당뇨병이 2차적으로 발생하는 경우가 있다. 이 경우는 인슐린은 충분히 분비되고 있지만 간에 있어서의 효소계가 장애를 받기 때문에 결과적으로 인슐린 부족과 같은 상태가 된다.

어느쪽의 병이 선행하느냐는 병태상에서 매우 중요하지만 치료로서는 거의 다를 바 없다.

◈ 당뇨병에 합병하는 지방간

지방간은 현미경으로 보면 간세포 속에 크고 작은 여러 가지의 지방적을 볼 수 있고 또한 세포의 핵은 희고 뚫려서 공포화해 있다. 이와 같은 지방간은 인슐린 의존형 보다도 인슐린 비의존형에 많고 혈당의 컨트롤이 나쁜 경우는 약 50%에서 볼 수 있다. 당뇨병이 컨트롤되면 지방간은 경감하지만 비만하거나 알콜을 많이 마시면 증가한다.

알콜 섭취 그 자체만으로도 고지방혈증을 초래한다. 근년 알콜 소비량이 늘고 알콜성 간장애 환자가 증가하고 있지만 당뇨병이라고 하는 대사 이상이 있고 알콜의 섭취로 중대한 간기 장애를 불러 일으킨다.

◆ 당뇨병에 합병하는 간경변증

지방간이 오래 계속되면 지방성 간경변증을 일으키기 쉬워진다. 또한 간염 발병 후에 진전하는 회사 후성간경변도 있다. 당뇨병은 컨트롤이 나쁘면 감염에 약한 병이기 때문에 '감기'라고 생각하고 있으면 자신도 모르는 사이에 바이러스성 간염에 이환해 있는 경우도 생각할 수 있다. 간경변으로 진전하는 요인으로서 장기 다량의 알콜 섭취가 있음은 말할 필요도 없다.

◆ 당뇨병에 합병하는 만성 간염

B형 간염 바이러스의 항원양성률은 당뇨병 환자의 경우 약간 높다고 한다. 또한 간염 이환 후 올바르게 치료하지 않으면 치료되기 어렵다고 한다.

간염 발병의 원인으로서 약제성 간염도 무시할 수 없다. 경구혈당강하제는 물론 그 밖의 약제 투여는 의사의 관리하에 이루어져야 한다.

◆ 간질환이 합병됐을 때의 당뇨병의 치료

식사 요법은 간질환을 합병해도 원칙적으로 변하지 않는다. 흔히 간장이 나쁘니까 고칼로리, 고단백질이라고 생각하고 있는 사람이 많지만 당질의 이용이 좋지 않은 곳에 고칼로리를 투입하면 오히려 간에 지방 침착을 초래하는 등 부담이 된다. 염분은 조심스럽게 1일 약 7~10 그램으로 한다.

운동 요법은 지방간의 경우 적극적으로 실시한다. 만성간염,

간경변은 식후 1시간의 안정을 취하는 것이 중요하고 운동량은 간질환의 정도에 따라 다르기 때문에 의사와 상담한다.

약물 요법은 간질환이 진행했을 경우 경구혈당강하약을 인슐린으로 바꾼다.

ⓠ 당뇨병이 있으면 암에 걸리기 쉬울까? 그렇지 않으면 걸리기 어려울까?

오늘날 우리들이 건강에 대해서 가장 위협을 느끼고 있는 것은 아마도 암일 것이다. 조기 발견, 조기 치료, 치료 기술의 진보에 따라 '불치의 병', '죽음의 선고'는 아니게 되었지만 사인의 제1위를 차지하고 있는 치명률이 높은 무서운 병이라는 사실은 아시는 바와 같다. 암에 걸릴 가능성은 당뇨병의 사람도 당뇨병이 아닌 사람도 특별한 차이는 없고 당뇨병이 있다고 암에 걸리기 쉬운 것도 반대로 걸리기 어려운 것도 아니다. 단, 당뇨병의 치료나 관리가 향상하고 당뇨병의 사람이 오래 살 수 있게 되었기 때문에 암에 걸리는 당뇨병의 사람이 옛날보다 많아지고 있는 것은 사실이다. 근년의 당뇨병 사람의 사인을 보면 혈관 장애에 이어서 악성 종양이 제2위를 차지하고 있으며 무려 약 30%의 환자는 악성 종양으로 사망하고(64페이지 참조) 더구나 암에 의한 사망은 해마다 증가하고 있다.

당뇨병 사람의 암이 일반인과 비교해서 두드러지게 다른 점은 없다. 당뇨병 사람의 암사는 높기 때문에 간, 담도암, 폐암, 위암, 대장암의 순으로 일반인에 비해 위암이 적고 폐암이 많은 점 간, 담도 및 췌장암이 많은 점 등이 약간 특징적이라고 말할 수 있다. 위암이 적은 것은 식사 요법에 의해 위에 대한 부담이 적은 것이 이유의 하나일지도 모른다. 또한 간, 당도계가 비교적 많은 것은 당뇨병의 사람 중에 담석을 가지고 있는 사람이 많은 사실이 관계가 있을 지도 모른다. 대장암, 폐암의 상승 경향은 일반인에게 있어서의 동향과 일치한다.

그런데 당뇨병과의 관계에서 주의해야 하는 것에 췌장암이 있다. 췌장암은 상당히 발견되기 어려운 암이지만 최초에 나타나는 증상이 '당뇨병'인 경우가 있다. 이 경우 암에 의해 췌장이 침해당했기 때문에 당뇨병이 나타나는 것으로 30페이지의 당뇨병의 분류에 의하면 '그 밖의 당뇨병'에 포함된다. 따라서 당뇨병의 유전 관계가 없고 중년이 되고 나서 당뇨병이 출현한 것 같은 경우 상복부나 등부에 불쾌감이나 통증이 있거나 심한 체중 감소가 있을 때는 주치의 선생에게 잘 이야기한다. 한편 장년 당뇨병이 있는 사람이 췌장암을 병발하면(다른 장기의 암에서도 마찬가지지만) 혈당 컨트롤이 이유도 없이 서서히 악화 일로를 걷는 경우가 있다. 식사나 운동을 정확히 지키고 감염증 등의 합병이 없는데 컨트롤이 악화할 때, 주치의 선생은 여러 가지 검사를 진행해 갈 것이다. 꺼리지 말고 두려워하지 말고 검사를 받도록 하자.

그런데 암은 당뇨병의 사람이라고 해서 피해 지나가 주지 않고 현단계에서는 암에 대한 충분한 스크리링 테스트법이 있기 때문에 자신은 당뇨병으로 시종 병원에 통원하고 있으니까 안심이라고 생각하지 말고 위암이나 자궁암의 검진은 주치의 선생과 상담해서 적극적으로 받고 또한 완고한 기침이 계속되는 경우, 복부에 불쾌한 증상이 있는 경우, 변통에 이상이 있는 경우, 쭉 안정해 있던 체중이 급속히 줄어드는 경우 등은 주치의 선생에게 잘 이야기하는 것이 중요하다.

Ⓠ 식사를 열심히 줄이고 있지만 좀체로 체중이 줄어들지 않는다. 혈당치는 내려갔지만 이대로 괜찮을까?

비만은 당뇨병에 있어서 매우 중요한 관계를 가지고 있다. 비만해 있으면 인슐린의 작용이 나쁘기 때문에 그것을 보충하기 위해 췌장으로부터 과잉한 인슐린이 분비된다. 그러면 당분은 자꾸자꾸 지방으로 변해서 축적되어 피하 지방이 늘고 공복감도 발생하기 때문에 또 과식을 하게 된다. 이래서는 악순환이다. 그래도 충분한 인슐린이 분비되고 있는 동안은 혈당치는 그다지 높지 않지만 동맥경화를 진전시키는 것같은 지질성분이 늘어나 버린다. 비만은 동맥경화를 촉진시키는 위험 인자다.

비만해 있으면 혈압도 높아진다. 그것은 피하 지방이 늘어나면 그 속을 모세혈관이 뻗어 나간다. 증대해 있는 혈관상에 혈액을 보내기 위해서는 심장은 혈압을 올려서 대응하는 수밖에 없다. 그 때문에 중년 이후의 비만자 중에 고혈압을 합병하는 사람이 많다. 체중이 감소하면 그만큼 혈압이 내려가서 지금까지 필요로 하고 있었던 강압제가 필요없어지는 경우가 흔히 있다.

체중 오버는 무릎관절이나 족관절에 부담을 줄 뿐만 아니라 요추나 목, 어깨 골격에까지 영향한다. 그 때문에 변형성 관절증을 초래하거나 운동부족의 상태를 초래한다. 비만해 있는 사람의 간장은 지방간의 경우가 많아 간기능 이상을 볼 수 있다.

이와 같이 비만이 신체에 주는 영향은 매우 다방면에 걸쳐 있다.

당뇨병 환자가 처음 병원을 찾았을 때에 70% 전후로 비만을 볼 수 있다. 체중 조절이 당뇨병의 컨트롤 뿐만 아니라 동맥경화의 예방이나 혈압의 조절 등에 직접 관계하기 때문에 혈당치가 양호해졌다고 해도 체중의 컨트롤을 할 수 없으면 당뇨병이 좋은 상태에 있다고는 말할 수 없다. 감량법으로서는 식사 요법과 운동 요법을 오래 계속하는 것이 제일이다. '식사 요법을 하고 있는데 살이 빠지지 않는다'고 하는 사람은 살을 뺄 작정으로 먹고 있는 양이 절대적으로 많다든가 평소 감량하고 있어도 '가끔씩이니까' 라든가 '오늘은 특별한 날이니까'라고 해서 모처럼 감량한 분을 1회의 식사로 회복해 버리고 있는 것이 아닐까? 또한 치료를 시작한 당초만은 당뇨병이라고 하는 쇼크 때문에 극단적인 열심함으로 때로는 지시 칼로리 이하의 강식을 하는 사람이 있지만 이것은 절대로 오래 계속되는게 아니라 일정 기간이 지나면 치료 전의 식사 섭취법, 체중으로 되돌아가 버린다. 치료는 평생 계속하는 것이기 때문에 일정하게 항상 같은 상태로 실시해야 한다.

체중 감소는 당뇨병의 상태가 매우 나쁠 때에도 일어난다. 그 때문에 '살이 빠지면 좋지 않다'고 믿고, 마르는 것을 극단적으로 두려워하는 사람이 있는데 이것은 잘못이다. 악화한 당뇨병에 의한 체중 감소는 대사 이상으로 인해 피하 지방이나 근육의 단백질이 분해되기 때문에 갈증, 다뇨(多尿), 다음(多飮) 등의 증상을 수반하고 아무리 먹어도 마른다.

당뇨병의 예방과 치료

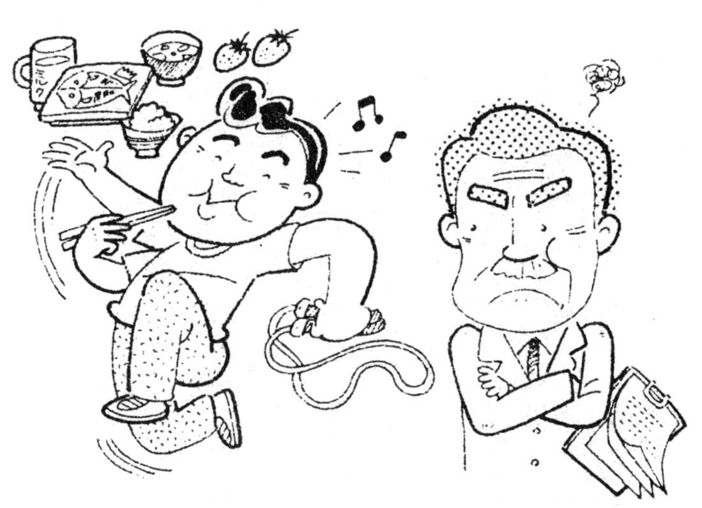

소변에 당이 나오면

소변에 당이 나오는 것은 어떤 경우일까

소변에 당이 나왔다고 하는 사실은 당뇨병 조기 발견의 단서가 된다고 하는 것으로 매우 중요한 증상이다.

'집단 검진에서 소변에 당이 나왔다고 하는 말을 들었지만 자각 증상이 아무 것도 없기 때문에 내버려 두었다. 그 다음에 검사를 했을 때는 소변에 당이 나오지 않았다'고 하는 이야기를 자주 듣지만 당뇨병에 걸려 있어도 가벼운 동안은 배가 고플 때는 소변에 당이 나오지 않는다. 밥, 빵, 우동, 감자, 과자라든가 하는 당질이 많이 먹었을 때에 소변에 당이 나온다. 이것이 당뇨병의 가벼운 경우의 특징인 것이다. 당뇨병은 아니지만 단 것을 너무 먹었기 때문에 소변에 당이 나온 것이라고 생각하는 것은 잘못이다. 정상의 경우 아무리 단 것을 먹어도 소변에 당은 나오지 않는다. 더구나 식후만 요당이 나오는 정도의 당뇨병이라도 오랫 동안 방치해 두면 합병증이 나타나는 경우가 있다.

집단 검진이라고 해도 연령층에 따른 차이가 있어 어린이의 경우는 당뇨병이 아니더라도 소변에 당이 나오는 빈도가 높지만 40세 이상이 되면 소변에 당이 나온다고 하는 사실은 일반적으로 혈당이 높은 것을 의미하고 있다고 생각할 필요가 있다.

혈당이라고 하는 것은 혈액 중의 포도당이지만 그것이 보통은 0.1%, 바꿔 말하면 100mg / ml, 보통으로 그 때에는 소변에 당이 나오지 않는다. 따라서 공복시에는 나오지 않는다. 정상인은 당질

[검뇨(檢尿) 받는 법]

• 신체의 상태는 쾌적에서도 당뇨병이 있느냐 없느냐의 검사＝어쨌든 검뇨

• 검뇨의 시각은 언제가 좋은가＝식후 2시간

을 아무리 먹어도 160 이상으로는 올라가지 않는다. 그것이 당뇨병일 때에는 손쉽게 200이라든가 260으로 올라가는 것이다.

소변에 당이 나오는 문턱이 일반적으로는 170 정도이기 때문에 당질을 많이 섭취하면 식후 2시간 정도 후 소변이 나온다 — 고 하는 것은 혈당이 문제가 되는 170쯤부터 위로 올라갔다고 하는 증거가 될 가능성이 있다.

집단 검진에서 소변에 당이 나왔다 혹은 주치의의 진찰에서 소변에 당이 나왔다, 혹은 스스로 소변 검사를 해 보고 양성이 되었다고 할 때는 당뇨병의 가능성이 있다고 하는 것이다. 이것이 매우 중요하다. 검뇨는 당뇨병 진단의 실마리라고 하는 것이다.

검뇨 때 어떤 주의가 필요할까

소변에 당이 이전은 나왔지만 그 다음 조사해 본 결과 이제

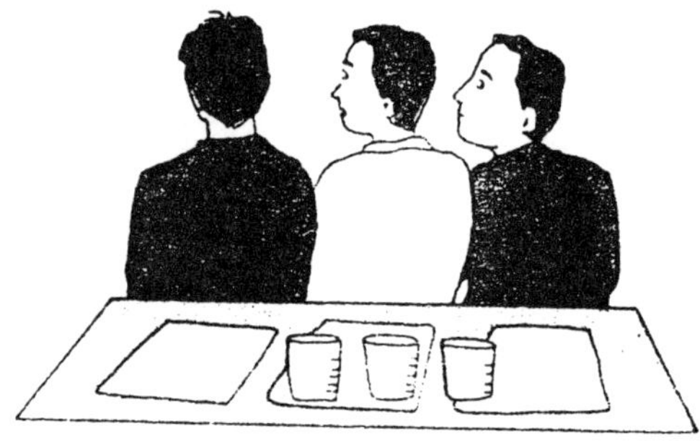

• 검뇨는 당뇨병 발견의 단서

나오지 않았다. 따라서 당뇨병이 아니다 라고 할 수는 없다. 어떤 상황에서 검뇨를 실시했느냐가 문제다.

중년 이후에 요당이 발견되면 당뇨병의 가능성은 상당히 있다. 바꿔 말해서 공복시에 검뇨를 하면 가벼운 당뇨병을 간과해 버린다고 하는 얘기다.

흔히 환자는 이런 말을 한다. '그때에 잔뜩 단 것을 먹고 갔기 때문에 나오는 것은 당연한 일로 이 다음은 먹지 않고 가자'라고 하면 나오지 않는 것이다. 역시 당뇨병이 아니었다고 말씀하시지만 이것은 잘못이다. 검뇨 방법으로서는 식사와의 관계 특히 소변에 당이 나오기 쉽다 — 바꿔 말하자면 혈당이 올라가기 쉬운 음식물을 먹은 후의 검뇨가 아니면 안 된다. 야채와 기름만을 먹고 가면 나오지 않는다. 두부만 먹고 가도 나오지 않는다. 적극적으로 당뇨병을 발견하려는 생각이라면 당질 즉 빵이라든가 쌀밥, 우동, 감자, 설탕, 과일 등을 많이 먹고 가지 않으면 당뇨병 발견이 늦어진다.

소변에 당이 나왔다고 하는 얘기를 듣고 다시 한 번 조사하려는 생각으로 먹지 않고 갔더니 나오지 않았다. 이것으로 안심해 버리는 경우가 많다. 나중에 이야기하겠지만 당뇨병 환자의 혈당도 요당도 항상 크게 변화하고 있는 것이다.

이것에 대해 정상자의 혈당은 식사를 해도 놀랄만큼 일정하게 유지되고 있다. 당뇨병을 발견하기 위해서는 이 변하기 쉬운 혈당을 이용해서 당질을 많이 먹어 요당을 발견한다고 하는 방법이 채용된다.

단, 매우 새로운 집단 검진의 방법으로서 공복시의 채혈로 혈당 뿐만 아니라 글리코 헤모글로빈이라고 하는 것을 함께 측정함으로서 당뇨병을 발견하는 방법을 사용하고 있는 곳이 있다. 프룩토 사민의 측정을 글리코 헤모글로빈의 측정과 마찬가지로 이용하자고 하는 이야기도 있다.

소변에 당이 나오면 당뇨병일까

그럼 소변에 당이 나오면 어떻게 하느냐라고 하는 문제인데 소변에 당이 나왔다고 하는 사실만으로는 갑자기 당뇨병이라고 말할 수는 없는 것이 보통이다. 그런 때는 목이 마르고 밤중에도 몇 번이나 일어나서 용변을 보러 간다. 체중이 자꾸 자꾸 줄어든다고 하는 당뇨병으로서의 전형적인 증상이 있으면 소변에 당이 나온 사실만으로 당뇨병이라고 하는 진단을 할 수 있다.

일반적으로 집단 검진 등에서는 아무런 증상이 없는데 소변에 당이 나온다. 그 때는 혈당 검사라고 하는 것을 한다. 당뇨병 진단법이라고 하는 방법으로 또한 그 때에 이야기하겠지만 소변에 당이 나왔다고 하는 사실만으로 놀라지 말고 정말로 당뇨병이 있는지 어떤지 지금 발견의 실마리에 왔다고 생각하자.

당뇨병이라고 하는 진단은 아직 내려지지 않았기 때문에 다음 검사를 반드시 받도록 한다. 소변에 당이 나오면 정밀 검사를

소변에 당이 나왔을 경우

- 목이 마르고, 소변이 많다. 마르는 등의 증상이 있으면 곧 혈청을 그 자리에서 1회 검사받는다. 식전이나 식후나 언제라도 상관없다.
- 증상이 전혀 없다 — 당뇨병이라고 단언할 수 없지만 당뇨병의 가능성이 충분히 있다. 다음에 어떤 정밀 검사를 실시할지 반드시 의사의 지시를 지키자.

받아 주십시오 라는 말을 듣지만 자각 증상이 없기 때문에 받지 않는 분이 많다.

그 외 소변에 당이 나왔기 때문에 검사를 받으라는 주의를 받아도 혈당 검사를 받고 당뇨병 진단을 받으면 싫으니까 그 이상의 검사를 받지 않겠다고 버티는 사람도 있다. 그것이 두려운 것이다.

어째서 정밀 검사를 받지 않느냐 하면 설마 자신이 당뇨병일리는 없다고 하는 사실에 쇼크를 느껴 버리고 있거나 진단이 확실하면 식사 요법이 싫으니까 1년 뒤로 미루려고 하는 결과로 이어진다. 진단받는 것은 싫으니까라든가, 진단을 받으면 상당한 치료를 받아야 한다고 하는 사실에 놀라움과 성가심이 앞서서 진단을 늦춰 버린다고 하는 경우가 있다.

이것은 과학적이 아니지만 소변에 당이 나온다고 하는 사실은 아직 식사 요법 등으로 곧 치료되어 버릴 만큼 가벼운 당뇨병이 초기를 암시해 주는 것은 아닐까? 그렇다면 빨리 진단을 해서 치료해 버리려는 생각을 가져 주시기 바란다.

당뇨병이 아니더라도 소변에 당이 나오는 경우가 있다. 혈당치 170mg / ㎖를 소변에 당이 나오는 문턱이라고 하지만 이 문턱이 매우 낮은 사람이 있다. 혈당이 100 정도라도 요당이 나오는 사람이 있다. 이와같이 당뇨병은 전혀 없고 요당이 무턱대고 나올 경우에는 가족성의 경우가 많고 집안 사람이 모두 당뇨병이 아닌데 소변에 당이 나온다고 하는 경우가 있다. 이것은 병이 아니다. 또한 평소의 스트레스로도 나오는 경우가 있다. 예를 들어 학생에게 구두 시험으로 매우 엄격한 졸업 시험을 보거나 하면 학생의 15% 정도 소변에 당이 나오는 경우가 있었다. 입사 시험

등에서도 나온다. 젊으면 젊을수록 나온다. 젊다고 하는 것은 혈당이 낮아도 소변에 당이 나오기 쉽다고 하는 경우도 말할 수 있다.

위 수술을 받은 적이 있는 사람은 그 후 식후에 검뇨에서 당이 나온다. 위의 기능이란 음식물을 위주머니에 모아 두고 조금씩 장으로 내보내는 것인데 위주머니를 수술한 후는 먹으면 곧 흡수하는 장으로 가 버리기 때문에 식후 갑자기 혈당이 올라가서 소변에 당이 나온다. 혈당의 움직임을 보면 이 사람은 위주머니를 제거한 사람이구나라고 하는 사실을 알 수 있다. 혈당이 먹은 후 갑자기 이상하게 높이 올라갔다가 곧 내려간다. 그 올라갔을 때에 당이 나온다. 그런 이유로 당뇨병 이외에도 소변에 당이 나온다. 이 사실을 의사는 잘 알고 있기 때문에 자세히 보고 있으면 당연히 잘 알 수 있다.

당뇨병 이외에도 소변에 당이 나온다고 하면 나는 당뇨병 이외임에 틀림없다고 생각되어도 곤란하지만 이것은 자신의 판단으로

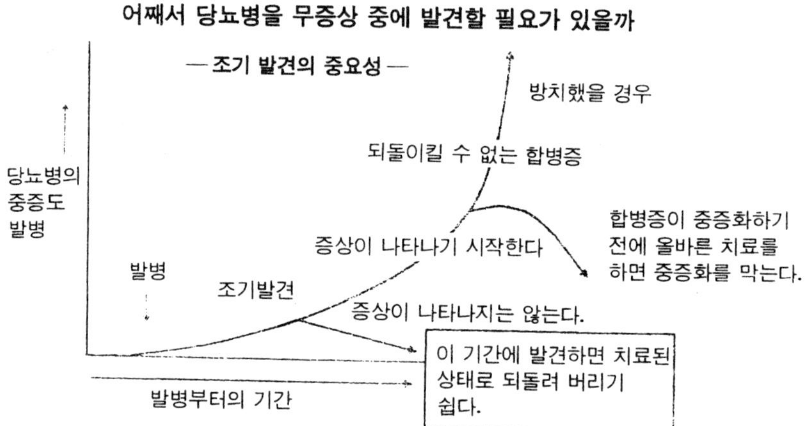

결정해 버릴 게 아니라 의사의 진단을 받도록 하자. 위주머니를 제거해서 소변에 당이 나오기 쉽다고 하는 사람 중에는 나중에 정말로 당뇨병이 된 사람도 있다.

그런 이유로 소변에 당이 나오면 어떻게 할까? 아까부터 문제가 되고 있듯이 전형적인 당뇨병의 증상이 있으면 혈당을 한 번 조사하는 것만으로 곧 당뇨병 치료로 바뀌는 경우가 많다. 아까부터 몇 번이나 말씀드리고 있듯이 당뇨병이라고 하는 것은 조기 발견하면 치료되어 버리는 매우 맞붙기 쉬운 병이다.

조기 발견이 불가능하다고 하는 가장 큰 이유는 검뇨의 시기다. 흔히 집단 검진에서 하루 독(dock)이라고 하는 것은 아침 식사 전의 채혈, 검뇨로 전부 끝나 버리고 바룸을 마시게 해서 위 검사를 한다. 종래는 이런 검사법으로 상당히 간과하고 있었던 것이다. 그런 이유가 있기 때문에 가능한 한 그런 검사를 받는 분은 그 검사와는 별도로 아침 식사를 잔뜩 먹어 두고 2시간 후에 소변 검사를 받아 주기 바란다.

새로운 방법으로서 아침 식사 전의 채혈로 혈당과 함께 글로코 헤모글로빈을 측정하는 경우가 있다. 이 경우에는 상당히 간과가 적어진다고 말할 수 있다.

당뇨병의 진단은 어떻게 내릴까

그렇다면 당뇨병의 진단은 어떻게 하느냐라고 하는 문제인데 당뇨병에 관해서 전혀 증상이 없지만 소변에 당이 나오는 것을 발견했다고 할 때에 우선 의사의 지시를 받게 된다. 그 때 가장 보통으로 사용되고 있는 방법에 포도당 부하 시험이라고 하는

75g 포도당 부하 시험에 있어서의 판정 부분과 판정 기준

당뇨병성 < 공복시치 140mg 1dℓ 이상 / 2시간치 200mg 1dℓ 이상 > 둘 중 하나라도 만족했을 경우

정상형 < 공복시치 110mg 1dℓ 이하 / 1시간치 160mg 1dℓ 이하 / 2시간치 120mg 1dℓ 이하 > 모두 만족했을 경우

경계형 ― 당뇨병형에도 정상형에도 속하지 않는 경우

것이 있다. 보통의 물은 마셔도 괜찮지만 아침 식사는 먹지 않고 8시부터 9시 사이에 의료 기관을 방문하여 그곳에서 물에 녹인 포도당을 마시는 것이다. 포도당을 100g 마시게 하는 사람, 75g 마시게 하는 사람, 50g 마시게 하는 사람 여러. 가지 있다. 지금 세계적으로는 75g을 마시게 하는 경우가 많지만 75g에 구애될 필요는 없다. 위 수술을 받은 적이 있는 사람이나 고령자의 경우는 50g 쪽이 적절하다. 의사가 그 양을 결정할 것이다. 포도당으로는 부작용이 많기 때문에 우리나라에서는 일반적으로 트레일런G가 사용되고 있다. 마시기 전의 혈당 마시고 나서 1시간 째와 2시간째의 혈당을 측정해서 그 속의 당분을 검사한다. 그 혈당 높이의 조합으로 이 혈당은 당뇨병의 형태를 취하고 있다든가 혹은 정상 형태를 취하고 있다고 하는 방법으로 거의 진단이 나는 것이다.

여기에서 주의해야 하는 점은 이것은 어디까지나 검사를 받은 날의 혈당 형태라 예를 들면 전날은 완전히 절식하고 있고 또는 감기로 2, 3일 식사를 할 수 없어서 당뇨병 검사를 받는다고 하는 사람도 있다. 그런 경우에는 정상자라도 혈당은 거의 당뇨병형이 되어 버린다. 당뇨병이 굉장히 심해진 중증 당뇨병, 즉 합병증이

심해져서 신장이 나빠지면 오히려 혈당이 내려가 버리는 경우가 있다. 그런 경우가 있기 때문에 혈당만으로는 절대적인 진단 방법이 되지 못한다. 역시 당뇨병으로서의 증상, 당뇨병으로서의 합병증 그런 의사의 진찰 즉 의사와 자주 이야기를 나누고 그리고 몸의 진찰과 지금의 포도당 부하 시험의 성적을 조합해서 진단을 한다. 당뇨병형이라든가 정상형이라고 하는 것은 전항에 표로 소개했지만 이것으로 당뇨병이라든가 당뇨병이 아니라든가 확실히 결정하는 것은 아니다.

· 정상형도 아닌 당뇨병형도 아니라고 하는 것을 경계형이라고 한다. 경계형 중에도 당뇨병이 상당히 무거운 사람이 있다. 무거운 당뇨병이란 합병증이 진행이된 당뇨병이다. 진행된 합병증 특히 증식성 망막증이라고 하는 눈의 변화가 상당히 강한 사람이 있다. 또한 당뇨병 때문에 신장이 나빠져서(당뇨병성 신증) 요독증이 되어 버리는 사람조차 있다.

예를 들면 옛날 각기의 반사라고 말했지만 무릎을 쳐서 탁하고 올라가는 그것이다. 그것은 지금은 당뇨병의 검사다. 지금은 각기라고 하는 병은 거의 없어졌다. 무릎을 쳐서 탁하고 올라가지 않는 것은 90% 당뇨병이다. 옛날의 각기 검사가 당뇨병의 검사가 되어 버린 것이다. 특히 결정적인 것은 안저 검사만으로 혈당을 볼 필요도 없이 당뇨병의 진단은 외래 검사 때에 내려 버리는 경우조차 있다. 그런 이유로 혈당과 요당의 반응 뿐만 아니라 의사의 진찰로 당뇨병 진단을 내리는 것이 중요하다.

조기 발견에서 한 마디 하고 싶지만 당뇨병에도 여러 가지 타입이 있다. 언제 발생했는지는 확실치 않다고 하는 것이 대부분이다.

• 당뇨병이라고 하는 병의 진단은 혈당검사만으로는 안 된다

① 그 종류
② 임상증상
③ 합병증의 유무와 정도

발견을 했을 때에 10% 이상의 예에서 이미 당뇨병이 4, 5년 되었음에 틀림없는 합병증을 발견한다. 예를 들면 당뇨병성 망막증이라고 하는 병을 당뇨병의 발견과 동시에 안저 검사에서 발견해 버리는 경우가 있다. 이것은 적어도 5년은 경과해 있지 않으면 발생하지 않을 테지만 그것이 발견된다고 하는 경우가 많다. 조기 발견의 당뇨병이 사실은 조기 발견이 아니라고 하는 경우도 있다. 그런 이유로 소변에 당이 나왔다, 처음 나왔다, 그러니까 조기 발견인가 하면 이미 합병증이 나타나서 이미 4, 5년 이상은 '걸려 있었다고 하는 사람이 있다. 그런 분에게 흔히 물어 보면 지금까지의 검사는 항상 식전의 요당 검사였다고 하는 사실을 알 수 있다. 그리고 눈이 잘 보이지 않게 되었다. 당황해서 자세히 조사해 보니 당뇨병이었다. 그런 경우조차 드물지 않다.

손바닥 근육의 딱딱함으로 당뇨병에 오랫동안 걸려 있었음을 아는 경우도 있다. 어떤 특징이 있느냐라고 하는 것은 어렵지만 예를 들면 잘 쓰는 손바닥의 4번째, 5번째의 손가락을 움직이는 근육이 움츠러들어서 딱딱해져 있는 경우가 있다. 이것을 보면 인슐린 비의존형 당뇨병에 10년은 걸려 있었다고 하는 진단이 나올 정도다.

더구나 비교적 확률이 높다.

또한 젊은 당뇨병 환자 중에서 정신을 차려 보니 손가락 관절이

퍼지기 어려워져 있는 경우가 있다. 이것은 관절 운동 제한이라고 해서 아마도 높은 혈당이 관절 주변의 조직을 굳혀버리는 것이다. 그런 증상은 전문적인 것이고 당뇨병 이외에도 그런 경우는 있다. 단, 젊은 사람 중에서 당뇨병에 걸려 손가락 관절이 딱딱해져 있는 것 같은 사람은 특히 빨리 안저 검사를 해서 안저의 변화를 빨리 발견할 필요가 있다.

당뇨병의 여러 가지 원인

당뇨병의 특징

당뇨병의 특징이라고 하는 것은 매우 흔한 병이라고 하는 점이다. 얼마큼 흔한가라고 하는 극단적인 이야기를 하자면 물고기에게까지 있는 병이다. 애완용 개, 고양이에는 물론 있고 말, 소에도 있다. 예를 들어 잉어의 등비늘병이라고 하는 것은 당뇨병인 듯하다. 물고기는 5억년 옛날에 나타났다고도 하지만 그 무렵부터 있기 때문에 적어도 인류에서는 그 역사와 함께 존재했다고 말할 수 있을 것이다. 동물에서도 매우 흔한 병이라고 하는 것이 특징이다.

또 하나는 기원전부터 당뇨병의 특징이라고 하는 것은 매우 주목받고 있지만 기원원년 무렵부터 이미 지금의 당뇨병이라고 하는 말, 즉 디아베테스(diabetes)라고 하는 말은 가끔 나오고 있다. 그 디아베테스라고 하는 것은 사이펀과 같이 물이 끊임없이 나온다고 하는 의미다. 특징은 마셔도 마셔도 마신 이상으로 소변이 나온다. 그리고 살도 수족도 전부 녹아서 밖으로 나가 결국은 말라서 죽어 가는 병이라고 하는 것이다. 약 2000년 전에 아레테우스라고 하는 사람이 심해진 당뇨병의 증상을 상세히 쓰고 있다. 매우 흔하다고 하는 사실과 당뇨병이라고 하는 병이 심해졌을 때의 특징적인 증상과는 인류의 문명이 시작되자 함께 주목을 받고 있었다.

그런 고전적인 것에 덧붙여서 최근 당뇨병의 특징으로서 주목받게 된 것은 합병증이다. 옛날은 치료법이 완비되어 있지 않았기 때문에 대부분은 말라 죽어 버린다고 하는 병이었지만 치료가 발달함에 따라서 나타난 특징은 여러 가지 합병증을 일으키게 되었다. 그러나 이 합병증도 임포텐츠를 일으킨다든가, 종기가 생기기 쉽다든가, 기원원년 무렵부터 이미 쓰고 있는 증상이다. 소변에 당이 나온다고 하는 특징도 기원전의 인도 의서에 이미 기재되어 있었다.

옛날의 기술을 보면 목이 몹시 마르고, 소변이 몹시 나온다고 하는 얘기나 당뇨병 혼수의 전형적인 상태가 쓰여 있다. 합병증으로서 감염증이 있다고 하는 얘기도 쓰여 있다. 그러나 현재는 여러 가지 온몸의 혈관이나 신경에 합병증을 일으키는 병이라고 하는 점이 특징이 되었다. 당뇨병의 치료가 발달했기 때문에 당뇨

● 당뇨병의 특징을 역사적으로 보면

1. 소변이 많이 나오고 목이 마르고 말라서 죽는다고 했다.
2. 옛날부터 흔한 병이었다.
3. 급성 증상 : 당뇨병성 혼수나 감염증이 주목받았다.
4. 현재는 신경 장애, 실명, 요독증, 심근경색 등의 합병증을 일으키는 병으로서 인식되기에 이르렀다.

병 그 자체로 죽는 일이 없어지고 당뇨병 상태인 채 살고 있다고
하는 현대에 가까와짐에 따라서 이 당뇨병의 만성 합병증이 갑자
기 표면으로 나온 것이다. 우선 신경 장애, 신경이 둔해진다든가
신경통이 일어난다든가, 자율 신경 장애가 진행해서 방광에 소변
이 모여도 전혀 모른다든가 임포텐츠라든가 하는 신경 장애가

대표적인 합병증

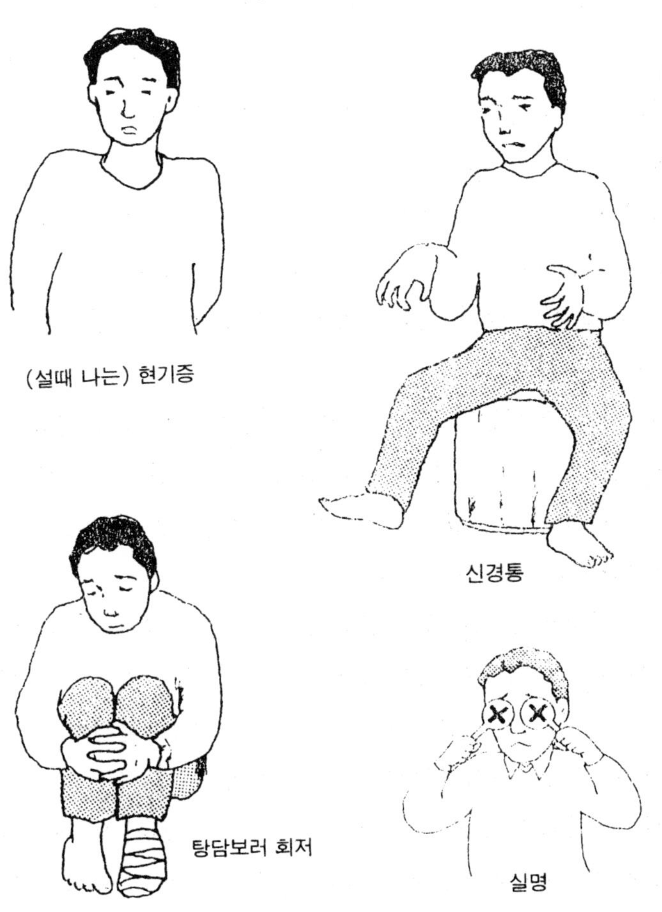

발생한다. 그리고 작고 가는 혈관에 변화가 일어난다. 이것이 매우 특징적인 것이다. 이렇게 작은 혈관을 즐겨 침투한다고 하는 병은 달리 없는데 이것의 전형적인 것이 망막증이다. 눈 바닥의 사물의 형태를 느끼는 부위가 카메라에서 말하는 필름에 해당하는 부위가 망막이다.

그곳의 혈관이 위해를 당한다. 위해를 당해 가면 파괴되어 버린다. 혹은 막혀 버린다. 그리고 실명한다. 흔히 안저 출혈이라고 말하지만 현재 성인 실명의 제1의 원인이 당뇨병성 망막증이 되어 버렸다. 이것이 특징적이다.

마찬가지로 신장 속에서 최초로 소변을 만드는 부위로서 사구체라고 하는 장소가 있지만 그곳의 모세 혈관에 변화가 일어난다. 그리고 당뇨병성 진증이 일어나서 그것이 진행하면 요독증 발생에 이른다.

지금 미국에서는 요독증 환자의 3분의 1 이상이 당뇨병이다. 사용하는 제1위가 만성위염, 제2위가 당뇨성 신증으로 되어 버려서 그 차이가 점점 없어지고 있다. 만성적으로 인간을 괴롭히는 세소혈관증을 일으키는 것이 당뇨병의 특징이다.

안저 검사로 당뇨병을 진단한다고 하는 얘기는 눈은 투명하기 때문에 지금의 특징을 외부에서 발견할 수 있기 때문이다. 옛날은 각기의 반사라고 했던 것이 지금은 당뇨병을 발견하는 반사가 되었다는 말은 했지만 이것도 당뇨병의 합병증인 신경 장애를 보이는 특징이 되고 있기 때문에 이것을 이용해서 진단에 도움을 주고 있다. 그 밖에 또 하나 가는 혈관 뿐만 아니라 굵은 혈관의 동맥 경화도 일어나기 쉽다고 하는 특징이 있다. 당뇨병이 되면 아무래도 심장에 가 있는 관동맥의 경화증을 일으키기 쉽다. 당뇨병이 없는 사람의 2, 3배 심근경색으로 죽는다고 하는 경우가 있다.

그 밖에 당뇨병이 아니면 거의 발생하는 경우가 없는 것이 발이 썩는 당뇨병성 회저다. 이것만 봐도 당뇨병이구나하고 알 수 있을 것이다. 예를 들면 온천의 분출구에 발끝을 담그고 전혀 뜨거움을 느끼지 않고 있다가 정신을 차려 보니 화상이었다고 하는 이야기도 있다. 뜨거움이나 통증을 느끼지 못한다고 하는 형태로 회저가 흔히 발생한다. 매우 뜨거운 것 뿐만 아니라 미적지근한 탕파에 오랫 동안 발을 담그고 있다가 회저를 일으키는 경우도 있다.

어쨌든 당뇨병의 특징이라고 하는 것은 목이 마르고, 소변이 늘고, 마른다고 하는 것 뿐만 아니라 합병증의 증상이 많이 나타난다. 더구나 그것이 드물지 않게 흔히 있는 일로 수가 매우 많다. 환자들이 당뇨병을 그대로 방치해 두면 앞에서 서술한 것과 같은 합병증이 잇달아 일으킬 가능성이 매우 높으므로 조기발견하여 올바로 치료하는 것이 무엇보다 중요하다.

당뇨병의 원인에는 어떤 것이 있을까

합병증을 일으키는 병이라고 하는 특징 외 또 하나의 당뇨병의 중요한 특징으로서 들 수 있는 것은 당뇨병 중에는 매우 많은 종류가 있다고 하는 점이다. 예를 들면 적도를 중심으로 한 국가들에서는 우리가 생각하는 당뇨병과 전혀 별도로 영양 불량과 관련된 당뇨병이 있다. 우리는 영양의 과다 섭취가 문제가 되고 있지만 적도 근처의 국가들에서는 단백질의 섭취량이 너무 적다고 하는 것이 문제가 되고 있다. 그 중에 또 한 종류가 있지만 그 하나로 타피오카라고 하는 음식물이 있는데 그것만을 먹고 매우 빈약한 식사로 끝내고 있는 곳에서는 타피오카만 먹고 있음으로 인해 발생하는 당뇨병 이것은 타피오카를 주식으로 하고 있는 열대지역에 많이 있다.

그것과는 반대로 북극에 가까운 핀란드, 노르웨이, 스웨덴이라고 하는 북구에 가면 대개 30세 미만에서 발생한 당뇨병은 거의 인슐린 의존형 당뇨병이다. 우리나라에서는 10세 미만의 경우 대개 인슐린 의존형이다. 우리나라에서 인슐린 의존형 당뇨병에 걸리는 소인 당뇨병의 수는 북구의 30분의 1로 매우 적다. 인슐린 의존형 당뇨병이라고 하는 것은 인슐린 주사를 맞지 않으면 죽어버린다고 하는 타입이다. 북구에서 젊은 사람의 당뇨병이라고 하면 인슐린 의존형, 우리나라 등지에서 당뇨병이라고 하면 인슐린 비의존형이 대부분이지만 남방에 가면 영양 불량으로 인한 당뇨병이 상당히 있다. 그렇게 대충 나눌 수 있다고 생각한다.

우리나라 안에서도 그 외 많은 원인이 있다. 예를 들면 췌장 수술로 당뇨병이 발생하고 그리고 인슐린에 반대하는 호르몬인 성장 호르몬이라든가, 부신피질 호르몬이라고 하는 것이 지나치게 분비되어 발생하는 당뇨병, 그리고 만성 췌렴이다. 췌장이 만성

● 당뇨병의 분류

1. 인슐린 의존형 당뇨병(I 형이라고 하는 경우도 있다)
2. 인슐린 비의존형 당뇨병(II 형이라고 하는 경우도 있다)
3. 영양 불량 관련 당뇨병
4. 기타
췌장 수술, 췌렴, 내분비 질환, 이상 인슐린, 기타 다종류의 원인에 의한 것.

췌렴으로 위해를 당해서 발생한다. 열대형의 당뇨병도 일종의 만성 췌렴이다. 알콜을 너무 마셔서 만성 췌렴이 되어 발생하는 당뇨병이 있다.

당뇨병의 진단이라고 한 마디로 말해도 어떤 종류의 당뇨병인지 구분할 필요가 있다. 그 중에는 수술로 치료되어 버리는 당뇨병도 있다. 갈색 세포종이라고 해서 아드레날린이 과다 분비되어 발생하는 당뇨병이 있다. 위의 세 가지 예만 촉진으로 덩어리를 만지고 진단을 해서 모두 수술로 당뇨병이 치료되었다. 이것을 발견하는 것은 혈당을 보는 것만으로는 안 된다. 진찰 때에 잘 만져 보고 진단을 한다. 그런 식으로 여러 가지 종류가 있고 따라서 치료법도 여러 가지 있다.

당뇨병의 종류가 많이 있다고 한 것은 원인이 많이 있다고 하는 의미가 된다. 처음 진찰하러 오신 환자 중 10명에 1명 정도는 의류를 벗어 주십시요 라고 하면 어머 내진(?)을 하는 건가, 당뇨병 전문가이니까 혈액만 뽑을 거라 생각하고 왔는데라고 말씀하시고 실망하는 경우가 있다. 벌거벗고 가슴이나 배를 진찰하는 것을 '내진'이라고 해서 특별 취급되고 있지만 이것은 내과으로서 중요한 진찰이다. 또한 진찰합시다 라고 하면 갑자기 일어서서 침대로 가 누워 버리는 환자도 있지만 진찰 중에는 자세히 이야기를 듣거나 그 외 순서가 있으니까 잘 듣고 움직이자. 진찰에 의해 비로소 당뇨병의 종류나 합병증을 알고 치료법이 정해지는 것이다. 혈당 측정은 진단 중의 극히 일부에 불과하다.

인슐린 의존형 당뇨병의 원인에 대해서 조금 더 자세히 설명해 보자면

지금 현재 원인에 대해서 연구가 진행하고 있는 것은 인슐린 의존형 당뇨병이다. 어째서 인슐린 의존형 당뇨병의 원인에 대해서 연구가 활기를 띠고 있느냐 하면 첫째는 유럽에서는 인슐린 의존형 당뇨병의 사람이 매우 많고 더구나 인슐린을 하루중에 2차례나 3차례나 매일 계속해서 맞지 않으면 안 된다. 더구나 인슐린량이 부족하거나 주사를 중단하면 순식간에 죽어 버린다고 하는 상태로, 방채해 둘 수 없는 타입의 당뇨병이다. 그것에 대한 원인 규명은 매우 열심히 이루어졌다.

췌장 속에 있는 랑게르한스섬에서 인슐린이 나오는데 그 인슐린의 절대량이 정말로 부족해서 일어나는 이것이 인슐린 의존형 당뇨병의 원인이다. 이 랑게르한스섬을 해치는 메커니즘이 인슐린 의존형 당뇨병에서는 상당히 확실해졌다. 인슐린을 분비하고 있는 이 랑게르한스섬에 대한 바이러스 감염이라든가 자기 면역 이것들이 상당히 증명되었다.

또 하나 이것도 역시 어렵지만 HLA 항원이라고 하는 조직 적합 항원이라고 하지만 HLA 항원의 어떤 타입을 가지고 있는 사람에게 인슐린 의존형 당뇨병이 많다고 하는 사실은 확실해졌다. 그런 이유로 HLA, 바이러스, 자기 면역 등과 관련된 생각할 수 있는 원인으로서 I형 당뇨병이라고 하는 말도 나온 것이다. 이것은 인슐린 의존형 당뇨병을 원인론적으로 본 분류라고도 말할 수 있다. 감염체의 6번째에는 HLA의 타입을 결정하는 유전자가 있지만 그 어떤 타입을 결정하는 유전자와 관계 깊은 것에 인슐린 의존형 당뇨병에 걸리기 쉬운 유전자가 있는 게 아닐까라고 하는 생각도 나왔다. 그것이 있으면 랑게르한스섬을 중심으로 하는 자기 면역이라고 하는 현상이 일어나서 랑게르한스섬의 장애가 발생한다. 그런 것을 I형 당뇨병이라고 말하는 것이다. 인슐린 의존형 당뇨병을 I형 당뇨병이라고도 말하는데 이 것이 원인으로서 바이러스, 자기 면역, HLA 항원 등 여러 가지 사실이 확실해졌기 때문에 그런 타입을 원인론적으로는 I형 당뇨병이라고 하게 된 것이다.

우리나라에선 인슐린 의존형 당뇨병이라고 하는 것이 매우 적다. 즉, 젊은 사람 중에서 인슐린 의존형 당뇨병이 발생하는 율이 무려 핀란드의 30분의 1이라고 할 만큼 매우 적다. 그러나 문명국에서도 원인이 확실한 I형 당뇨병은 이상하게 과거 수십 년 사이에 해마다 증가하고 있다. 우리도 바로 최근 늘어나게 시작한 것 같이 생각한다. 아마 국민의 영양 섭취면에서 예전의 식사 구성에 비해 지금의 음식의 질이 바뀐 탓이라고 생각하고 있다.

단, 여기에서 주의해야 하는 것은 바이러스성이라고 말했지만 이 바이러스는 사람에게서 사람으로 옮겨가 인슐린 의존형 당뇨병을 일으키는 것은 아니다. I형 당뇨병, 즉 인슐린 의존형 당뇨병의 사람에게 바이러스 감염이 원인이니까 다가가면 위험하다고 이미 그런 말을 하고 있는 사람이 있지만 이것은 절대로 잘못이다. 그런 오해가 있다. 걸리기 쉬운 면은 옛날부터 우리에게도 상당히 있었다. 적었던 것은 우리의 식사 때문이었을 것이다. 지금까지는 양친이 I형 당뇨병으로 I형 당뇨병에 아이가 걸린 예는 거의 없다고 해도 좋았지만 최근 극히 드물게 그와 같은 예를 겨우 보게 되었다. 단, 지금까지 양친 모두 완전 건강한 사람의 아이에게 I형 당뇨병이 발생하는 것이 보통이다. 소질은 가지고 있어도 전혀 지금까지는 발생하지 않았다. 그러나 최근 그것이 문제가 되고 있다.

당뇨병은 유전인가

인슐린 비의존형 당뇨병 중에는 매우 유전이 강한 것이 있다. 환자에게 물으면 형제 모두 혹은 약 반이 당뇨병에 걸려 있는 외에도 부모, 자식, 손자 3대가 당뇨병에 걸려 있다고 하는 경우가 있다. 이것은 모두 인슐린 비의존형 당뇨병이다.

인슐린 비의존형 당뇨병의 전부가 유전형이라고 하는 것은 아니다. 인슐린 비의존형 당뇨병 중에 유전이 매우 강한 것이 있다.

전체적으로 봐서 인슐린 비의존형 당뇨병이라고 하는 것은 걸리기 쉬운 유전자를 가지고 있다. 그것은 어느 정도 있느냐 하면 문명국에서는 20%는 얼마간의 의미에서 인슐린 비의존형 당뇨병에 걸리기 쉽다고 하는 유전을 가지고 있다고 생각되고 있다.

걸리기 쉬운 면을 가지고 있어도 걸리지 않는 것은 인슐린 의존형 당뇨병항에서 이야기한 대로다. 어떤 상태라면 당뇨병이 나타날까 유인은 뭔가 하면 인슐린 비의존형 당뇨병 경우의 유인중에서 가장 큰 것은 비만과 과식, 특히 밸런스 잡히지 않은 과식이다. 비만과 과식의 병 사치병이라고 우리는 말하고 있지만 이것은 인슐린 비의존형 당뇨병의 특징을 보이고 있다고 생각한다. 확실히 유전병이지만 그것이 나타나느냐 나타나지 않느냐는 상당히 우발적인 요소가 짙은 것 같다. 그러나 앞에서 서술한 것 같이 인슐린 비의존형 중에는 매우 유전이 농후한 것이 있어 주의를 해도 나타나는 경우가 있다. 인슐린 비의존형 당뇨병이라고 하는 것은 나타났을 때에 빨리 발견해서 빨리 식사 요법을 규칙적으로 실시하면 치료된 상태로 되돌아 갈 수 있다고 하는 점도 또한 특징이다. 인슐린 비의존형 당뇨병의 유전은 매우 농후하기 때문에 몸 속에 인슐린 비의존형 당뇨병, 성인형 당뇨라고 옛날 말했지만 이런 사람이 근친에 있다고 하는 사람은 조기 발견을 게을리 하지 않도록 한다. 발병하기 쉬운 환경, 즉 몸을 움직이지 않는다. 기름이나 설탕을 너무 먹는다. 그런 환경에 지지 않도록 하자.

인슐린 비의존형 당뇨병의 환자수는 그 나라의 자동차 소유수에 완전히 평행하고 있다. 혹은 섭취하는 지방의 비율이 커지면 환자수가 늘어난다고 한다. 당질에 대해서는 과당이라든가 포도당이라든가 설탕이라고 하는 감도를 느끼는 당을 단당류라든가 2당류라고 하는 것이다. 이것에 대해 당이라도 감도를 느끼지

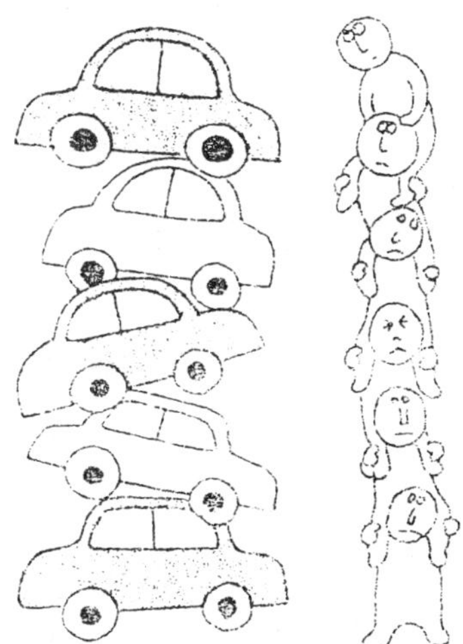

당뇨병은 자동차
대수와 비례

않는 것은 포도당이 많이 연결되어 생긴 다당류다. 다당류에 비해서 단당류나 2당류의 비율이 높아지는 것도 좋지 않다고 한다. 그것은 흡수가 너무 빠르기 때문이라고 생각한다. 예방이나 치료에 대해서 설탕보다 좋은 것은 튀김이다. 특히 가용성의 섬유를 많이 포함하는 당질 즉 현미, 흑빵, 두류 등은 더욱 좋다고 한다. 당은 당이라도 흡수하기 쉬운 당이나 지방의 비율이 높은 식사로 더구나 자동차가 가득 넘쳐 있다고 하는 환경에 놓이면 인슐린 비의존형 당뇨병은 발증하기 쉽다고 한다.

인슐린 의존형 당뇨병은 치료할 수 없을까

지금 원인에 대한 최근의 화제는 인슐린 의존형 당뇨병을 어떻게든 발병하기 전에 발견하는 방법은 없을까라고 하는 문제다. 발병 전 혹은 발병 직후에 발견해서 아까 자기 면역이라고 말했지만 자기 면역을 억제하는 약이 많이 있기 때문에 자기 면역을 억제하는 약을 사용함으로서 발증을 억제해 버린다고 하는 시도가 이루어지고 있다. 동물 실험은 완전히 성공하고 있다.

원인에 대해서 가장 격렬한 화제는 인슐린 의존형 당뇨병(I형 당뇨병)에 관한 것이다. 이것은 한 번 발생하면 일생 인슐린을 필요로 하는 더구나 젊어서 발생하기 때문에 이것을 만일 치료할 수 있으면 대단한 희소식이다. 원인을 알게 됨으로서 이것을 치료하려고 하는 노력이 활발히 이루어지고 있다.

단, 여기에서 말씀 드리고 싶은 것은 이와 같은 시도는 모두 연구 단계 중이라는 점이다.

임상적으로 가능하고 또 가장 환자에게 있어서 유용한 방법으로서는 발증 직후에 인슐린 의존형 당뇨병임을 진단하고 곧 실시해야 하는 것으로서 인슐린을 능숙하게 사용하여 혈당을 가능한 한 빨리 완전히 정상화하는 것이다.

당뇨병이 늘어나고 있다고 하는데

당뇨병이 늘고 있다. 200만 명은 확실히 있다. 의사에게 치료받고 있는 당뇨병 환자도 100만 명은 있고 인슐린을 주사하고 있는 환자, 인슐린을 주사하고 있다고 하는 사실이 그대로 인슐린 의존형은 아니지만 대개 10만 명은 인슐린을 주사하고 있다. 예전은 우리의 당뇨병은 인슐린은 필요하지 않다든가 식사 요법만으로 충분하다든가 말하고 있었던 현상이 최근 변하고 있다.

또 하나 중요하다고 생각하는 것은 우리나라의 당뇨병이라고 하는 것은 역사가 짧기 때문일까 인슐린 의존형이든 인슐린 비의존형이든 특히 젊어서 발생했을 경우 세소혈관증은 매우 진행하기 쉽고, 망막증이나 신증이 매우 진행하기 쉬운 것이다. 그런 것은 또한 당뇨병에 관한 일반 이해가 적고 당뇨병에 대한 대처가 약한 것일까, 특히 동양인의 체질로서 작은 혈관이 약하다고 하는 체질일까, 확실히 심근 경색과 같이 큰 혈관 쪽이 장애를 받는다고 하는 사실에 비해서 작은 혈관에 장애가 일어나기 쉽다. 그러나 지금 상황이 변하고 있고 우리나라 사람도 심근경색이 늘고 있다. 결국 점점 한국형과 서구형의 중간으로 장래의 한국 당뇨병은 이동하고 있다고 하는 기분이 든다.

문제는 당뇨병에서는 단명이라고 하는 사고 방식, 어차피 당뇨병이니까 빨리 죽으니까라고 하는 생각이 있어 당뇨병에 걸리면 반드시 신경이 위해를 당하고, 임포텐츠(Impotenz)가 일어나고,

또한 실명이 일어나서 더이상 살아 있을 보람이 없어져서 그 정도라면 죽어버릴까라든가 그런 낡은 사고 방식이 있지만 이것은 정말로 잘못된 생각이다. 현재 이런 합병증은 모두 예방할 수 있다고 하는 사실이 밝혀졌다.

당뇨병이라면 단명한다고 하는데

당뇨병에서 무서운 합병증이 일어나고 나쁜 일이 생기는 원인이라고 하는 것은 오랫동안 혈당치가 높은 채 방치되어 있음으로 인해 발생한다고 하는 사실이 확실해졌다.

옛날은 당뇨병이 있으면 아기를 낳을 수 없다고 했다. 당뇨병이 있으면 아기에게 기형이 발생하기 쉽다. 그리고 아기가 거대아가 되기 쉽다. 태어나자마자 곧 죽는다, 혹은 사산하기 쉽다. 이것들을 당뇨병의 숙명이라고 생각하고 있었지만 이것은 완전히 거짓이라고 하는 사실을 알았다. 임신하기 전부터 임신 0주부터 임신 7주 동안 혈당을 열심히 스스로 측정해서 인슐린을 부지런히 주사함으로서 혈당을 정상으로 되돌려 놓으면 그런 기형은 없다고 하는 사실을 알았다. 임신 전부터 스스로 혈당을 측정하고, 인슐린

● 당뇨병에 걸려서 방치하면 단명

1. 옛날부터 당뇨병에 걸리면 수명은 보통 사람의 2 / 3 으로 짧아진다고 했다.
2. 그 이유는,
   A. 당뇨병성 혼수와 감염증(옛날 시대)
   B. 만성 합병증(현재)
3. 단명을 예방하기 위해서는
   조기 발견과 올바른 치료를!

을 부지런히 주사해서 혈당을 정상으로 유지할 수 있으면 옛날 일컬어진 것 같은 트러블은 전혀 없다고 하는 사실을 알았다. 왜냐하면 임신 기간은 10개월, 이 동안 열심히 하면 트러블은 없다고 하는 의미다. 10개월이 아니고 이와 같은 주의를 10년, 20년 규칙적으로 지키면 지금까지 당뇨병이기 때문에 발생한다면 일컬어지던 합병증이 발생하지 않는다고 하는 사실을 생각할 수 있기에 이르렀다.

합병증은 아무 것도 없다. 혈당은 정상이라서 평소대로 일할 수 있다. 이것은 완전히 완치된 상태다. 이런 식으로 치료된다고 하면 치료 후 잔뜩 만두를 먹을 수 있느냐라고 하는 착각이 있지만 그렇지는 않다. 만두를 많이 먹지 않도록 하고 있기 때문에 지금 치료되고 있는 것이다. 치료된 상황을 유지할 수 있는 것으로 또 다시 살이 찐다든가 형편없는 식사를 하면 당뇨병을 발생한다.

단, 아까 말씀드린 인슐린 의존형 당뇨병에서 막 발생한 혹은 발생하기 전에 면역 억제제를 사용하는 이것은 아직 좋은 약이 없지만 장래는 정확한 약이 나올 것이다. 그리고 건강한 췌장을 이식할 수 있고 혹은 랑게르한스섬을 이식할 수 있는 혹은 묻기식의 완전한 인공 췌장이라고 하는 것이 나오리라고 생각한다. 그

당뇨병이라도 아기를 낳을 수 있는 시대가 되었다. 어떻게 해야 할까

- 임신전부터 항상 혈액을 정상으로 유지하는 노력을 계속한다. (전문가의 조언이 필요)
- 이로써 완전히 정상적인 아기를 낳을 수 있다.
- 만성 합병증 예방에 대해서도 같은 말을 할 수 있다.

경우는 완치 상태가 되는 것이다. 극단적으로 말하자면 조금 먹어도 괜찮게 될 것이다. 어쨌든 현상에서는 기계보다도 마음 가짐으로 완치 상태가 되는 병이라고 생각해도 좋다고 생각한다.

당뇨병의 치료 방법

당뇨병에 걸렸을 때 어떻게 하면 좋을까

당뇨병 치료에서 가장 중요한 점은 관례적인 치료가 아니라 환자 자신이 치료를 하려고 하는 마음을 갖는다고 하는 것이다. 그것을 동기 부여, 즉 모티베이션(motivation)이라고 말하는데 모티베이션을 어떻게 환자에게 불러 일으키면 좋으냐라고 하는 문제다. 그것이 매우 중요한 문제다.

그러기 위해서는 우선 당뇨병에 관한 지식을 서로 확실히 갖고 있는 것이 중요하다. 당뇨병에 관해서 비전문가는 그렇게 몰라도 되고 의사에게 맡겨버려 두려고 해서는 안 된다. 자신의 병인지, 남의 것인지 이유를 모른다고 하는 경우 같으면 반드시 병은 악화되어 버린다고 생각한다. 자신은 외식이니까 식사 요법 따위 못할 것이라고 믿고 있는 환자가 있다. 의사까지 그렇게 생각하고 있는 경우가 있다. 그런 일이 어째서 일어나느냐 하면 환자가 당뇨병이라고 하는 병에 대한 이해가 없는 데에 기인한다. 의사도 그것을 인정해 버리고 있기 때문이다. 이것은 의료 종사자는 환자와 같은 입장에 서서 환자의 행위를 이해하고 당뇨병은 이런 것이라고 잘 설명할 책임이 있다. 이렇게 하면 큰 일에 이르지 않아도 된다고 하는 사실을 환자에게 가르쳐 준다. 이것은 동기 부여에 매우 중요한 점이다.

2번째의 동기 부여는 당뇨병 클리닉이 여기 저기에 있고 당뇨병에 열심인 환자도 있지만 환자가 매우 의욕에 차고 있다.

클리닉의 상황을 보면 선생 및 의료 스탭이 매우 열심으로 환자와 함께 고민하고 함께 공부한다. 환자에게 있어서는 이 선생, 이 간호사는 자신과 함께 생각하고 자신과 함께 고민해 준다고 느낀다. 이것이 동기 부여가 되는 것이다. 이쪽이 열심하지 않으면 아이는 따라오지 않는다고 하는 경우가 있다. 예를 들면, 자기 혈당 측정에서는 환자와 함께 의료 스탭이 스스로 자신의 손을 찔러 피를 뽑아 보인다든가 자신의 팔에 환자에게 주사를 놓게 한다든가 자신도 나란히 주사를 놓는다든가 환자에게 의료 종사자의 의사를 구체적으로 보여 간다. 그래서 이 의료 스탭은 자신과 함께 해 준다고 하는 느낌을 갖게 되고 그것이 중요한 동기 부여(모티베이션)가 된다.

또한 당뇨병이라고 하는 것은 병을 정확히 알면 두렵지 않은

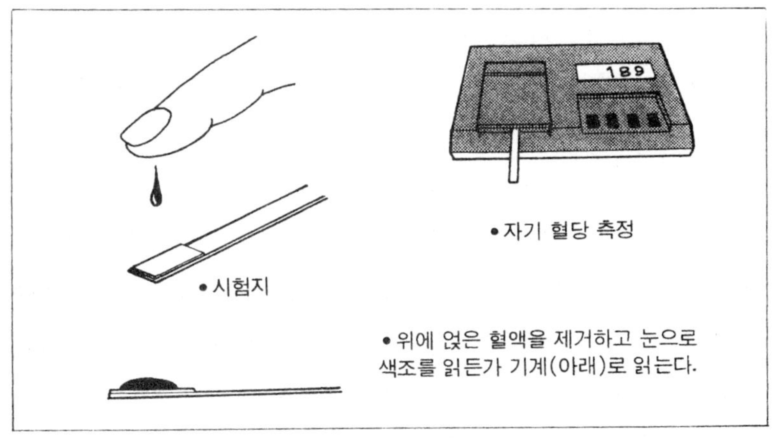

병이라고 하는 사실, 이것은 조금 아까의 충분히 지식을 습득해 둔다고 하는 한 마디로 끝난다고 생각하지만 그런 것도 모티베이션이 된다.

기본적으로 모티베이션은 개개인에 따라 다르다. 그러나 동시에 의료 종사자도 환자도 공통의 목표를 가지고 항상 뭔가 한다고 하는 사실이 중요하다. 가장 중요한 사실은 목표를 세워 주는 것이다. 목표를 한 마디로 말하자면 당뇨병 있는 환자의 인생을 충실한 것으로 만드는 최근의 말로는 삶의 질을 높인다고 하는데 그 삶의 질(quality of life) 환자마다 높여 간다고 하는 것이 목표다.

조금 아까의 아이를 낳으려고 하는 당뇨병 환자가 임신하는 경우 임신하기 전부터 혈당을 정상으로 유지한다. 혈당의 자기 측정으로 인해 그것을 정상으로 유지한다. 그러기 위해서 인슐린을 가끔 부지런히 주사해서 훌륭한 아기를 낳는다. 그것도 의사와 환자의 공통 목표가 매우 확실한 것이다. 그 때에 가끔 어머니에게도 좋은 변화가 일어나서 안저의 변화까지 좋아져 버린다. 물론 필요하면 광응고라고 하는 방법으로 망막증을 치료해 버린다. 1석 2조인 것이다. 그렇듯이 임신이라고 하면 매우 확실해지는 것이다.

그리고 나서 어린이, 영(young), 이것이 큰 일이다. 목표는 그들 장래의 인생의 질을 개량하는 것으로 그것을 생각하면 우선은 심신의 발육이 보통의 아이와 비교해 손색없고 취학, 취직, 결혼, 육아 이런 인생의 마디가 전부 완전히 가능하다고 하는 매우 성미가 느긋한 목표가 있다. 따라서 혼란해지기 쉬운 자칫 혈당의 정상화를 어딘가에 잊어 버리는 시기, 특히 사춘기 시절

당뇨병이라는 말을 들으면 거기에 대처할 동기 부여를 하는 그 방법은?

1. 당뇨병을 잘 아는 것(올바른 지식이 필요)
2. 열심한 의료 스탭의 존재(환자와 함께 고민한다)
3. 당뇨병의 두려움을 안다(합병증의 지식)
4. 올바르고 새로운 치료법을 몸에 익히게 한다(치료법은 항상 진보하고 있다)
5. 의료측과 환자와의 팀 의료

이것이 큰 문제이다. 사춘기라고 하는 것은 해결책은 어느 당뇨병 클리닉에서나 그들의 장래를 진지하게 생각해 주는 방법밖에 없다. 인상적인 것으로서 당뇨병을 자신에게 유전한 부모를 미워한다고 말하고 내게 울며 대들던 아이가 지금 병원에서 간호사를 하고 있지만 현재는 매우 효녀다. 우리들이 할 수 있는 일은 함께 생각하고 고민해 준다고 하는 것 밖에 없지만 그래도 그것만으로 그들은 힘을 얻는다. 자신 혼자만 고독하다고 생각해 버리지 않도록 해주는 것이라고 생각한다.

그런 인생의 마디를 가지고 있는 사람이 그 마디를 극복하기 위해서 가장 중요한 것은 '말은 쉽고 실천은 어렵다'고 하는 이해를 의료측이 갖는 것이다.

그러나 동시에 혈당의 정상화를 게을리하면 15년 정도 후 실명하고 20년 지난 즈음부터 요독증이 발증하는 사실을 반복해서 환자와 함께 반성하는 데에 있다고 생각한다.

당뇨병에 걸렸을 때, 입원할 필요가 있을까

특히 인슐린 의존형 당뇨병에서는 혈당을 가능한 한 완전히 정상화한다고 하는 기술이 예전 한국에서는 완전히 무시당하고 있었던 것이다. 왜냐하면 인슐린을 하루에 3번이나 4번이나 주사한다고 하는 것은 일하면서 혹은 자택에서 주사하지 않으면 불가능하지만 예전에는 의사가 아니면 주사할 수 없었던 것이다. 어떤 청년이 청년 시절에 인슐린 주사만을 위해서 10년간 입원 생활을 보냈다고 발언한 것을 듣고 깜짝 놀랐다. 그렇지만 그렇게 되면 질좋은 삶은 어딘가로 날아가 버린다. 혈당을 정상화하는 그것만을 위해서 더구나 그런 이유로 입원하고 있어도 혈당은 반드시 정상화하지 않는다고 생각한다. 단, 인슐린 주사를 스스로 주사하는 것이 허락되고 있지 않기 때문에 입원하고 있었다고 하는 것이다.

그런 인생의 질은 젊은 영(young)에서는 특히 중요하다. 혈당을 정상화해서 장래 일어날 실명을 막지 않으면 취직도 할 수 없고 아기를 낳을 수 없어 인생 그 자체도 짧아진다.

젊어서 발증하고 올바른 치료의 기회를 잃어 그 때문에 30세에 실명하고 요독증을 일으켜서 혈액투석을 받고 적어도 외부에서 본 내용있는 삶의 방해를 받아 버린 사람이 적지 않다. 물론 삶의 내용은 본인의 마음도 있기 때문에 그것만으로 판단해서는 안 되지만 외부에서 보는 한 실명해서 혈액투석을 받고 있는 것이기 때문에 큰 일이다. 이것도 한꺼번에 그렇게 되는 게 아니라 발증했을 때부터 혈당을 정상화해 두면 발생하지 않는다. 그런 이유로 어린이, 영(young)에게 있어서 동기 부여는 특히 중요하다.

노인의 경우는 집단 검진에서 노인 검진에서 혈당이 높다고 하는 이유로 경구혈당 하강제라고 하는 약을 먹고 저혈당을 일으켜서 그대로 죽거나 치매상태가 되는 경우가 적지 않았다. 약에 의해 후유증이 나타나는 경우도 있다. 또한 혈당이 높기 때문에 입원해서 식사 요법을 착실히 실시하고 그것과 동시에 머리의 활동이 둔해져서 퇴원 후 좋아하는 것을 먹게 되어 완전히 건강해 졌다고 하는 사람은 적지 않았다. 지금은 의료의 수준이 높아져서 그와 같은 두려움은 없어졌기 때문에 안심해도 좋다. 어쨌든 자신 의 주치의를 신용하는 것부터 치료는 시작된다.

노인에 대한 당뇨병 치료를 위해서 특히 엄중한 식사 요법을 중심으로 한 입원은 그 노인의 질좋은 삶을 완전히 망쳐 버린다고 하는 잘못이 옛날은 있었다.

인슐린 요법으로 혈당의 동요가 격렬해서 곤란할 경우에는

한 사람 한 사람 그 사람에게 있어서 어떤 치료를 하는 것이 가장 삶의 질을 높일까? CSII라고 하는 기계로 인슐린을 지속적 으로 주입하는 방법이 있다. 이것을 사용한 30대의 회사원인데 그때까지는 아침, 저녁 스스로 주사하고 있어 혈당이 굉장히 올라 가거나 내려가거나 해서 일이 손에 잡히지 않게 되었다. 그 사람 이 CSII로 치료하고 싶다고 하는 이유로 지금으로부터 4년 전에 입원, 스스로 이것을 마스터해서 혈당이 정상이 되어 굉장히 건강 해져서 일을 부지런히 하고 있다. 그 사람은 혈당이 무턱대고 올라가거나 내려가거나 해서 완전히 비관하고 삶의 질을 상실해 버린 것을 CSII로 혈당은 완전히 정상화했다고 하는 자신감으로 인해 삶의 질이 높아진 것이다.

이 환자가 실시한 CSII라고 하는 것은 인슐린을 지속적으로 피하에 주사하는 포터블의 작은 기계다.

이 CSII는 반드시 필요한 게 아니라 보통 인슐린 주사에서도 능숙하게 하면 충분히 같은 효과가 나타난다. 나는 오히려 종래와 같은 주사법, 특히 빈회 주사를 권하고 싶지만 이 환자에게는 CSII가 큰 힘을 준 것이다.

기계를 사용한다고 하면 요독증이 된 사람이 CAPD라고 하는 방법으로 하루 종일 낚시하러 가거나 먼 곳까지 스스로 드라이브 여행을 즐기고 있다고 하는 미국의 이야기도 있다.

당뇨병성 신증으로 요독증에 걸려도 사회 복귀가 가능할까

당뇨병성 신증이 진행하면 3회 병원에 통원해서 혈액 투석을 받는다고 하는 방법이 취해지고 있는 경우가 대부분이다. 이것에 반해 요독증에 대한 CAPD라고 하는 방법이 있다. 스스로 복막 속에 넣는 물을 교환하는 것이다. 그것을 함으로서 주 3회나 병원에 다닐 필요가 없고 일을 완전히 보통인과 다름없이 할 수 있게

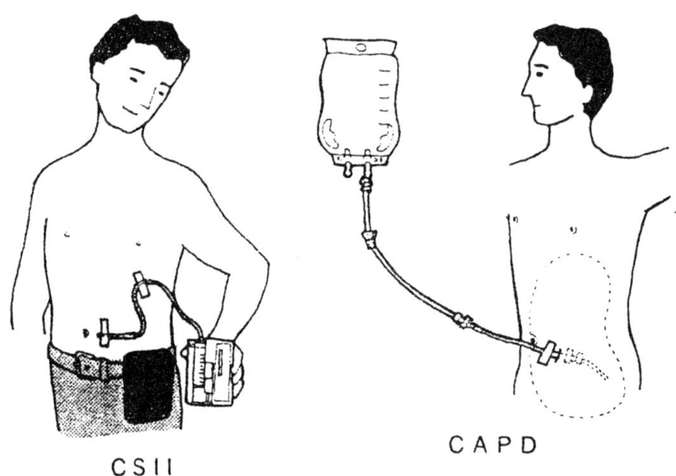

된다.

제작년 미국의 작은 일반 병원에서 CAPD를 하고 있는 곳을 꼭 보고 싶은 생각에 보고 왔다. 그곳은 당뇨병 센터도 아무 것도 아닌 보통 병원이지만 CAPD를 18명이 하고 있고 그 반이 당뇨병이다. 그 무리는 옛날부터 하고 있었던 혈액투석으로는 그 때마다 혈압이 낮아져서 누워 이제 더이상 살아 갈 생기도 없이 아무 것도 할 수 없었지만 CAPD의 실시 이후 완전히 건강해져서 드라이브를 하루 즐기거나 낚시에도 항상 가고 있다고 말하고 있었다. 그 CAPD라고 하는 것은 스스로 액체를 갈아 끼울 필요가 있다. 그 때문에 환자는 충분히 동기부여되어 기술을 몸에 익힐 필요가 있다. 옛날은 액체 교환 때의 소독이 큰 일이었다. 이것이 미국에서 3년 전 매우 편리한 기계가 생겨서 간단해졌다. 지금까지는 큰 일이었다. 주변에 먼지를 일으키지 않도록 하고 마스크를 했다. 이것이 지금 작은 기계를 사용해서 더러운 곳에서 가능한 것이다. 이 새로운 방법에 의한 CAPD로 완전히 인생이 변했다. CAPD를 도입함으로서 요독증의 환자는 삶의 질을 되찾았다. 한 사람 한 사람 목표를 만든다, 한 사람 한 사람의 삶의 질을 어떻게 높이느냐라고 하는 것이 치료의 목표다. 혈당을 정상화한다고 하는 것은 그 중의 하나에 불과하다. 특히 임신하면 혈당을 정상화 함으로서 극복한다.

어린이라든가 영(young)은 이것이 꼭 필요하지만 역시 영(young) 의 스포츠 열기를 혈당에만 붙들어 맨다고 하는 것은 곤란하다. 곤란하지만 장래의 일을 생각하면 꼭 해 나가야 한다. 그렇게 하면 영(young)의 당뇨병에는 인공 췌장을 단다든가 췌장을 이식한다는가, 라고 하게 되지만 지금 현재는 불가능하다. 지금

할 수 있는 방법을 찾는다.

그 방법이란 혈당의 빈번한 자기 측정과 적절한 인슐린의 빈번한 자기 주사 혹은 CSII라고 하는 것이다.

빈회 주사를 위해서는 펜식의 주사기가 나왔다.

팀 의료란 어떤 것일까

팀 의료라고 하는 생각이 최근 갑작스럽게 강조되어 왔다. 단, 이 사고 방식은 옛날부터 있었던 것으로 갑자기 만들어진 것은 아니다. 팀 의료는 개업의 한 사람만으로는 간호사도 영양사도 없기 때문에 불가능하다고 하는 생각도 있지만 그것은 착각으로 그래도 좋은 팀 의료가 가능하다. 의사와 환자가 팀을 짜서 치료한다. 공통 목적을 향해서 환자와 의사 두 사람이 팀을 만들어 열심히 치료를 하는 것이다. 환자와 의사가 완전히 결합해 나가자고 하는 것이다. 물론 교육에 열심한 간호사, 영양사가 여기에 포함되면 더욱 하기 쉽다. 열심한 간호사나 영양사가 있으면 젊은 환자에게 있어서는 구원이 되는 셈이다. 의료 팀은 공통의 목적을 가지고 각각의 전문 분야를 살려서 치료해 나간다. 이 치료 중심에 환자가 있다. 이것으로 당뇨병 치료의 목표에 접근한다. 삶의

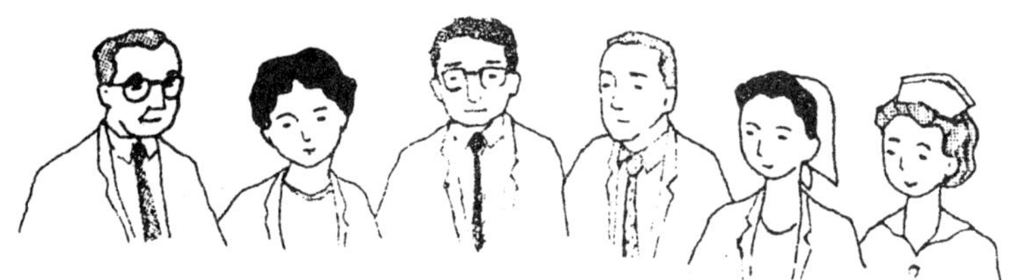

팀 의료의 스탭

질을 어떻게 높일까? 특히 영(young)에게는 취직 문제라든가 결혼 문제라든가 많이 얽혀 있다. 단순히 혈당을 내린다고 하는 것만으로는 안 된다.

매우 당연한 방향과 방법에 대해서 말씀드렸지만 목표를 세워 프로그램을 만드는 것이다. 일상 생활 그 자체를 그 사람, 그 사람에게 있어서 삶의 질을 높이기 위해 일상 생활을 바꿔 나간다. 예를 들어 술을 교제로 부득이하다고 하는 이유를 붙여서 마시고 있던 사람이 술을 엽차 등으로 우롱차로 바꾼 후 완전히 좋아졌다고 하는 사람이 있다. 그렇지만 마시지 않으면 상담이 성립하지 않는다고 그렇게 말하는 사장님도 있다. 그렇게 되었을 때는 대역을 세운다라든가 하는 연구도 있다. 배를 등과 바꿀 수 없어서 자신의 생명을 단축시킨다고 하는 일이 과연 옳을까? 이유를 붙여서 술을 마시고 계신 분이라도 눈이 보이지 않게 되면 열심해질 수 있다. 이것은 지금이라도 열심해질 수 있는 것이다.

일상 생활 속에서 의사와 잘 상담하시고 자신의 삶의 질, 장래 자신의 인생의 질을 개량하기 위해서는 어떻게 하느냐라고 하는 문제를 결정한다. 거기에 맞춘 프로그램을 만들 필요가 있다.

일상 생활의 재평가라고 하면 식사를 완전히 바꾸거나 그리고 마라톤이라든가 수영이라든가에 치우쳐 버리지만 거기에는 잘못이 있다. 그리고 스트레스가 많은 일을 그만 둬 버리는 것도 잘못이다. 내가 지금까지 경험한 중에서 극단적인 예는 당뇨병이란 진단만으로 이불을 깔고 누워서 가정부를 고용하는 분이 있다. 50대의 사람 중에서 지금까지 운동하지 않았던 사람이 당뇨병으로 갑자기 등산을 해서 심근경색으로 죽었다든가 조깅을 하고 한편으로 요독증이 심해졌다든가 또는 실명했다든가 여러 가지 큰 일이 있다.

일상 생활을 재평가해야 하지만 지금의 팀 의료 중에서 충분히 자신의 병상에 대해 자세히 의사에게 설명하고 어떤 일상 생활이 가장 좋으냐라고 하는 문제를 파고 들어가서 의문이 있으면 질문해야 한다. 당신은 꼼꼼하니까 안 된다고 뿌리칠 선생은 없다고 생각하지만 질문을 하지 않으니까 알고 있는 셈으로 선생으로부터는 말도 되지 않는다고 하는 경우가 많은 게 아닐까 생각한다.

목표 달성을 위해서 질좋은 삶을 충실하기 위해서 중요하다고 생각하는 것은 개인차가 매우 있지만 예를 들어 젊은이라면 인슐린을 주사하고 있는 경우가 많은 것이다. 그 경우는 너무 격렬하게 밤낮 교체하는 일이라든가 격렬한 육체 노동이라든가 트럭 등 차 운전 일에서는 다시 생각해야 하는 경우도 있다.

물론 일반론으로서는 저혈당의 위험이 있는 사람은 직업적인 교통 수단의 운전수나 높은 곳에서의 작업을 금하도록 지도를 하지만 반드시 페어로 운전을 하거나 만전의 대책을 세워서 하고 있는 경우 절대로 안 된다고는 말할 수 없다.

축구나 탁구나 야구 더욱이 직업적인 역사까지 인슐린을 주사하면서 멋지게 하고 있는 사람을 보면 무슨 일이 있어도 인슐린을 주사하고 있는 사람은 어떤 종류의 일에 종사시켜서는 안 된다고 함부로 말해 버려도 좋은지 다시 생각할 필요가 있는 게 아닐까?

혹은 이런 예도 있다. 당뇨성 망막증으로 눈이 나빠진 여성을 좋아하게 된 남성이 있었다. 남성 쪽도 꼭 결혼한다고 한다. 둘이서 의논해서 신장이 조금 나쁘기 때문에 아이를 낳지 않는 편이 좋다고 하는 것을 합의상으로 결혼하고 있다. 그리고 몇십 년 잘 지내고 있다고 하는 부부도 있다. 그런 프로그램 만들기에 성공한 것이다. 이 자신의 아내가 만일 아이를 출산함으로서 눈을 상하고, 신장을 다치게 되면 아내의 질좋은 삶은 나빠진다고 당시 남편은 생각했을 것이다. 그런 것을 서로 생각하는 부부 이것은 훌륭한 것이다.

한편으로는 눈이 나빠지거나 신장이 나빠져서 투석하러 다닌다고 하게 되면 이혼하는 부부도 있다. 그것은 거기에 이를 때까지의 문제도 있었다고 생각하지만.

환자가 여러 가지 목표를 향해서 해나가는 데 있어서, 즉 일상생활이나 치료의 목표를 향해서 살아 나가기 위한 원조를 한다고 하는 단체는 약간 있다. 이것을 확실히 이용한다. 물론 실명하면 실명한 분에 대한 보조법이 있다. 당뇨병으로 눈이 보이지 않게 된 사람은 꽤 많다. 그런 사람이 어떻게 회복하느냐라고 하는 문제로 나는 눈이 보이지 않더라도 주사할 수 있는 계량판을 생각했다. 이런 것을 사용해서 사회복귀를 해 주는 것이다. 이것이 있기 때문에 실명자가 스스로 주사할 수 있는 시대가 되었지만 이것은 무료로 인슐린 주사기를 만들고 있는 회사에서 입수할 수 있다.

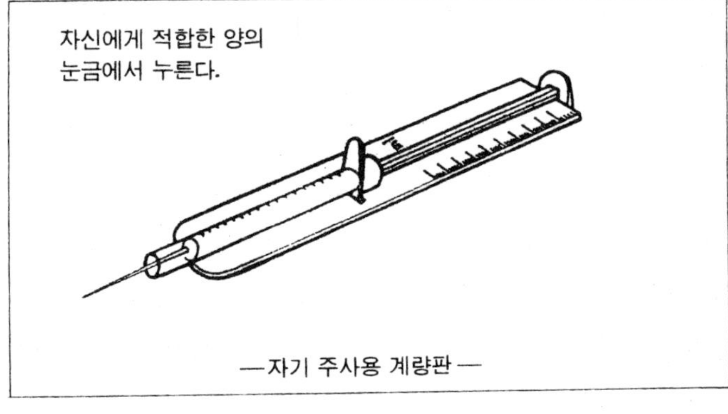

—자기 주사용 계량판—

당뇨병 환자의 식사와 운동

당뇨병 환자의 식사는 왜 중요한가

기원전부터 당뇨병과 식사와는 관계가 있다고 이야기되고 있을 만큼 식사와 당뇨병과는 뗄래야 뗄 수 없는 관계가 있다. 1700년 대의 말경에 존 로로라고 하는 의사가 자신이 진찰하고 있었던 환자에 대해서 당질을 많이 먹으면 소변에 당이 많이 나온다. 당질을 줄이면 소변의 당이 줄어든다고 하는 것을 발견하고 당시는 혀로 핥아서 당질의 양을 측정하기도 한 것 같은데 그래서 당을 강하게 제한하는 엄중식이라고 하는 생각이 나왔다. 지금은 이미 엄중식이라고 하는 것을 강조하는 일은 없어졌지만 1900년을 중심으로 당질을 먹어서는 안 된다. 대신 야채와 기름과 단백질을 섭취한다고 하는 시대가 있었다. 그 사이에 이것으로는 환자의 삶의 질을 상실시키고 요당은 감소해도 일할 수 없게 되고 생명까지 단축한다고 하는 사실을 알았다. 1900년경 당뇨병의 대가가 있다고 하는 병원에 가면 의사가 말하는 것을 잘 지키는 사람일수록 빨리 죽어 버린다. 의사가 말하는 것을 지키지 않고 숨어서 과자를 먹고 있으면 장수한다. 그런 것을 느끼게 하는 시대도 있었다고 유명한 조슬린 선생이 말하고 있다.

지금은 식사 요법이라고 하는 것은 특별한 것이 아님을 알았다. 당뇨병 혼자의 질좋은 삶을 더하는 식사이기만 하면 된다고 한다. 단, 식사에 따라서는 모처럼 먹어도 먹은 것이 소변으로 나와 버린다. 먹는법에 따라서 거의 소변으로 나와 버린다. 그런

일은 있어서는 안 된다고 하는 사고방식은 지금도 당연하다. 2,0
00Kcal 먹어도 1,000Kcal는 요당으로 나와 버린다고 하는 경우가
있다. 1일 250g의 당이 나오면 꼭 1,000Kcal가 된다. 극단적인
예이지만 옛날 씨름 선수가 8,000Kcal 먹고 3,000Kcal을 소변으
로 내보내 버리는 사람을 진찰했다. 그렇게 되면 5,000Kcal 밖에
득률이 없다. 배가 고파서 곤란한 것이다. 2,000Kcal 먹어도 1,
000Kcal 밖에 이용하지 않는 사람이 있다. 소변으로 당이 250g
나오면 1,000Kcal의 낭비가 되어 나머지는 1,000Kcal가 된다.
즉 1,000Kcal 밖에 먹고 있지 않게 된다(그림). 그림 왼쪽의 환자
는 오른쪽의 환자에 비해서 혈당은 훨씬 높다. 그런 일은 있어서
는 안 되는 것이 기본적인 사고 방식이다. 과학적으로 생각하면
당연한 생각이다.

식사 요법은 어째서 중요한가 하면 아직 합병증이 없는 비만한
인슐린 비의존형 당뇨병의 사람은 올바른 식사 요법만으로 치료
되어 버리는 경우가 많기 때문이다.

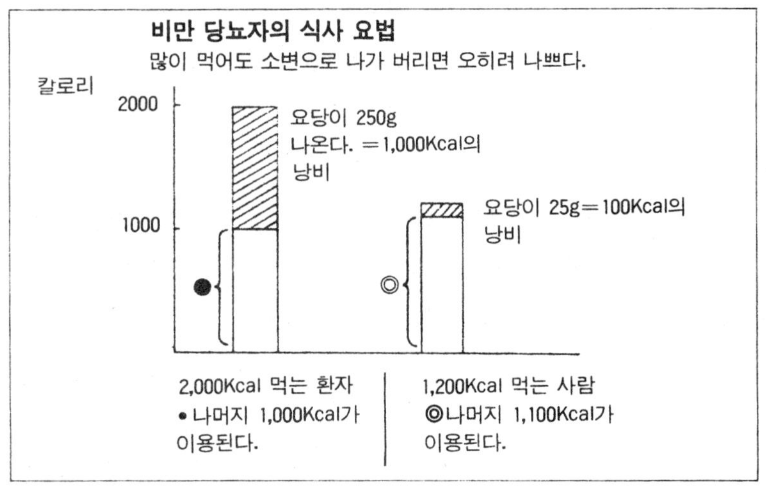

전후 당뇨병이 거의 없었던 것이 최근 늘어난 것은 식사가 변화하고 있기 때문에 이것을 시정하면 그것만으로 약도 필요없이 치료되어 버린다. 식사 요법만으로 치료된 경우는 혈당의 오르내림이 적다. 약을 사용하면 오르내림이 크다. 오르내림이 크면 합병증이 일어나기 쉽다. 그런 이유로 합병증을 막기 위해서는 식사 요법이 가장 좋다고 하는 사실을 설명하는 것은 확실히 식사 요법의 모티베이션이 된다. 특히 주변에 당뇨병으로 눈이 나빠진 사람들이 많이 있으면 그런 상황에서 식사 요법의 중요성은 새삼 인식된다.

의사들은 너무 많이 먹는 것은 좋지 않으므로 아주 여러 가지 식품을 3회 혹은 그 이상으로 나눠 먹으면 건강한 사람이라도 보다 건강해진다고 말하고 있다. 삶의 질이 올라가는 식사라고 말하고 있다. 당뇨병의 경우도 완전히 마찬가지다. 그런 식으로 생각하면 당뇨병의 올바른 식사는 완성되어 버린다.

또 하나는 체중을 생각하는 것이다. 인슐린의 부족은 무엇으로 발생하느냐라고 하는 문제인데 체중이 많으면 많을수록 인슐린이 부족하다고 하는 사실은 알고 있기 때문에 체중을 목표 체중에 접근시키는 그런 식사 요법을 실시한다. 단, 여기에 지금 90Kg의 사람에게 당신의 목표 체중은 신장 160cm이니까 100을 빼서 60, 그것의 1할 54Kg 거기까지 줄이십시요라고 말하면 일할 수 없게 되어 버린다. 아직 프로레슬러도 근력이 왕성하고 피하 지방이 없는 것 같은 사람에게 몸은 근육으로 되어 있는데 같은 계산을 해 버려서는 안 된다. 흔히 이상 체중이라든가 표준 체중이라든가 하는데 이것은 잘못이다. 당신이 우선 어느 정도의 체중으로 유지해 나가면 혈당은 내려가고 삶의 질을 더할 수 있느냐라고 하는 것이 목표 체중이다. 그것을 생각하고 거기에 접근하는 식사 요법이라고 하는 것이 된다.

당뇨병 환자의 식사와 운동과의 관계

식사 요법이 중요하다고 하는 이유는 알지만 도저히 불가능하다고 하는 환자를 진찰하고 정말로 지방만으로 되어 있구나 생각하는 사람이 있다. 이와 같은 경우 합병증만 없으면 식사 요법으로서는 운동을 상당히 시킨다고 하는 조건으로 치료할 필요가 있다. 요컨대 근육이 붙는 것 같은 운동과 식사 요법의 조합이 필요해진다. 어쨌든 벌거벗어 보지 않고는 신장과 체중만으로 생각하는 것은 잘못의 발단이 된다. 연령에 따라서는 다르다. 노인의 비만은 운동도 적고 지방이 많기 때문에 식사는 상당히 제한해도 되는 것이다. 옛날의 어린이는 그렇지 않았지만 요즘은 비만 어린이가 생기기 시작했기 때문에 꼭 운동을 도입한다. 젊으면 젊을수록 식사 요법이라고 하는 것은 운동과 함께 할 필요가 있다. 운동의 메뉴와 식사의 메뉴를 젊은 사람의 경우는 함께 세우는데 1분간에 80미터의 스피드로 자꾸 자꾸 걸어서 30분에 대개 80Kcal, 1시간 걸어서 160Kcal, 160Kcal는 보통 식빵 1장이지만 그 분량은 운동하면 먹어도 된다. 가만히 있으면서 식사 요법만으로는 체중은 지방 쪽이 아니라 근육 쪽에서 살이 빠져버릴 가능성이 크다. 혈당을 버리는 조직은 근육이기 때문에 근육은 가능한 한 남겨 두기 바란다.

그럼 구체적으로 중년의 분은 어느 정도 하면 좋으나 하면 1만보 걸으면 대개 200Kcal에서 300Kcal이니까 마른 사람은 그

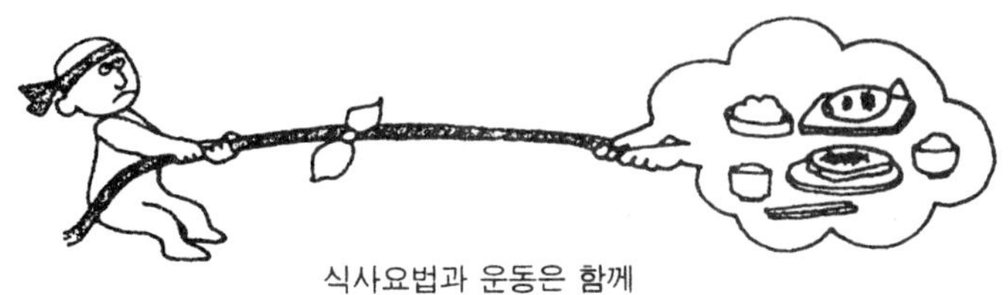

식사요법과 운동은 함께

분량만큼 식사를 늘리는 것이다. 뚱뚱한 사람은 운동해도 식사를 늘릴 필요가 없다. 특별히 합병증은 없는지, 체형이 어떤지 등의 점은 고려해서 환자의 상황을 보면서 운동량을 생각한다. 상당히 중노동의 사람에게 그저 무턱대고 책에 쓰여 있는 대로의 식사를 지시해도 위험하다. 그런 올바른 식사 요법이란 의사가 환자의 생활 배경을 잘 보고 지시해야 한다고 생각한다. 따라서 내과 선생이 아니면 무리라고 생각하는 것이다. 어쨌든 상담을 한다. 의사는 상담을 받으면 식사 요법의 방법론을 가르쳐 주게 된다. 그것과 식사 요법이 어째서 중요한가라고 하는 설명도 중요하다.

식사 요법은 어떻게 하면 좋을까

식사 요법의 방법은 어떻게 하면 좋을까? 우리나라도 이젠 음식의 조절만이 아닌, 의사의 치료법에 전면적으로 맡겨도 좋은 시기라고 생각하지만 다만 상당히 거기까지 이야기되어도 곤란하다고 하는 이야기도 많다. 기본적으로는 최저로 더구나 필요한 칼로리를 만족시키도록 영양소의 균형을 잡아서(바꿔 말하자면 수많은 식품을 골고루 섭취해서) 하루에 몇 번이라도 나누어 먹으라고 하는 것이다. 구체적으로 어떻게 해야 좋을지 모르는 환자에게는 역시 식품의 올바른 섭취법을 가르쳐 주는 것이 좋다고 생각한다.

기본적인 방법은 다음과 같이 된다.

① 과식하지 않는다.

② 모아서 먹지 말고 몇 번에 나눈다.

③ 매회의 식사는 균형있게, 즉 여러 가지 종류를 많이 한다. 구체적으로는 당질, 단백질, 지질(指質), 야채를 이용한다.

④ 알콜을 억제한다.

술과 담배는 어떨까

알콜은 개인차가 굉장히 있지만 일반적으로 말하면 술을 어느 정도 이상 마시면 당뇨병은 확실히 악화된다. 어떤 타입의 당뇨병이든 확실히 악화된다. 마셨을 때에는 이상하게 혈당이 내려가지만 다음날, 그 다음날은 쭉 올라오는 사람이 많은 것 같다. 바꿔 말하자면 항상 마시고 있으면 자꾸 자꾸 올라간다. 그리고 어느 날 갑자기 좋아져서 이상하게 생각하고 있으면 사실은 금주하기로 결단을 내릴 수 있었다고 하는 경우가 많다. 한 잔의 맥주로 건배라고 하는 것은 괜찮지만 양은 일단 2단위까지이다(400ml). 이것을 넘으면 일반적으로 당뇨병을 악화시킨다. 먹는 것은 아니지만 담배는 동맥경화를 일으키는 원인이 된다. 담배와 당뇨병이 해치는 동맥이 같다. 한편으로는 알콜은 신경독이기도 하다. 당뇨병으로 신경이 위해를 입는 것과 알콜로 위해를 입는 것과 이것 또한 같다. 알콜, 담배가 당뇨병과 협력해서 합병증을 악화시킨다. 합병증의 예방이라고 하는 면에서 말하자면 금주, 금연이 된다. 스트레스가 쌓여서 당뇨병의 합병증이 악화되었다고 하는 증명은 없는 것 같이 생각된다.

일반적으로는 금지라고 해도 조금은 마실 기회가 당연히 일상 생활 속에서는 있다. 조금은 괜찮겠지 하고 종래대로 마셔 버리는 분도 있기 때문에 그 경우는 잘 생각해서 주치의는 솜씨를 발휘하게 된다.

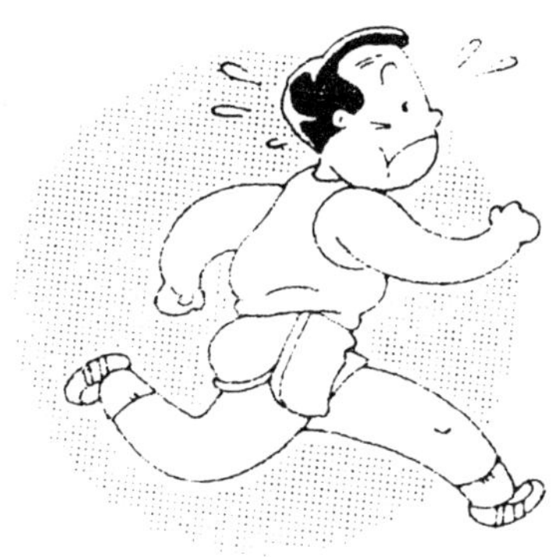

식사 요법을 지키기 위해서는 어떻게 하면 좋을까

식사 요법을 엄격히 지키는 방법의 첫째는 이것을 특별한 것이라고 생각해서는 안 된다. 이것은 자신의 당뇨병에 이 식사 요법이 가장 맞는다. 생활 스타일을 지금까지와 같이 자기 좋을 때에 잔뜩 배부르게 먹는 게 아니다 라고 하는 식으로 자신에게 암시를 걸어 버린다고 하는 것이라고 생각한다. 또한 바꿔 표현하자면 몸으로 익혀 버리는 것이라고 말할 수 있다. 그러기 위해서는 진단이 내려지고 치료법, 특히 식사 요법의 방법을 익히면 그 다음의 식사부터 곧 시작한다. 물론 가능할 것 같지도 않은 방법이라면 주치의와 잘 의논해 보시기 바란다. 식사 요법은 그로 인해 일상 생활을 보다 건강하게, 보다 즐겁게 보낼 수 있게 될 것이기 때문에 그다지 무리한 것을 지도할 필요는 없다.

물론 지금까지와 다소 다른 점이 있기 때문에 다소의 저항이 있다. 그만 깜박 잊고 설탕에 손이 나가거나 한다. 예를 들어 내 경험으로 홍차나 커피 등도 설탕을 넣지 않는 편이 보다 맛있어질 때까지 3개월 걸렸지만 혀 쪽이 변해 버렸다. 단 홍차, 단 커피의 진짜 맛을 잃어 버린다.

여느때는 대단한 대식을 해서 당뇨병을 완전히 악화시켜 1주간 정도 입원한다. 입원 중의 식사로 호전된다고 하는 실수를 반복하는 환자가 있다. 그리고 또한 퇴원하면 다시 조속히 나빠진다. 바로 식사 요법이란 입원 중일 때 뿐이라고 하는 착각을 하고 있는 분이 있다. 이렇게 하면 즐거운 삶은 빠르게 나빠질 우려가 있다. 이런 것은 피해 주기 바란다. 일상 아무렇지도 않은 듯이 먹고 있는 내용이 그대로 식사 요법이 되기 때문에 보다 좋은 라이프 스타일로 바꾸고 거기에 익숙해져 버리는 것이 제일이다. 나쁜 버릇이 있는 것과 마찬가지로 좋은 버릇을 익혀 버리면 식사 요법은 특별한 것이 아니게 된다.

1,200Kcal라든가 1,400Kcal 등을 결정하는 기준

대강의 양을 자신의 목표 체중 1Kg당 30Kcal라든가 운동의 양이라든가 조금 아까 말했듯이 1만보나 걷고 있어 말라 있는 사람이라면 200Kcal는 늘려 두는 편이 좋다든가 그런 것은 한 사람 한 사람의 상황을 듣고 의사가 판단한다.

구체적인 실행법은 영양사에게 물어도 좋지만 어쨌든 중요한 점은 1주일에 한 번 체중을 달아서 뚱뚱해 있는 사람은 목표 체중에 점점 접근해 가는 것이다. 단, 급속히 말라서는 안 된다. 목표 체중을 향하고 있고 소변에 당이 나오지 않는다. 더구나 원기 충천이다. 이 두 가지를 만족하고 있으면 극단적으로는 어떤 식사 요법이라도 좋다. 너무 세세한 사항에 구애될 필요는 없다.

그러나 그러기 위해서는 앞에서 얘기한 몇 가지의 원칙이 지켜지고 있을 필요가 있다고 하는 것이다. 바꿔 말하자면 당뇨병 치료의 목표를 따르듯이 자신의 몸이 건강에 가까워지고 있다고 하는 경우라면 극단적으로 말해 어떤 식사 요법이라도 괜찮지만 옛날부터의 경험으로 간신히 얻을 수 있었던 결론이 조금 전 말했듯이 음식물은 적량으로 섭취한다. 과식은 금물, 여러 가지 음식물을 섞어서 섭취해야 한다. 한 번에 과식하지 말고 몇 번에 나누어 섭취한다고 하는 것이다. 이 결론은 그렇게 무너지지 않는다고 생각한다. 몇십 년이라고 하는 경험의 응집이니까.

예를 들면 1,400Kcal로 해 보다가 아직 체중이 늘어나 버리기 때문에 1,200Kcal로 떨어뜨려 본다고 하는 경험적인 형태로 칼로리는 결정해 나간다. 예를 들면 1,800Kcal를 먹고 소변에 당이 나오지 않고 더욱 말라 버린다. 갑상선 기능 항진증이라든가 암 등의 마르는 원인은 없다. 그렇게 되면 2,000Kcal라든가 200Kcal라고 하는 식으로 마르는 원인은 없다고 판단하면 우선은 섭취량을 증가하는 이외에 방법은 없게 된다.

800Kcal로 아직 살이 찔 경우에는

살찐다고 하는 사람의 원인은 어딘가에서 먹고 있는 사람이 많다. 800Kcal도 아직 살이 찐다고 해서 수수방관하고 있는 사람이 있었지만 24시간 모니터하면 어딘가에서 먹고 있다. 나의 경우에 800Kcal의 지시인데 물을 마셔도 살이 쪄서 곤란하다고 하는 친한 노인을 맡아 본후 밥은 적지만 매우 가끔 먹는다. 단 것을 사 와서는 곧 손을 댄다. 주의하면 이런 밥이 아닌 것을 먹어도 살이 찌느냐고 놀라고 있었다. 그런 감각이다. 사실은 자신의 집에 불러서 상황을 보면 가장 좋다. 단, 누구나 상관없이 머물게 할 수도 없지만.

당뇨병 환자가 식사 요법을 지키지 않으면 어떻게 될까

당뇨병으로 알게 된 아이가 청년이 되어 눈이 나빠져서 상담하러 왔다. 다시 한번 식사를 정확히 가르쳐 주고 눈 쪽은 광응고한 결과 망막의 변화는 완전히 좋아져서 어느 사학의 검사기사로 고용된 것이다. 완전히 상태가 좋기 때문에 결혼했다. 당뇨병이라고 하는 것을 남편에게 속이고 혈당을 조사할 수 없고 식사도 문란해져 버리고 인슐린 주사도 숨어서 시행하고 있는 동안에 눈 깜짝할 사이에 눈이 나빠져 마침내 실명에 가까운 상태가 된 것이다. 이전 식사 요법을 정확히 지키고 광응고 요법을 하자 대강 치료되었기 때문에 다시 그와 같이 하면 치료될거라는 안이한 생각을 하고 있었다고 고백했다.

입원해서조차 지시한 대로 환자가 식사 요법을 지키고 있는 것은 40% 정도라고 하는 이야기도 있다. 이와 같이 입원 환자조차 지키고 있지 않은 사람이 상당히 있는 것 같다고 하는 사실에 놀란다. 입원 환자 중에는 과자를 먹어도 되는 사람도 있기 때문에 당뇨병 환자도 과자를 나눠 받고 부득이 먹는다 하는 이야기도 있다. 지금과 같이 당뇨병이 늘면 당뇨병 병실이라고 하는 것을 만들어 두는 편이 좋을 지도 모른다. 각 방에 수용하면 교제상 먹지 않을 수는 없기 때문에 곤란하지만 그렇게 하면 좋지 않다고 하는 사실을 입원 환자 전체에 대해서 교육해 두는 것도 필요할지도 모른다. 당뇨가 입원해도 좋아지지 않는 이유의 하나가 될 정도다.

치료 상태의 기본적인 체크는

당뇨병의 체크라고 하는 것은 일상 생활이 잘 되고 있는지 어떤지, 합병증은 일어나고 있지 않은지 등 많은 것이 있지만 곧 착수하는 체크법은 식전의 요당이 음성이 되느냐, 식후 2시간의 요당이 음성이 되느냐 그것을 당초의 목표로 한다.

지금 인슐린 주사를 맞고 있는 사람의 경우 그것만으로는 부족하고 혈당의 자기 측정이라고 하는 것을 일상 생활 속에 받아들여 갈 필요가 있다. 혈당의 자기 측정이라고 하는 것은 상당히 훈련을 요하지만 이미 작용이 되고 있다.

병원에 갈 때에 받는 체크법으로서 합병증의 검사 외 무엇이 유용한가 하면 1～2개월에 한 번으로 좋다고 생각하지만 2개월간의 혈당 평균치를 보여주는 글리코 헤모글로빈을 측정해 보면 그 혈당 컨트롤이 잘 되고 있는지 어떤지 알 수 있다.

중요한 점으로서 며칠 분인가, 하루 동안에 먹은 식품의 종류와 내용을 각 식사, 각 간식마다 기입해서 의사·영양사에게 지참하여 그 내용을 체크받는 것을 들 수 있다. 주의를 받은 점은 이 리스트 밑에 기입해서 보존해 둔다.

특히 인슐린 요법을 하고 있는 사람은 주치의 지도에 따라 혈당의 자기 측정을 해서 인슐린량을 조정하고 그 성적을 의사에게 지참함으로서 큰 효과를 얻을 수 있다.

당뇨병 환자가 운동에서 주의할 점은 어떤 것일까

운동에 의한 치료법도 조금 전 이야기한 식사 요법이 특별한 것이 아님과 마찬가지로 당뇨병이라고 해서 특별한 것은 아니다. 다만 당뇨병이 있으면 해서는 안 되는 운동법이나 시기가 있다. 아침 식사전의 혈당이 300mg / ml 이상 먹는 것 같은 사람은 운동을 하면 오히려 위험한 경우가 있다. 운동이라고 하면 아침 공복에 하는 사람이 많은 것 같은데 경우에 따라서 위험하다. 어째서 아침 공복에 달리느냐고 물으면 점심에 달리면 사람이 많아서 눈에 띄기 때문이라고 한다. 건강한 사람은 괜찮지만 당뇨병 사람에게 한해서는 이른 아침의 공복시 더구나 물도 마시지 않고 한다는 것은 의문이다.

하물며 혈당이 높으면 더욱 위험하다. 밤중에 조금 탈수 상태가 되고 설상가상으로 달려서 땀을 낸다. 그러면 혈관 합병증을 촉진할 지도 모른다. 그리고 합병증이 한 번 발생하면 운동 요법은 합병증을 오히려 악화시킬 지도 모른다. 그러나 이점을 들면 신경 장애, 이것은 운동으로 인해 혈액의 흐름을 원활하게 함으로서 장애를 개량하는 경우가 있다. 혹은 다리 혈관의 막힘, 그로 인한 장애,그 때의 다리 운동을 합리적으로 실시할 필요가 있다. 마라톤 등은 도저히 불가능하지만 적절한 운동으로 인해 상당히 좋아진다.

환자마다 어떤 운동을 하면 좋으냐, 이것 또한 내과 선생이 아니면 상당히 어렵다. 예를 들어 어떤 의사는 양쪽 다리의 혈관이 막혀 버렸다. 2분간 걸으니 더 이상 아파서 움직일 수 없다. 그래서 멈춰 서자 다시 움직일 수 있게 된다. 그것을 간헐성 파행이라고 한다. 이것은 뭔가 하면 근육은 산소를 사용한다. 그 산소는 동맥 속을 흐르는 혈액을 통해서 공급되는 것이다. 하지의 동맥이 동맥 경화로 가늘어져서 산소가 불충분해진다. 그래서 아파서 움직일 수 없다. 멈춰서면 졸졸 흐르는 혈액으로 근육이 숨을 쉰다. 그렇게 하자 걸을 수 있다. 혈관이 막혀 있는 것이기 때문에 혈관을 전부 꺼내서 갈아 끼우려고 하는 소동이 되어 버린다. 선생은 발가락 발목을 느긋하게 움직이는 운동을 하고 있는 사이에 완전히 자유롭게 걸을 수 있게 되었다.

이와 같은 경우가 있기 때문에 경우에 따라 적절한 운동이라고 하는 것은 의외스런 효과의 초래를 기대하고 느긋하게 대응해 보는 것도 필요하다.

당뇨병 환자의 경우 어느 정도의 운동이 좋을까

보통 사람의 경우 걷는 양이 3,000에서 5,000보이다. 좀 부족하다. 역시 1만 보를 조금 넘는 정도가 바람직하다. 나도 그렇게 생각하고 만보계를 사용해 본 결과 3,500보 정도였다. 이래서는 안 되겠다고 생각하고 꽤 많이 걸었다. 1만보 걷기 위해서는 그만큼 자는 시간을 줄이든가, 어딘가에 문제가 생긴다. 결국 영락해서 다시 3,500보 정도가 되었지만 지금 하고 있는 것은 발목 운동이다. 이것을 진찰 중이든 뭐든 하고 있다. 이 정도로 얼버무리고 있는 것이다. 따라서 환자에게 큰 요구는 할 수 없지만 할 수 있는 사람은 해야 한다. 식사를 한 후 혈당이 올라갈 때 가늠해 주면 혈당은 상당히 내려간다. 30이나 40mg / ml 정도는 내려간다. 인슐린이라든가 경구혈당 강하제를 사용하고 있는 경우 혈당이 운동으로 너무 내려가서 저혈당이 일어나는 경우가 있다. 주사 혹은 내복약을 복용하고 있는 사람의 운동의 경우는 점심의 공복 때나 저녁 무렵의 공복시의 운동을 주의하지 않으면 저혈당을 일으킨다. 식후는 비교적 안전하지만.

단, 식후의 운동은 좋다고 해도 강한 망막증이나 신증이 나타나거나 간장을 악화시키고 있을 때는 식후는 오히려 안정해야 한다. 환자는 자신에게 있어서 가장 좋은 운동의 시간을 주치의와 상담해 보기 바란다.

당뇨병과 약

당뇨병과 약과의 관계

경구혈당 강하제에 대해서는 상당히 잘못된 생각을 가지고 있는 환자가 적지 않다. 어떤 이유로 그런가 하면 '당신의 당뇨병은 식사 요법만으로 우선 치료합시다'라고 말하면 상당히 많은 환자로부터 '약은 먹지 않아도 됩니까?'라고 하는 질문을 받는다. 병이라고 하는 것은 지금도 약으로 치료한다고 하는 고정

관념이 있을 것이라고 생각한다. 반대로 약으로 치료 중인 환자가 선생에게 진찰 받기 위해서 지금까지 복용하고 있던 약을 며칠이나 삼가하고 있는 사람이 있다. 이것도 곤란하다. 평소의 생활 그대로 진찰을 받아 보기 바란다.

여름 방학 중에 어느 학생으로부터 전화가 걸려 와서 아버지는 치의사인데 당뇨병으로 혈당이 매우 높은 사실을 알았다. 당황해서 근처 병원에 갔더니 인슐린 몇 단위인가 주사해 주었다. 그래도 좀체 좋아지지 않아서 이상히 여기고 이번은 인슐린을 멈추고 포도당 부하 시험을 했다. 그런데 혈당이 굉장히 높아져서 상태가 이상해졌다(800mg / ml). 어째서 그런 일을 했느냐고 묻자 혈당이 어느 정도 올라갔는지 약을 멈추고 검사해 보지 않으면 치료 방침이 서지 않는다고 하는 것이다. 그래서 혈당의 높이로부터 계산해서 32단위의 인슐린 주사를 했지만 전혀 내려가지 않는다.

대소동이 되어 물방울로 있다고 하는 이야기다. 의학부의 학생이면서 인슐린의 종류가 무엇인지 물어도 모른다. 어쩔 수 없다고 하는 이유로 어쨌든 '속효성의 인슐린을 매식사 때마다 추가해 보시도록 주치의에게 말씀 드리시오'라고 말하자 주치의가 오늘부터 어딘가에 출장을 가서 월요일까지 의사가 없어져 버리기 때문에 어떻게 하느냐고 한다. 이것은 말도 안 된다. 어쨌든 인슐린을 사용하는 정도의 당뇨병을 취급한 적은 없는 병원이기 때문에 의사도 간호사도 곤란해하고 있다고 한다.

옛날 약이라고 하는 것은 해열제라든가 복통약이라고 하는 화급을 다투는 것이었다. 당뇨병의 약도 과식했을 때만 복용합시다라든가 말하고 있었다. 이것이 큰 트러블이 되고 있는 것이다. 당뇨병의 약이라고 하는 것은 일정하게 사용해야 비로소 의미가

경구 당뇨병용제(혈당 강하제)를 복용하시는 분에게

당뇨병 약이 처방되고 있다. 위험한 저혈당증을 일으키는 경우가 있다. 예방과 처치법에 충분히 주의해 주십시요. 이 주의는 반드시 가족이나 주위 분에게도 알려 두십시요.

1. 저혈당증이란

혈액중의 분비가 너무 적어진 상태에서 갑자기 강한 이상한 공복감, 힘이 빠지는 느낌, 발한, 수족의 떨림, 눈의 어른거림 등이 일어나거나 또는 머리가 아프거나, 멍해지거나, 휘청거리거나 여느때와 사람이 다른 듯한 이상한 행동을 취하는 경우도 있다. 공복시에 일어나고 음식을 먹으면 갑자기 좋아지는 것이 특징이다. 심한 경우에는 경련을 일으키거나 의식을 잃는 경우도 있다. 저혈당증은 위험한 상태이기 때문에 이와 같은 경우가 일어나지 않도록 주의하고 만일 일어나면 가벼운 사이에 치료해 버려야 한다.

더욱이 저혈당증이 일어나고 있는 것을 본인이 깨닫지 못하거나 모르거나 하는 경우가 있기 때문에 가족이나 주위 사람도 함께 주의하도록 한다.

2. 저혈당증의 예방에는

(1) 약의 양이나 복용법은 주치의의 지도를 정확히 지켜 주십시오. 멋대로 양이나 복용법을 바꾸는 것 같은 자기식의 방법은 위험하다.

(2) 식사를 함부로 줄이거나 거르거나 하지 않도록 식사요법은 정확히 지키는 것이 중요하다. 술의 과음, 심한 운동,

설사 등은 저혈당증을 일으키기 쉬우므로 주의해야 한다. 식사를 할 수 없을 때는 주치의에게 연락해서 그 지시를 따른다.

(3) 약 속에는 함께 먹으면 저혈당증을 일으키는 것이 있다. 뭔가 다른 약을 먹을 때에는 주치의에게 상담한다. 다른 의사에게 뭔가 약을 처방해 받을 때에는 이미 당뇨병의 약을 먹고 있음을 말하도록 한다.

3. 저혈당증이 일어나면

(1) 저혈당증이 되어도 가벼운 동안은 당분을 먹으면 치료된다. 평소부터 3~4개의 봉투 설탕을 가지고 다니며 곧 그 자리에서 먹는 것이 필요하다. 참아서는 안 된다.

(2) 충분히 주의하고 있어도 때로는 의식을 잃는 것 같은 강한 저혈당증이 일어나지 않는다고도 할 수 없기 때문에 자신은 현재 당뇨병으로 약을 복용하고 있음을 쓴 카드를 몸에 지니고 곧 치료받을 수 있도록 해 두는 것이 안전하다.

(3) 저혈당증을 일으켰을 경우는 반드시 일찌감치 주치의에게 보고한다.

4. 고소 작업(**高所作業**)이나 자동차 운전 등 위험을 수반하는 작업FE16에 종사하고 있을 때에 저혈당증을 일으키면 사고로 직결된다. 특히 주의가 필요하다.

있다. 그것이 당뇨병 약의 특징이다. 모처럼 효과가 있는데 이번은 진찰 받기 위해서 3일이나 삼가해 두자라고 중단해 버리면 효과가 없어져 버린다. 인슐린을 중단하면 흡수가 되어 버리는 당뇨병도 있다. 제멋대로 스스로 멈추거나 계속하거나 감기 약인 것처럼 사용하는 게 아니다. 이것이 제1의 주의점이다.

그리고 친구끼리 경구혈당 강하제를 써도 나눠서 복용하고 있다. 지금은 줄었지만 이 약은 잘 듣는다고 하기 때문에 비타민제라면 괜찮지만 자신에게 잘 듣는 약을 타인에게 권하는 사람이 있다. 반드시 의사의 지시로 복용한다. 이것은 매우 극약이라고 하는 사실을 알아야 한다.

인슐린으로 저혈당을 일으킨다고 하는 사실은 환자도 의사도 알고 있지만 복용약에 대해서도 저혈당 교육을 철저히 할 필요가 있다.

약의 종류를 물어도 환자가 모른다. 뭐라고 하는 약을 복용하고 있는지, 뭐라고 하는 인슐린을 주사하고 있는지 모른다. 조금 전부터 말하듯이 당뇨병 치료라고 하는 것을 환자와 상담 끝에 이번은 뭐라고 하는 인슐린을 몇 단위 몇 시에 한다든지, 복용약은 뭐라고 하는 것으로 몇 시에 먹는다든가 가끔 환자와 접촉하는 것이다. 뭐든 당뇨병의 약은 같은 것이라고 하는 식으로는 곤란하다. 오늘날은 과식했다고 해서 제멋대로 양을 늘리거나 하고 있는 사람이 있지만 절대 해서는 안 되는 행위다.

복용약의 종류에 따라서 매우 부작용이 나타난다. 클로르프로파미드라고 하는 흔히 사용되고 있는 약에 의해서 많은 사람이 알콜의 급성 중독을 일으키기 쉬워진다. 그런 사실을 모르고 복용하고 의식을 잃어 버리는 경우가 있지만 이와 같이 약마다의 특징이 있기 때문에 이 복용약은 혈당을 내리는 외에 이런 부작용이 있다고 하는 점을 한 마디 해 두어야 한다고 생각한다.

옛날 재미있는 사건이 있었다. 클로르프로파미드라고 하는 약을 어느 국립대학병원의 어느 입원환자에게 주치의가 처방한 것이다. 그런데 처방된 약을 복용한 환자가 약을 복용하기 시작한 첫날 밤중에 그 대학의 문 밖에서 의식을 잃고 쓰러져 버린 것이 발견되었다. 통보가 있어서 달려가보니 술냄새가 나는 것이다. 지금까지 이 입원 환자는 매일밤 담을 넘어서 근처의 술집에 술을 마시러 가고 있었다. 그런 사실을 전혀 모르는 주치의는 클로르프로파미드 치료를 개시했다. 이 약이 급성 알콜 중독을 일으킨다고 하는 사실을 환자도 전혀 모르고 여느때와 같이 술을 마셨기 때문에 급성 알콜 중독으로 문 있는 데까지 와서 담을 못 넘고 떨어져 버려 그대로 혼수 상태가 되어 버렸다.

그 환자가 급성 알콜 중독을 어째서 일으켰느냐 하면 이 사람은 매일 술을 마시러 나간다고 하는 사실을 주치의가 모르기 때문에 당뇨병의 혈당을 내리는 작용도 강하지만 동시에 알콜 분해를 스톱시키는 작용도 강한 클로르프로파미드를 복용시켜 버렸기 때문이었다.

그런 여러 가지 경우가 있기 때문에 경구혈당 강하제에 따라서는 혈당이 정상이 되어 치료 효과를 나타내는 것보다 먼저 사용법에 따라서는 저혈당으로 의식을 잃어 버리거나 급성 알콜 중독을 일으키거나 그런 경우가 있다고 하는 사실을 가르쳐 두어야 한다. 그러나 식사 요법만으로 부족할 때에 식사 요법과 함께 혈당 강하제를 잘 사용해서 혈당을 정상으로 해 두면 혈관 합병을 막기 때문에 없어서는 안 되는 약이기도 하다. 옛날 경구혈당 강하제가 발매되었을 때는 의사는 '당신은 식사 요법으로 하겠느냐, 식사 요법은 하지 않고 이 약을 복용하겠느냐'라고 환자에게 상담을 한 시대가 있다. 당연히 환자는 '약으로 해 주십시요'라고 말하는 시대였다.

1961년에 미국을 중심으로 12 대학의 당뇨병 전문가가 모여서 UGDP(University Group Diabetes Program)을 결성하고 약 1,000명의 경증 당뇨병 환자를 미국 각지에서 모아 이것을 200명씩 다섯 그룹으로 나누어(① 식사 요법을 기본으로 하고 거기에 위약을 먹이는 그룹. ② 톨브타미드를 먹이는 그룹. ③ 펜포르민을 먹이는 그룹. ④ 인슐린의 일정량을 매일 주사하는 그룹. ⑤ 혈당을 보면서 인슐린의 양을 바꾸면서 주사하는 그룹), 10년간의 성적을 조사하려고 했다.

그 결과 ②의 톨브타미드 그룹에서 심장 혈관 장애로 죽는 환자가 ①그룹의 3배나 나와 버려서 8년간의 실험을 중지하고 조금 늦게 시작한 ③ 그룹에서도 같은 결과가 나타나서 역시 실험을 중지했다.

오늘날에는 UGDP의 성적은 의무시되고 있다. 그러나 조금 전 무렵도 어떤 의사회에서 저것은 어떻게 되고 있느냐라고 하는 열심한 선생으로부터의 질문도 있었다.

역시 지금도 아직 어떤 심장 약(디기탈리스)와 톨브타미드를 병용하면 상태가 악화되는 게 아닐까라고 하는 이야기도 있을 정도로 경구제를 사용하지 않아도 되는 당뇨병이라면 사용하고 싶지 않다고 하는 것이 진심이다.

경구혈당 강하제의 부작용

혈당 강하제에 지금 제1세대와 제2세대가 있다. 제2세대라고 하는 것은 양이 적고 혈당만 내려가도록 노력해서 만든 약이라고 말할 수 있다. 제1세대라고 하는 것은 양이 많고 혈당이 내려가는 이외에도 작용이 있는 것 같다. 예를 들어 술에 약해진다든가, 디기탈리스(Digitalis)와 함께 먹으면 디기탈리스의 효과가 너무 강하게 나타난다든가, 그런 것 같다든가, 혈청 나트륨의 농도에 영향을 미친다든가 하는 부작용이 있다. 제2세대에서는 저혈당 이외의 부작용은 적은 것 같다. 더욱이 다른 약과 병용했을 경우에 제1세대나 제2세대나 저혈당을 일으키기 쉬워지는 경우가 있을 지도 모르기 때문에 주의가 필요하다. 특히 감기약이 중요하다. 이것은 특히 이 약 뿐만 아니라 모든 약이 환자의 몸의 상황, 그리고 환자가 사용하고 있는 다른 약과의 병용에서 주의를 하는 것이다.

그리고 일반적으로 내복약이라고 하는 것은 가벼운 약을 소량부터 사용한다. 구체적으로는 글리크라지드인데 1정 아침 식사 전에 1일 1회 준다고 하는 것부터 시작한다. 만일 식사 요법을 정확히 지키고 더 이상 좀체로 혈당이 내려가지 않으면 상태가 나쁘다고 하는 경우에 상기와 같이 경구제를 시작한다. 옛날은 우선 처음에 대량을 사용하고 점점 줄여 나간다고 하는 위험한 방법이 권장되고 있었다. 현재는 제2세대의 약이 널리 미쳐서 사용량도 적어지고(표 참조), 저혈당을 자주 일으킬 때의 급성 궤양을 제외하면 위장 장애도 적어지고 있어 식전에 사용한다고

경구혈당 강하제

제1세대 톨브타미드 클로르프로파미드 아세토헥사미드 톨라자미드 글로크로피라미드
제2세대 글리크라지드 글리벤크라미드

하는 경향이 확대되고 있다.

인슐린은 자기 주사로 사용할 수 있는 것일까

인슐린 의존형 당뇨병에서는 인슐린 이외에 잘 듣는 약은 없고 더구나 하루도 쉴 수 없다. 그래서 인슐린 요법의 이야기는 중요하다. 예전에는 환자가 자비로 사서 자기 주사를 해야 한다고 하는 괴로운 시대였다. 목숨 다음으로 중요한, 아니 목숨을 유지하기 위해서 꼭 필요한 인슐린을 사서 스스로 주사하고 있었던 것이다. 목숨과 관계가 없는 비타민제라면 건강보험으로 처방할 수 있는데 가장 중요한 인슐린은 보험을 사용할 수 없다고 하는 터무니없는 시대가 계속된 것이다. 어째서 그런 시대가 계속되었느냐 하면 의료라고 하는 것은 환자를 위한다고 하는 인식이 적었던 것이 아닐까?

환자가 스스로 주사라고 하면 깜짝 놀라는 사람이 있다. 발상의 전환이다. 이야기가 되돌아가지만 혁명적인 사물의 사고 방식을 하는 것은 유럽에서는 1400년대부터 16세기까지의 경험에서 나온 게 아닐까 생각한다. 르네상스이다. 1600년을 지날 무렵부터 과학이 급속히 발달해서 일반인도 사물을 과학적으로, 이론적으로 생각하는 시대로 빠르게 접어들고 있었다. 우리나라는 최근에 들어서이므로 역사가 짧다.

인슐린은 어떤 때에 사용할까

인슐린 요법이라고 하는 것은 2종류로 하나는 긴급시에 인슐린 요법으로 환자를 돕는다. 사용하지 않으면 생명이 곧 위험해진다. 가장 확실한 것은 당뇨병성 혼수다. 또한 당뇨병 환자가 중증 감염증에 걸렸을 때나 혈당이 굉장히 높다든가 수술의 경우다. 임신하는 경우도 인슐린 요법으로 혈당을 완전히 정상화하지 않으면 태아에 이상이 생기거나 하는 빈도가 높아진다. 그런 긴급시나 중대한 영향이 생각되는 경우의 인슐린 요법이 있다.

그러나 동시에 인슐린 요법만 받고 있으면 원기 충천한 인슐린 의존형 당뇨병이라도 자기 주사가 불가능한 옛날에는 10년이나, 20년이나 주사를 중지하면 혼수를 일으키기 때문에 입원을 계속해야 했다. 임신도 임신 기간중은 입원이다. 그런 터무니없는 일이 일어나고 있었던 것이다. 주사를 위해서만 10년 이상 입원하고 있었던 환자도 있었다.

무이해가 초래된 또 하나의 큰 이유라고 하는 것은 옛날은 인슐린을 사용한다고 해도 회사의 중역이라든가 사장이 인슐린 비의존형 당뇨병이지만 잔뜩 지금부터 먹겠다고 하는 이유로 인슐린을 주사하고 있었다고 하는 경우가 실태로서는 많았다. 그런 사람은 밤의 연회전에 주사하고 있었다고 하는 경우가 있다. 요컨대 본래는 필요없는데 혈당이 올라갈 것 같으니까 그것을 억제하기 위해서 사용하는 것이 인슐린이라고 하는 사용법 쪽이 많은 시대가 있었다. 따라서 지금의 인슐린 의존형 당뇨병에 대한 이해는 전혀 없었다.

문제가 되는 것은 그런 인슐린 비의존형 당뇨병으로 인슐린을 사용하는 사람은 얼마간의 일이 생겨서 밥을 먹지 않으면 인슐린을 사용하지 않아도 되는 경우가 많다고 하는 사고 방식이다. 이것에 반해 인슐린 의존형 당뇨병에서는 먹지 않고 있어도 인슐린 주사가 필요해진다. 하물며 열이 나거나, 토하고 설사를 하고 밥을 먹을 수 없는 것 같은 상태에서는 아무 것도 먹지 않아도 혈당은 자꾸 자꾸 높아지는 경우가 많다. 그 때 아는 사람 등의 비전문의에게 물으면, 먹을 수 없으면 반으로 줄이십시오. 인슐린 주사는 삼가하십시오 라고 한다. 그래서 중지하면 큰 일이 나게 된다.

시크 데이(sick day ; 질병의 날)라고 하는 말이 있다. 질병의 날은 혈당이 오히려 올라가고 있다. 게다가 인슐린을 줄이는 것이기 때문에 반드시 당뇨병성 혼수가 일어난다. 당뇨병성 혼수가 발생하기 전에 구역질이 나기 때문에 밥을 전혀 먹을 수 없게 된다. 그래서 마침내 인슐린 주사를 중지한다. 드디어 큰 일이 나게 된 것이다.

이것을 극복하는 방법은 옛날은 검뇨를 해서 케톤체와 요당을 조사한다. 지금같으면 혈당을 조사한다. 그래서 높으면 가령 먹을 수 없더라도 인슐린을 주사한다고 하는 식으로 가르친다. 우리들도 이것을 환자에게 강조하게 되고부터 세모에서 정월에 항상 많았던 당뇨병성 혼수로 긴급 입원한다고 하는 경우는 거의 없어졌다.

인슐린 요법이라고 하는 것은 정말로 이것은 환자 교육의 의료이고 긴급 의료에도 직결하는 것이다. 동시에 의료 종사자에 대한 교육도 필요하다. 아직 우리나라에서는 좀체로 널리 정착하지 않았다. 그것에 대응하는 교육은 부족하다. 교육의 기본이 인명을 존중한다고 하는 데에 있다고 생각하지만 긴급 구명법이나 저혈당에 대한 지식 등 국민학교 수준에서 알고 있어도 좋다고 생각한다. 외국 텔레비전에서 모친의 저혈당 혼수를 유아가 발견하고 긴급 전화로 목숨을 건졌다고 하는 이야기를 본 적이 있다.

인슐린을 주사하면 평생 주사해야 할까

비전문가나 의사가 아닌 의학 박사의 저서 중에도 있지만 인슐린은 스스로 분비시키는 호르몬이다. 그것은 외부에서 주사하면 자신의 인슐린을 분비시키는 랑게르한스(Langerhans) 섬이 게을러져서 평생 인슐린이 필요해진다고 하는 거짓말이 있다. 의사가 아닌 사람이 「당뇨병은 치료된다」고 하는 책에 쓰고 이것을 읽은 환자가 인슐린을 중지하고 당뇨병성 혼수가 된 사건이 전국에서 상당히 있었다.

당뇨병은 혈당이 200mg / ㎗ 이상의 혈당치라고 하는 것은 랑게르한스섬에 대해 독으로서 작용한다고 생각하면 잘 알 수 있다고 생각했다. 필요한 때에는 인슐린 주사를 하지 않으면 당뇨병은 악화된다. 그런 의학의 기초를 모르는 사람이 책을 내는 시대는 이제 끝났다고 생각하지만 더욱 주의를 필요하다고 말할 수 있다.

인슐린에는 어떤 종류가 있을까?

인슐린 요법의 기본을 알고 있는 사람은 인슐린의 종류를 잘 알고 있다. 특히 최근은 사람의 인슐린이 나오기 시작했기 때문에 속효성이라든가 중간형이라고 하는 종류 외에 동물의 것이나 인간의 것이냐라고 하는 또 하나 중요한 종류의 분류가 생겼다. 단, 인간이라든가 돼지라든가 하는 것은 별로 문제가 아니다. 그

인슐린의 종류

효과의 빠르기와 지속에 의한 구분법
속효형 — 레귤러, 액트라피드, 휴마린R.
중간형 — 모노타드, NPH인슐린
지효형 — 울트라렌테

동물의 종류에 의한 구분법
소 — 소의 췌장에서 추출
돼지 — 돼지의 췌장에서 추출
인간 — 돼지 인슐린으로 만들거나 대장균인 효모균에 합성시켜서 만든다.

1ml중의 역가(力價)에 의한 구분법
U — 20 — 1ml 중 20단위
U — 40 — 1ml 중 40단위
U — 100 — 1ml 중 100단위

이상 중요한 것은 1ml가 100 단위인 인슐린이 나오기 시작한 것이다. 이것은 전세계의 대부분의 인슐린은 1ml 100 단위로 교체된 것이다. 세계 공통이 아니면 여기 저기 여행을 하는 환자도 있고 여러 가지 농도의 인슐린이 있으면 위험하기 때문에 100 단위 인슐린이 고루 보급되려고 하고 있다. 국제적인 방향으로 돌려 두지 않으면 대소동이 일어난다.

예를 들어 보자. 우리나라가 만약 1ml 40단위의 인슐린을 상요한다 했을 때, 여름 방학에 인슐린 사용중인 한국 학생이 오스트리아에 가서 인슐린 주사제를 받았다. 상대는 1ml 100 단위, 한국은 40 단위다. 한국에서 치료를 받고 있던 학생은 40 단위일 것이라고 생각하고 주사했기 때문에 저혈당이 되어 혼수 상태에서 대소동이 일어나 잘 조사해 본 결과 2배반 하고 있었다. 반대로 외국에서 한국에 온 환자가 매우 곤란하다. 한국에서는 100 단위는 적기 때문에 본국에 편지를 보내어 주문해서 가져오게 한다고 하는 것 같은 여러 가지 트러블이 있다. 그런 통일을 하자고 미국 당뇨병 학회가 말을 꺼낸 것은 1972년, 영국도 1983년에 U100으로 바꾸었고 유럽 전체도 바꾸기 시작하고 필리핀, 오스트리아 등의 일본을 둘러싼 나라들이 U100으로 바꾸어 왔다. 어쨌든 인슐린이라고 하는 것에 대해서는 의료 종사자나 제약 회사는 좀더 국제적인 면에도 주의해 주시기 바란다고 생각한다. 좀더 정보를 자꾸 자꾸 흘리지 않으면 해외와의 교류가 활발해지기 때문에 위험하다.

저혈당을 일으켰을 때 어떻게 하면 좋을까

인슐린 주사에 의한 저혈당에 대해서도 학교 교육은 지금 현재 없다. 그런 것은 우선 학교 선생에게 확실히 이해시키고 싶은 것 중의 하나다. 조금 아까 이야기했듯이 저혈당이야말로 인슐린으로 발생하는 최대의 트러블이다. 상태가 이상할 때에는 설탕물이나 단 쥬스를 꼭 마시게 하자.

인슐린 주사를 하고 있는 어린이로 온전한 저혈당 혼수 상태에 이른 경우 가정에서는 글루카곤이라고 하는 것을 근육주사하게 된다. 그렇게 해 두고 의식이 되돌아오면 단 것을 먹이면 된다. 예전 인슐린 주사를 하고 있는 어린이가 저혈당이라며 어머니가 근처 병원의 의사에게 달려 가서 저혈당을 일으켰으니까 포도당을 정맥 주사해 달라고 하자 혈압을 재러 와서 혈압은 정상이니까 괜찮다고 돌아갔다. 그후 아이는 저혈당 경련을 일으켜서 죽었다. 이 의미에서도 병을 가진 어린이가 있는 집에서는 평소 가정 의를 정하고 정보를 잘 전해 둘 필요가 있다. 이 때에 가정에서는 운 나쁘게 글루가콘을 떨어뜨리고 있었다. 글루카곤만 있으면 살았을 거라고 매우 한탄하고 있었지만 10년 정도 전의 이야기다. 물론 지금 같으면 의료 관계자라면 고장 포도당의 정맥 내주사를 곧 놓는다.

이것도 20년 이상 전이지만 눈이 나쁜 모친이 당뇨병으로 딸이 인슐린을 주사하고 있었다. 어느 날 저혈당으로 의식이 없기 때문에 포도당을 주사해 달라고 부탁하자, 인슐린이라고 하는 것은 의사가 해야 하는데 당신이 멋대로 해서 멋대로 일으킨 저혈당이니까 당신이 고치라고 했다고 한다. 의료라고 하는 것을 그런 식으로 받아낸 시대가 있었다. 당연히 환자의 생명이 제일로 진짜 의사라면 그와 같은 말은 하지 않을 것이다. 돌파리 의사였을 것이다. 딸은 울며 울며 설탕물을 계속 입으로 옮겨 넣어서 저혈당을 치료했다고 하는 이야기였다. 어쨌든 인슐린 요법을 이 세상에서 해나간다고 하는 것은 대단한 일이다라고 하는 탄식을 들었지만 그런 탄식은 이제 완전히 바뀌었다고 생각한다.

현재는 모든 것이 환자를 중심으로 한의료로 변했다.

저혈당이 지금 발생했을 때에 무엇을 하느냐라고 하는 문제다. 철저하게 가족을 교육해 둘 필요가 있고 저혈당이 일어나고 있음을 아는 환자도 있고 갑자기 일어나는 사람도 있다. 이상하다고 생각했을 때에는 곧 혈당을 측정할 수 있도록 교육해 두기 바란다. 그리고 소아 당뇨병이 있는 가족에게는 글루카곤의 주사법을 가르친다. 이것은 비싼 약으로 더구나 준비해 두는 경우에는 보험이 적용되지 않는다. 어떻게든 보험으로 지불한다든가, 구입

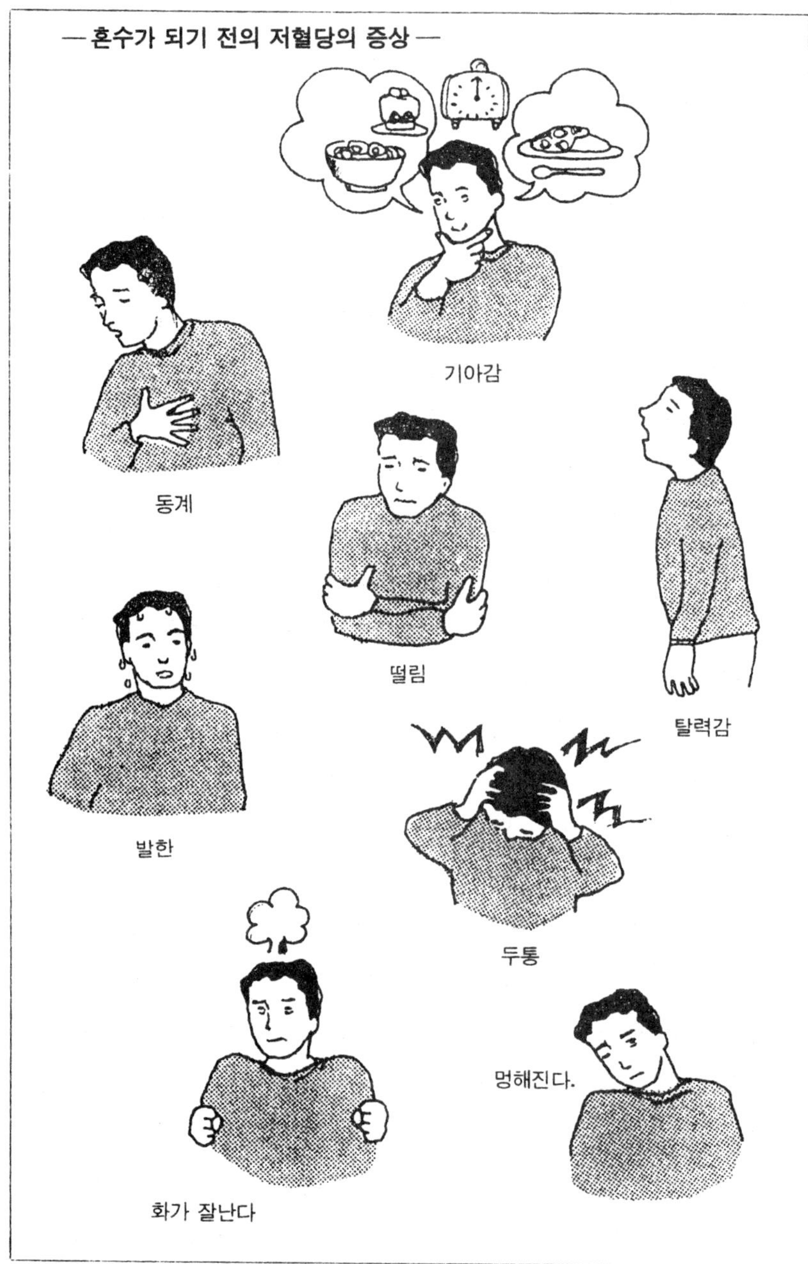

━ 혼수가 되기 전의 저혈당의 증상 ━
기아감
동계
떨림
탈력감
발한
두통
화가 잘난다
멍해진다.

할 수 있도록 해야 하지만 그런 식으로 저혈당을 어쨌든 극복하기 위한 방법을 가족에게 가르쳐 두는 것이 중요하다고 생각한다.

또 하나 중대한 착각이 있다. 혈당치라고 하는 것은 약을 사용하고 있는 한 순식간에 변하는 것이다. 머리가 지끈지끈해서 의사에게 가 혈당이 30mg / dl 밖에 안 된다는 말을 듣고 곧 포도당을 정맥 주사해 주십시요 라고 하는 환자가 있다고 한다. 2주일 전에 측정한 혈당이 30이었다. 30이었던 것은 2주일전의 측정한 그순간으로 지금은 아니다. 혈당치라고 하는 것은 일정하다고 하는 매우 이상한 사고 방식이 있다. 식사 요법만으로 하고 있을 때에는 혈당은 비교적 변동이 없지만 약을 사용하고 있을 때의 혈당이라고 하는 것은 그 채혈한 순간 이외에는 거의 믿을 수 없다.

이 혈당치의 불안정성을 이용해서 인슐린 주사를 해 놓고 저혈당의 위험을 안 다음에 밥을 먹지 않고 버텨서 수진시의 요당 음성이라고 하는 진단으로 운좋게 생명 보험에 들어가 버렸다고 하는 이야기도 있다. 좋지 않은 방법이라고는 생각하지만 이 환자는 혈당의 불안정성을 충분히 이해하고 있었다고 하는 점에서는 우수한 환자였다.

물론 생명 보험에 요당이 나왔느냐 나오지 않았느냐로 해당의 여부가 결정된다고 하는 것은 전시대적으로서 당뇨병일지라도 정확히 치료를 계속해서 합병증도 일으키지 않는 사람은 생명 보험에 넣도록 되어야 한다. 이미 문명국에서는 당뇨병이라고 하는 것만으로 생명 보험에 포함시키지 않는다고 하는 곳은 없는 것 같다.

합병증을 예방하기 위해서는

당뇨병성 혼수는 어째서 일어날까

당뇨병은 방치했을 경우 전형적인 경과로서 무서운 것에 급성 병태와 만성병태가 있다. 급성의 경우의 대표로서 당뇨병성 혼수가 있다. 이것은 자신이 분비시키고 있는 인슐린 혹은 외부에서 주사하고 있는 인슐린 그런 인슐린의 작용이 극도로 부족한 경우에 일어난다고 생각되고 있다.

현재 당뇨병성 혼수의 원인으로서 잊혀지지 않는 것은 가벼운 당뇨병이라도 중증의 감염증에 걸린다든가 식사 요법이 매우 문란해진다고 하는 등의 경우다. 인슐린 의존형 당뇨병에서 인슐린을 중지했을 경우는 반드시 당뇨병성 혼수가 발생한다.

당뇨병성 혼수라고 하는 것은 당뇨병에 걸려 있으면 누구나 당뇨병성 혼수를 일으킬 수 있다고 하는 사실을 알고 있을 뿐으로 당뇨병성 혼수는 중증화하지 않고 무사하다고 하는 매우 특징적인 성질을 가지고 있다. 이와 같은 것은 저혈당을 잘 알고 있는 사람은 저혈당으로 중증화하는 경우는 없다고 한다. 당뇨병성 혼수를 잘 알고 있는 사람은 당뇨병성 혼수로 중증화하는 경우는 없다고 일컬어지고 있다.

더욱 정확하게 이야기하자면 당뇨병성 혼수에는 2종류가 있다. 그 하나는 케토아시드시스라고 하는 것으로 소변에 당과 케톤체가 대량으로 증명되어 혈액이 산성으로 기우는 것이다. 인슐린 의존형 당뇨병의 사람이 갑자기 인슐린을 중지했을 때에 일어나는 경우가 많다. 그 외 전혀 다른 당뇨병성 혼수로서 비케톤성 고삼투압성 혼수라고 하는 것이 있다.

이것은 증상이 적은 당뇨병에 일어나는 경우가 많다고 하는 특징을 가지고 있다. 원인으로서 의료 행위가 관계하고 있는 경우가 많고 뇌혈관 장애나 수술 후에 대량의 영양 보급을 관으로 공급하거나 할 때에 많지만 그 외 심한 설사나 강한 이뇨제로 대량의 수분이 나온 후 등에도 일어나는 경우가 있다. 이 경우 혈당이 무턱대고 높고 소변에 케톤체가 나오지 않거나 나와도 약간이다. 또한 케토아시드시스에서 일어나는 호흡이 크고 수가 많다고 하는 증상은 없지만 반대로 케토아시드시스에서는 볼 수 없는 '경련' 등이 일어나는 경우가 있다. 전문적인 이야기가 되지만 고침투압성 혼수에서는 혈당과 함께 혈청 나트륨이 비교적으로 높은 것을 혈액을 뽑아 보면 알 수 있다.

당뇨병성 혼수가 가까울 때 어떤 증상이 있을까

당뇨병성 혼수, 특히 케토아시드시스가 가까와진 경우의 증상을 알아 둘 필요가 있다.

일반적으로는 당뇨병성 혼수가 가까와지면 갑자기 목이 마르고 그리고 갑자기 요량이 늘고 체중이 순식간에 줄어들고 피부는 건조하고 입속도 건조하고 혈압은 내려간다. 더욱 진행하면 위장 장애가 생긴다. 위장 장애는 구토, 구역질, 복통 등을 수반하는 경우가 많기 때문에 이것을 위장 병으로 착각하고 당뇨병성 혼수가 가까운데도 불구하고 식사를 할 수 없다고 하는 이유로 인슐린 주사를 중지해 버린다. 옛날은 배의 병으로 착각하고 수술을 받은

예조차 있다. 그 때문에 점점 더 당뇨병성 혼수의 중증화가 일어
난다고 하는 경우가 적지 않았다.

너무나도 위장 장애가 강해서 예를 들면 구토를 한 구토물 중에
혈액까지 있다고 하는 이유로 위궤양으로 착각되거나 배가 아프
다고 하는 이유로 백혈구를 세 보면 보통의 백혈구는 1mm 입방
당 5,000~7,000 정도인데 당뇨병성 혼수가 있으면 2만 정도로

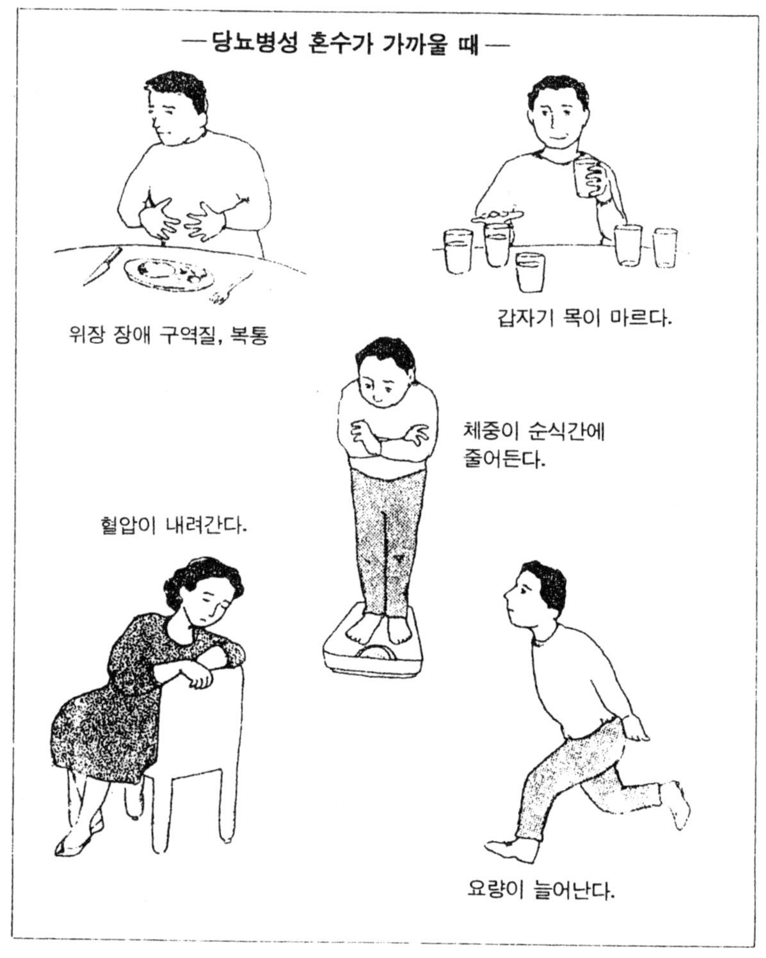

늘어난다. 백혈구가 많기 때문에 충수염으로 착각하고 수술을 받아 버린다고 하는 경우조차 있을 만큼 위장 장애가 강하게 나타나는 경우가 있다. 단순히 이야기를 잘 들어 보면 토하거나 배가 아파지기 전에 심한 구갈과 탈수 증상이 일어난다고 하는 증상으로 구별할 수 있다.

당뇨병성 혼수가 가깝다고 할 때에 곧 환자가 해야 할 일은 혈당의 자기측정, 요당 및 요중 케톤체의 검사, 어쨌든 이상이 생기면 주치의의 진찰을 받아 본다. 더욱이 의사에 의한 이런 검사가 필요해진다. 증상이 나타나고 나서 혼수가 될 때까지의 시간은 사람에 따라서 상당히 다르다.

매우 인상적이었던 아가씨는 비행기를 탔을 무렵부터 갑자기 목이 마르고 공항에 도착할 때까지 20분 걸려 대량의 배뇨가 있고 그 때마다 물을 마신다고 하는 상태로 승객이 모두 깜짝 놀랐다고 하는 이야기다. 그 날 밤이 되자 마침내 구역질이 일어나거나 의식이 혼탁했다. 그 전날까지는 전혀 아무렇지도 않았다고 하는 사람이다. 이 아가씨는 다행히 이송된 구급 병원에서 곧 당뇨병성 혼수라고 하는 진단이 내려져 정확한 치료를 할 수 있었고 순식간에 당뇨병성 혼수는 치료되었다. 당뇨병성 혼수라고 하는 것은 빨리 진단이 나오면 100% 치료된다고 생각할 수 있는 것이다.

저혈당에 대해서도 마찬가지다. 저혈당으로 의식을 잃었을 경우 곧 저혈당이라고 하는 진단이 나오면 100% 치료된다. 이것은 입원이 필요가 없고 저혈당의 경우는 자택에서도 외래나 치료되어 버린다. 당뇨병성 혼수의 경우는 적어도 2일 정도는 입원이 필요해진다. 그것은 이 아가씨와 같이 당뇨병이라고 하는 사실을 전혀 모르고 당뇨병성 혼수를 일으키기 때문에 의식이 치료에 의해 좋아지는 것과 함께 당뇨병에 대한 대응 방법 이것은 주로 식사 요법이라든가 인슐린 주사라고 하는 것이 되지만 이런 것을 가르쳐 줄 필요가 있기 때문이다. 한 번 당뇨병성 혼수를 이 아가씨는 경험한 이래 그 후는 한 번도 당뇨병성 혼수를 일으키지 않고 사업을 확장해서 서울과 파리에 가게를 열고 그 사이를 왕복하고 있지만 벌써 10년간 정도 왕성한 활동을 하고 있다.

어쨌든 이런 식으로 인슐린 의존형 당뇨병이 갑자기 일어난다. 그 초기에 당뇨병성 혼수가 갑자기 된다고 하는 예도 있지만 일반적으로는 인슐린 의존형 당뇨병으로 인슐린 주사량이 부족하거나 중지하거나 했을 때에 일어나기 쉽다. 또한 인슐린 비의존형 당뇨병으로 중증감염증에 이환했을 때에 일어나기 쉽다.

만일 당뇨병성 혼수라고 하는 진단이 내려지지 않으면 경우에 따라 목숨이 위험해진다. 그런 의미에서도 당뇨병성 혼수는 지금도 중요하지만 특히 국민이 당뇨병성 혼수라고 하는 것이 어떤 식으로 발생하고 그 때 어떤 치료를 하면 치료된다고 하는 사실을 알아 두면 마음 편히 치료되는 병이라고 말할 수 있다. 이 병을 국민이 몰랐던 옛날에는 '역리'라든가 '자가 중독'이라든가 '노이로제'라든가 일컬어지고 있는 것 중에 포함되어 많은 사람이 사망했다고 생각된다.

당뇨병성 혼수의 치료는 어떻게 할까

당뇨병성 혼수의 치료법은 첫째로는 원인을 생각하는 것이 중요하다. 예를 들면 앞서 서술한 아가씨는 인슐린 의존형 당뇨병에 처음 걸린, 걸렸을 때에 원인같은 것은 없다. 그대로 당뇨병성 혼수가 된 것으로 당뇨병의 역사는 없었다.

이것에 반해 당뇨병에 오랫동안 걸려 있고 인슐린을 주사하고 있었던 사람이 갑자기 중지했거나 혹은 줄였기 때문에 발생하는 당뇨병성 혼수의 원인은 확실하다. 그 외 중증 감염증을 계기로 일어나는 경우가 있기 때문에 동시에 그쪽의 치료도 필요하고 그 때문에 입원 기간은 1주일 정도까지 길어지는 경우가 많은 것 같다.

당뇨병에 오래 걸려 있는 사람이 당뇨병성 혼수를 일으키는 경우의 가장 큰 원인은 감염증이다. 따라서 당뇨병성 혼수를 보면 우선 함께 혈액 배양을 해서 혈액 속에 배균은 없는지, 즉 패혈증을 일으키고 있지 않느냐라고 하는 검사라든가 흉부 뢴트겐(Rontgen) 검사로 폐렴을 일으키고 있지 않은지 어떤지 혹은 방광염, 신우염(腎盂炎)을 일으키고 있지 않은지 등이라고 하는 검사가 필요해진다.

당뇨병성 혼수의 경우는 혈액의 양이 매우 줄어들어 있기 때문에 중증의 감염증으로 본래 열이 날 텐데 혈당이 터무니 없이 높고 그 때문에 탈수 상태가 일어나서 혈액의 흐름이 나쁘기 때문에 체온이 낮아진다. 그 때문에 본래라면 열이 나야 하는데 나지 않는다고 하는 것도 특징이다. 당뇨병성 혼수의 경우 인슐린의 정맥내 지속 주입요법이라고 하는 것에 덧붙여서 대량의 전해질과 물을 정맥 속에 공급하도록 되어 있다. 그렇게 하면 지금까지 숨어 있던 감염증이 나타난다. 그런 식으로 혈액의 양이 많아져서 탈수 상태가 치료되어 가슴 사진을 촬영해 보면 폐렴의 소견이 나타나거나 혹은 소변에 신우염의 소견이 나타나거나 하는 경우가 있기 때문에 당뇨병성 혼수가 나타났을 경우에 그 배후에 감염 증이 없느냐라고 하는 검사를 반드시 한다.

만일 감염증이 있으면 인슐린의 지속 정맥내 주사와 대량의 수액 외에 항생 물질을 병용할 필요가 있다. 어쨌든 현재는 당뇨 병성 혼수는 우선 100% 완치한다고 말할 수 있다. 전후 인슐린이 출회했을 무렵 또한 그후도 인슐린의 대량 피하주사 시대에는 상당한 사망률이 있다고 일컬어지고 있었던 시대, 즉 당뇨병성 혼수는 치료해도 20~50%는 죽는다고 일컬어지고 있었던 시기에 비하면 현저한 진보를 한 것이다. 하긴 인슐린이 발견되기 전은 100% 죽었다.

당뇨병성 혼수는 옛날 서양에서는 당뇨병 사망 원인의 제1위였 지만 현재는 사망률이 문제없을 만큼 낮아지고 있다.

다행인지 불행인지 일본에서는 인슐린 발견 전의 당뇨병성 혼수는 매우 적었는지 진단이 나오지 않았는지 어쨌든 별로 문제 는 되지 않았다.

그러나 현재는 인슐린의 능숙한 사용법이 판명됨에 따라서 당뇨병성 혼수는 증가하고 있다. 더구나 100%의 완치가 가능해졌 다. 동시에 반복해서 말하지만 진단을 빨리 내린다고 하는 것 100%의 치유율을 얻기 위해서 꼭 필요해진다.

감염증에 걸렸을 때는 어떻게 하면 좋을까

옛날부터 당뇨병이 있으면 감염증에 약해진다고 한다. 따라서 당뇨병이 있으면 수술을 하면 감염이 발생하므로 수술이 불가능 하다. 또 균이 빠지지 않으며, 균을 빼면 거기로 배균이 들어가서 감염증을 일으킨다. 따라서 당뇨병이 있으면 수술도 할 수 없지만 균도 빠지지 않는다고 하는 말이 있었다.

이것은 인슐린이 발견되기 전의 이야기였다. 지금과 같이 인슐린에 의해 혈당을 얼마든지 정상화할 수 있는 시대에 들어서면 사정은 완전히 변한다.

감염증이 있으면 인슐린의 효력을 둔화시킨다. 인슐린의 효력이 나쁘면 혈당이 올라간다. 혈당이 올라가면 감염증이 심해진다. 이것을 악순환이라고 한다. 따라서 감염증이 있을 경우의 인슐린의 사용법이라고 하는 것은 지금까지 20단위를 주사하고 있었기 때문에 24단위 정도로 하자고 하는 게 아니라 혈당이 100mg / dl 전후로 내려가는 것을 목표로 한다. 효과가 없으면 20단위를 1,000단위, 3,000단위로 하듯이 감염증이 있을 경우는 혈당이 정상이 될 때까지 어디까지라도 인슐린을 사용해서 혈당을 정상화시켜야 한다. 동시에 영양 보급도 중요해서 하루중에 포도당을 정맥내에 300g 이상이나 넣는 경우가 있다.

중증 감염증에서 중간형 인슐린을 사용하면 잘 듣지 않고 혈당은 생각대로 내려가지 않는다고 하는 경우가 있기 때문에 중증 감염증이 있는 경우 또는 수술을 한다고 할 때는 마치 당뇨병성 혼수 때의 치료와 마찬가지로 속효형의 인슐린 정맥내 지속 주입을 한다.

당뇨병에 오래 걸려 있는 노인으로 통증을 느끼기 어렵다고 하는 경우가 있다. 뭔지 모르지만 배가 팽팽하다고 하는 이유로 식사 요법과 내복제 요법을 10일간 정도 받고 계신 어느 노인이 배가 아프고 팽팽해서 아무래도 이상하여 큰 병원의 내과에 가자

마자 그 자리에서 이 상태는 복막염이라고 하는 사실이 판명되어 그 대학의 외과에서 진찰받았지만 충수염(蟲垂炎)이 이미 터져서 배 잔뜩 고름이 차 있는 상태로 중증 복막염을 일으키고 있었던 것이다. 순식간에 200단위 이상의 인슐린 대량을 정맥내에 넣음과 동시에 배에 구멍을 뚫고 고름 배설을 꾀해 충수절제를 하고 눈 깜짝할 사이에 이 환자는 치료되어 버렸다. 현대 의료는 훌륭한 진보를 이루고 있다. 동시에 노인 당뇨병에서는 이와 같은 위험이 있다.

당뇨병과 노인이라고 하는 두 가지의 이유로 온배에 고름이 차 있어도 자각 증상이 부족한 경우가 적지 않다. 더욱이 당뇨병성 혼수가 가까워 탈수가 있기 때문에 열도 별로 나지 않는다. 물론 노인은 감염증으로 열이 나지 않는 경우는 있지만 당뇨병의 탈수와 더불어 열이 나지 않는다고 하는 이유로 간과된 것이리라. 당뇨병이 있어도 미리 혈당을 완전히 정상으로 하는 것 같은 응급 조치를 해 두면 절대 두렵지 않은 것을 알 수 있다.

단, 이 때에 바라고 싶은 것은 외과와 내과가 잘 협력할 필요가 있다. 이 말은 당뇨병 감염증의 경우 가끔 고름 덩어리가 몸 깊은 곳에 생겨서 이것을 농양이라고 하는데 조금 전의 노인분과 마찬가지로 거기에 구멍을 뚫고 밖으로 내보내지 않는 한 인슐린이 듣지 않는다고 하는 경우가 있다. 감염증으로 고름이 차 있는 곳에 절개를 가해서 고름이 나갈 곳을 만들어 준다. 그리고 혈당은 인슐린을 아무리 사용해도 괜찮기 때문에 완전히 정상화시키고 항생 물질을 사용한다. 이것이 원칙적인 치료법이다.

당뇨병의 환자에서는 발균 때 미리 혈당을 정상화해 두고 미리 항생 물질을 공급해 둘 필요가 있다고 말할 수 있다. 만일 감염증이 일어났을 때도 지금 말씀 드린 것 같은 치료로 곧 혈당치 정상화의 노력을 함으로서 감염증은 두렵지 않다고 말할 수 있다.

신경장애란 무엇인가

당뇨병에 있어서의 신경 장애는 매우 환자를 괴롭힌다. 특히 하체의 신경통은 불쌍해진다. 이 신경통은 때로 음낭부터 더 나아가 복부까지 미친다. 이 아픈 곳을 만질 수도 없게 되고 요 위에도 누울 수도 없으며 이불을 덮어도 매우 아프다. 동통성 신경 장애라고 하는데 이것이 발생하면 밤에도 잠을 이룰 수 없는 상황이 된다.

또한 다리의 지각이 없어지기 때문에 상처나 화상을 깨닫지 못하고 회저를 일으킨다. 또한 그 회저가 일어난 것을 깨닫지 못하는 사이에 중증 패혈증을 일으켜서 구사 일생을 한 의사도 있었다.

그 밖에도 자율신경 장애가 일어나서 심장이라든가 혈압이라든가의 상태를 지배하는 자율신경에 이상이 발생한다. 그 때문에 일어 설 때 현기증이 생기고 심장이 빠르게 움직여야 할 때에 움직여 주지 않는다. 또한 자율신경 장애의 하나로서 위장의 수축이 나빠져서 먹은 것이 언제까지나 위주머니에 모여 있다. 혹은 설사와 변비를 일으키고 이 설사는 매우 심한 설사로 하루종일 몇 번이나 물과 같은 설사가 발생하는 경우도 있다. 그런가 하면 매우 심한 변비가 있다고 하는 경우도 생긴다. 더욱 아래쪽이 되면 방광, 자율신경장애로 방광에 소변이 모여 있다고 하는 느낌이 전혀 없어진다고 하는 경우가 발생한다. 그런 때는 보통은

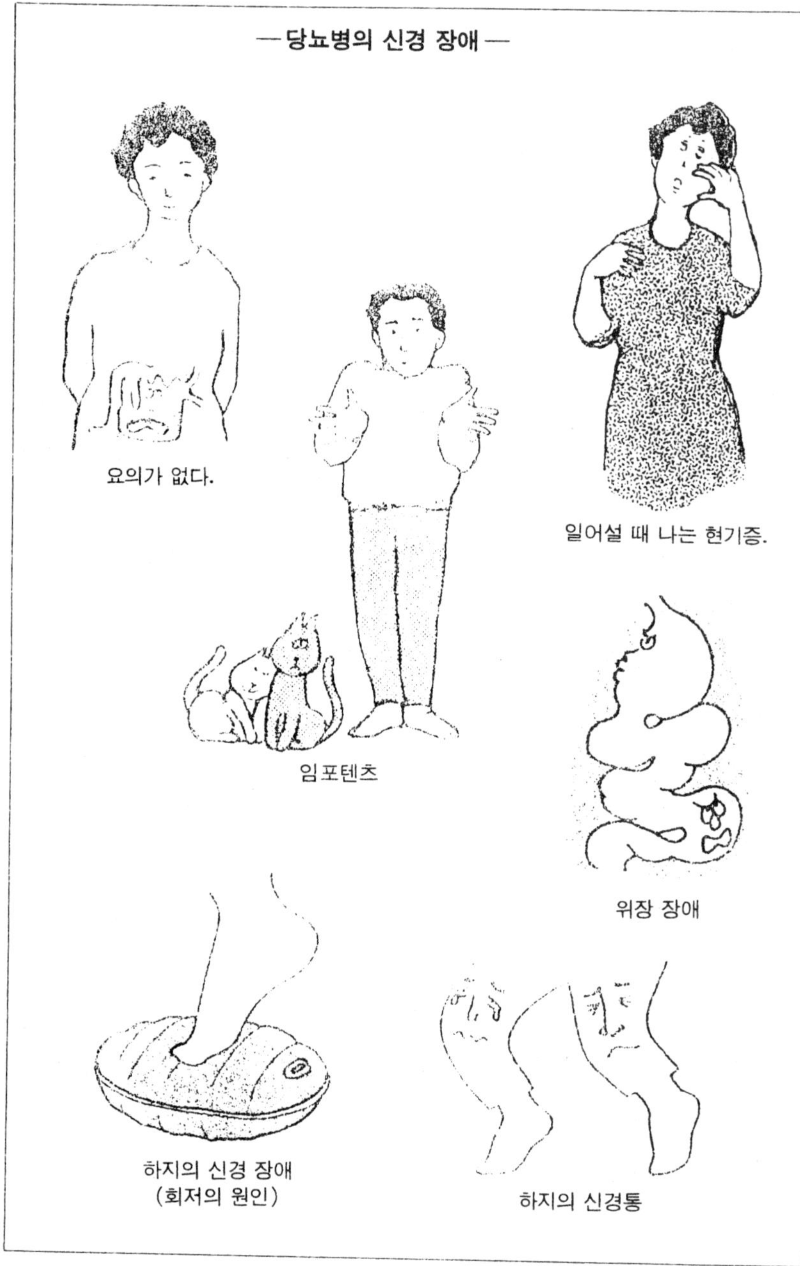

―당뇨병의 신경 장애―
요의가 없다.
임포텐츠
일어설 때 나는 현기증.
위장 장애
하지의 신경 장애
(회저의 원인)
하지의 신경통

임포텐츠(Impotenz)도 발생한다. 여성이라면 임포텐츠는 느끼지 못하지만 남성의 경우는 그런 때에 임포텐츠를 동시에 수반하기 쉽다. 그것은 페니스를 지배하는 신경과 방광을 지배하는 신경이 가까운 곳에 있다고 하는 사실에 의한다. 임포텐츠로 죽는 일은 없지만 방광의 자율신경 장애는 상당히 위험하다. 그것은 소변이 많이 모여 있는데 전혀 내보내고 싶지 않다 즉 요의가 없다는 상태에서 지금까지 내가 진찰한 환자중에 배에 5l 까지 소변이 모였는데도 아무렇지 않게 있었다고 하는 사람이 있었다.

또한 18세의 여성으로 결혼하지 않았는데 임신을 했다고 해서 어머니가 데리고 온 당뇨병의 아가씨는 방광이 당뇨병성 신경 장애이기 때문에 팽창해도 요의가 일어나지 않기 때문에 방광 속에 3l 의 소변이 모여 있었다. 이 소변이 모인 방광으로 하복부가 크게 부풀었기 때문에 임신으로 착각한 것이었다. 이 소녀는 요도로 관을 넣어서 소변를 제거하여 두려운 임신은 순식간에 사라졌다.

일어설 때 나는 현기증 때문에 계단에서 떨어져 죽은 사람이 있었다. 심장의 자율신경 장애는 급사의 원인이 된다고 한다. 또한 방광으로부터 소변이 나오지 않기 때문에 요독증이 된 사람도 있었다.

당뇨병의 신경 장애로 신장이 나빠진다고 하는데 그 원인과 예방법은 무엇인가

방광을 극도로 팽창시켜 버렸을 경우 소변은 신장 속에도 쌓인다. 신우 신부(腎盂 腎盃)라고 해서 신장 한가운데에 틈이 있는데 그곳에도 소변이 잔뜩 쌓여서 부푼다. 이 때문에 신장의 작용은 점점 줄어들어 버려서 신장 장애를 조장하는 경우가 있다. 흔히 당뇨병 때에 신장이 나빠지는 것을 두려워하는데 지금의 방광의 신경 장애를 우선 잘 알아 두고 그렇게 되지 않도록 주의하는 것도 신장 장애를 예방하는 방법이다. 실제로 어떤 회사의 늙은 사장님이 혈액 속에 늘어나는 물질이 핏속에서 매우 높아져 신장이 나빠졌다고 하는 이유로 입원했다. 진찰해 본 결과 하복부에 방광이 팽창해 있었던 것이다. 이것에 대해서 도뇨(導尿)를 하고 항상 방광에 소변이 모이지 않도록 한 결과 혈액 속에 늘어나고 물질이 순식간에 적어졌다고 하는 경우도 있었다.

따라서 당뇨병성 신경 장애 특히 방광에 주의하는 것은 신장 장애를 예방한다고 하는 의미에서도 중요하다. 이것은 어떻게 예방하면 되느냐라고 하는 문제인데 풍선도 그렇지만 항상 잔뜩 부푼 상태로 놓아 두면 좀체로 작아지지 않는 것과 같은 경우가 발생한다. 따라서 당뇨병에 걸려 있으면 항상 자주 가고 싶지 않더라도 화장실에 간다고 하는 것이 하나의 중요한 점이다.

그리고 증상이 조금 나타난다 혹은 당뇨병성 신 장애가 두렵다고 하는 환자에게 다음과 같은 주의를 준다. 식후 30분 누워 주십시오, 잠들지 말고 눈을 뜬 채로 똑바로 누워 주십시오. 30분 지나면 반드시 하복부를 잘 누르고 가능하면 웅크리고 소변을 보십시오라고 하는 부탁을 하고 싶다. 이것만으로도 당뇨병성 신 장애를 예방하는 좋은 예다.

왜냐 하면 신장에 있어서 몸을 옆으로 뉘인다고 하는 것은 기능을 발휘하기에 좋은 자세이기 때문이다. 그때에 방광에 소변이 모여 용수 배뇨라고 말하는데 하복부를 잘 눌러서 잔뇨가 없도록 소변을 내보낸다. 또는 몇 시간이라도 걸러서 예를 들면 약 2시간 동안 걸려서 밤중은 좀 어렵지만 매우 요량이 많은 분은 자명종 시계를 작동시켜 두고서라도 소변보러 가끔 가서 방광에 잔뇨가 남지 않도록 유의한다.

그런 식으로 방광에 소변이 모인 채 아무렇지도 않게 있는 사람은 대개 요로(要路) 감염증, 즉 신우염이라든가 방광염을 일으키고 있다. 그런 사람은 물을 이따금 마셔서 소변을 자주 내보낸다고 하는 식으로 항상 방광을 씻어 흘려 두는 것이 중요하다. 방광에 소변이 모인 채 있으면 배균이 번식하는 원인이 된다.

필요한 경우에는 비뇨기 선생에게 부탁해서 자기 도뇨라고 하는 것을 실시한다. 아무래도 소변을 본 뒤 잔뇨가 200내지 300 l 남고 그 이상은 나오지 않는다고 하는 사람이 상당히 있다. 그런 분은 자기 도뇨를 하루에 한번 실시하여 요로 감염증을 막는 경우도 있다. 지금 하고 계신 분 중에서 가장 나이 많은 77세의 분이 자기 도뇨를 해서 완전히 건강해지셨다. 자기 도뇨를 수년 전에 시작할 때까지는 방광에 관을 넣은 채로 방치되었기 때문에 기분이 나쁘고 비관적이었지만 지금은 자기 도뇨로 소변을 내보낸다고 하는 방법으로 완전히 건강해진 사람이 있다. 물론 자기 도뇨가 불가능한 사람은 소변이 많이 모인 채보다는 지속적으로 관을 넣어 두는 편이 좋다.

신경 장애는 어디에 많을까

신경 장애라고 하는 것은 온몸 어디에나 일어난다는 사실을 꼭 알아 둘 필요가 있다.

더욱이 신경 장애는 발끝일수록 강하다고 하는 사실이 일반적이다. 심한 짜릿짜릿한 느낌이 있으면서 더구나 만져 보면 확실치 않다든가, 혹은 화상을 입을 때까지 깨닫지 못한다든가, 핀을 밟아도 아프지 않다든가, 매우 모순되지만 그런 식으로 신경 장애에서는 통증도 있고 동시에 감각도 둔해지는 경우가 있다. 그러나 많이 진행해 버린 상태에서는 자각적인 통증조차 없어진다. 유명한 의사이고 동시에 의사 평론가인 분이 하지의 신경 장애 때문에 전혀 깨닫지 못하고 탕파에 회저를 일으킨 적이 있는데 당뇨병인 사람이 탕파, 각로에 주의한다고 하는 사실은 치료의 상식이라고 한다.

신경 장애의 치료로 혈당을 내렸더니 통증이 더욱 강해졌는데 ……

신경 장애의 치료법인데 물론 당뇨병에 걸려도 혈당을 항상 정상으로 유지해 두면 신경 장애는 일어나지 않는다. 그러나 일단 일어나 버리고 나서는 치료는 상당히 번거롭다. 경우에 따라서는 갑자기 혈당을 내리기 때문에 신경통이 더욱 증가한다. 이것은 옛날부터 '치료후 신경염'이라고 일컬어져서 환자를 괴롭히고 있었다. 그런 환자에서는 혈당이 높기 때문에 생명이 위험하다고 하는 경우가 아닌 한은 천천히 혈당을 내리는 것도 필요하다. 그리고 통증에 대해서는 간질 때에 사용하는 약이 상당히 잘 듣는다. 또는 밤에 잠을 이룰 수 없는 사람이 많기 때문에 수면제를 사용한다든가 혹은 항울제를 사용한다. 어쨌든 우선 환자의 호소를 잘 듣는 것이 중요하다.

그리고 환자에 대한 설명인데 이 심한 통증은 장래 반드시 치료된다고 하는 점이다. 몇 년이나 통증이 계속된다고 하는 경우는 정확한 치료를 시작한 환자에게는 일어나지 않고 가령 일과성으로 심한 통증이 오더라도 치료를 계속하고 있는 사이에 이 통증은 반드시 치료되는 것이다. 치료를 했기 때문에 아프지 않게 되었다. 그래서 중지했다. 중지하자 다시 아프기 시작했다. 그런 반복이라면 통증은 치료되지 않지만 정확한 치료를 느긋하게 함으로서 반드시 치료되는 것은 당뇨병성 동통성 신경 장애의 특징이다. 아프다고 하는 것은 반대로 말하자면 아직 완전하게는 장애를 받고 있지 않다고 하는 증거이기도 하기 때문이다.

당뇨병에 걸리면 망막이 못 쓰게 된다고 하는데 그것은 사실인가

망막증이라고 하는 것은 당뇨병 환자의 사회 복귀를 방해하는 가장 중대한 질환이라고 한다. 그 이유는 성인이 되어 발생하는 실명의 제1원인이 당뇨병이기 때문이다.

그러나 이 실명은 의료 종사자와 환자의 협력이 있으면 반드시 예방할 수 있는 것이다. 당뇨병성 망막증에 의한 실명이라고 하는 것은 노력에 의해 예방할 수 있다고 한다. 그 밖에 혈전증 등으로 갑자기 실명이 발생하는 경우가 있어 치료의 기회를 잃는 실명도 있지만 당뇨병성 망막증인 한 조기에 깨닫고 정확한 치료를 함으로서 실명은 예방할 수 있다고 하는 의미에서 매우 특이적인 질환이라고 말할 수 있다.

흔히 당뇨병에 걸리면 실명은 면할 수 없다거나 치료에 대해서 싫증을 일으켰다고 하는 이야기를 듣지만 이것은 절대로 잘못이다.

그것이 절대 잘못이라고 말할 수 있게 된 것은 요10년 전후 사이에 당뇨병성 망막증에 대한 외과적 치료가 매우 발달했기 때문이다. 종래 당뇨병성 망막증 중에서 증식형 망막증이 되는 것은 좀체로 막을 수 없다. 증식형 망막증이 되면 이제 실명을 기다릴 뿐이라고 하는 생각이 있었다. 현재 당뇨병성 망막증은 정확하고 규칙적인 진료를 받고 있으면 절대 실명에 이르는 일은 없다고 말해도 좋을 정도가 되었다. 어떤 이유인가 하면 우선 병이 발생했을 때부터 혈당을 완전히 정상화해 두면 망막증은 일어나지 않는다. 이것이 첫째다. 그러나 조금 전에도 말했지만 인슐린 비의존형 당뇨병은 가끔 당뇨병을 발견했을 때에 이미 망막증을 일으키고 있다. 그럼 도대체 어떻게 하면 될까. 더욱이 인슐린 의존형 당뇨병 중에는 아무래도 컨트롤이 나쁜 것이 있다. 그럼 어떻게 하면 좋을까?

이것은 극단적인 예이지만 어느 의대의 유명한 외과 교수가 내게 '아무래도 당뇨병인 것 같다'고 하며 8년 전에 찾아 왔다. 그 상황을 물어 보니 수술을 하고 있는 동안에 점점 눈이 잘 보이지 않게 되었기 때문에 노안일 것이라고 노안 안경을 새로 만들었지만 역시 보이지 않는다. 안과 교수에게 갔더니 '이것은 완전한 당뇨병성 망막증으로 내버려 두면 그대로 보이지 않게 되지요' 라고 하는 이야기 때문에 당황해서 찾아 왔다고 하는 것이었다. 이것은 어느 날 오후였다. 혈당을 곧 재 보니 415mg / dl라고 하는 수치가 나왔다. 더구나 1회 측정한 혈당은 아무리 설탕을 먹든 어떻게 하든 200을 넘는 일은 절대로 없고, 415나 된다. 이것만으로 완전한 당뇨병이라고 이야기했다. '그럼 인슐린이라도 맞습니까'라고 묻기에 '그것은 중지해 주십시오. 그런 것을 하면 오히려 나빠집니다'고 가르쳐 주었다. 그래서 이 선생에게 부탁한 것은 그날 저녁 식사부터의 정확한 식사 요법이다.

식사 요법을 하자 혈당은 순식간에 정상이 되었다. 때를 같이해서 망막의 광응고도 했다. 그로 인해 벌써 8년 지났지만 눈은 당뇨병 발견 전보다 잘 보인다고 하는 상태가 되었고 당뇨병 쪽은 완전히 혈당상으로 소실하고 있다.

이런 식으로 중증의 망막증이 있었을 경우에 혈당만을 보고 한 번 치료법을 틀리면 오히려 실명한다. 내과의도 그 점은 주의를 요한다. 그리고 중증의 망막증에 잘 듣는다고 하는 약은 지금도 신문을 장식하고 있지만 이것은 일단 연구적인 이야기로서 망막증에 잘 듣는 약은 혈당 컨트롤 이상의 것은 없다고 해도 좋다. 증식형이 되기 전의 단순형 망막증은 혈당을 정상화하면 상당히 좋아진다. 그러나 증식형이 되면 혈당을 아무리 정상화해도 절대 좋아지지 않는다. 경우에 따라서 그래도 나빠진다고 하는 경우조차 적지 않다. 이 점을 잘 설명해 둔다.

그런 이류로 당뇨병을 전문으로 하는 혈당의 정상화를 엄격하게 말하기 대문에 '혈당의사'라고 하는 별명을 붙이지만 절대 혈당 정상화로 인해 중증이 된 합병증이 치료되는 것은 아니다. 합병증을 일으키기 전의 혈당의 정상화가 합병증을 방지하게 되는 것이다. 그것은 운동 요법도 마찬가지다. 합병증을 방지할 수 있다고 하는 것과 치료에 유용하다고 하는 것의 혼동이 있다.

앞서 이야기한 교수는 몇십 년이나 당뇨병이 발견되지 않고 있었고 눈이 나빠질 때까지 어떻게 된 것일까? 이 선생에게 있어서는 위의 투시만이 중요하고 검뇨는 검진 속에 포함되어 있지 않은 것이다. 위의 투시만으로는 소변을 조사할 수 없기 때문에 당뇨병이 발견되지 않았다고 하는 것이다. 그러나 간일발로 광응고 요법이 유용했다. 광응고 요법이 유용하지 않을 때까지 진행해 버리면 바꿔 말하자면 완전히 보이지 않게 되어 몇 년이나 지나고 왔다고 하는 경우인데 이것을 개량하는 방법이라고 하는 것은 지금 현재 매우 어렵다. 손자체 수술이라고 하는 눈 속의 수술을 하는 치료법이 있지만 여기에도 한도가 있다. 마침 좋을 때에 하지 않으면 효과가 나타나기 어렵다.

시력 장애가 일어나면 열심히 인슐린 치료를 하려고 하는 생각은 오히려 역으로 시력 장애를 일으키기 전에 망막증을 발견해서 혈당을 정상화한다. 따라서 당뇨병이 있는 분은 극단적으로 말하자면 가끔 혈당을 보지 않아도 좋으니까 1년에 1번 반드시 안저검사를 받는 정도로도 꽤 망막증의 진전을 막을 수 있다.

그러나 혈당을 보지 않아도 좋다고 해도 혈당이 높은 채로 몇 년이나 방치해 두면 망막증은 머지 않아 일어날 가능성이 있기 때문에 역시 혈당, 글리코헤모글로빈 — 이것은 과거 2개월간의 혈당 평균치를 보여 준다. 그리고 안저검사, 이 세 가지는 잊어서는 안 된다.

당뇨병성 회저의 예방은 어떻게 하면 좋을까

당뇨병성 회저(懷疽)가 최근 급격히 늘어나고 의사까지 상당

사람 걸려 있다. 조금 전 망막증에 걸린 사람은 대학 교수였지만 당뇨병성 회저에 의사가 걸려있는 경우가 있다고 하는 사실도 매우 놀라운 것이다.

당뇨병성 회저의 원인은 당뇨병에 의한 신경 장애로 발끝의 감각이 없기 때문에 화상이라든가 상처를 입어도 모른다. 더구나 혈당이 높기 때문에 감염증을 일으킨다. 또 하나는 당뇨병에 의한 혈관의 장애다.

이 세 가지가 얽혀서 당뇨병성 회저로 발을 자른다고 하는 경우가 늘고 있었고 어쨌든 당뇨병 환자가 오래 살게 되었다. 더욱이 신발을 신게 된 사실이나 음식물의 영향도 있다고 생각한다. 당뇨병성 회저로 어떻게든 자르지 않고 치료하려고 하지만 아무래도 치료되지 않아 다리를 자른다고 하는 경우가 실제로 일어나고 있으며, 그런 환자가 항상 입원하고 있다.

예전 영국에서는 당뇨병에 의한 회저가 입원 환자의 반을 차지하는 이야기가 있었다.

회저를 예방하기 위해서는 신경 장애를 일으키지 않도록 컨트롤을 잘 해둔다. 자각 증상이 없기 때문에 항상 양말을 벗고 발을 잘 본다. 단, 망막증으로 잘 보이지 않는다고 하는 사람이 있기 때문에 가족에게 보도록 한다. 그것도 불가능할 때에는 발을 만져 본다. 만져 보면 회저 부분이 단단해지거나 즙이 나오거나 하기 때문에 그것으로 깨닫는다. 즙도 발가락 끝에 지각이 없기 때문에 이것이 또한 깨닫지 못한다고 하는 여러 가지 경우가 있지만 그렇다고 해도 발에는 회저가 일어날 수 있다고 생각하고 가족도 본인도 발에 대해서 주의를 하는 것이 필요해진다. 당뇨병성 회저도 앞으로 아직 계속 늘어나는 하나의 중요한 합병증이 되었다. 발끝이나 발바닥부에 검은 부분이 생기면 요주의다.

단, 빨리 발견하면 치료하기 쉬운 병의 하나다. 동시에 치료가 늦으면 하지 절단, 때로 생명에 위험이 따른다.

요독증을 막기 위해서는 어떻게 하면 좋을까

당뇨병에 의해 신장이 나빠지는 경우가 적지 않다. 당뇨병성 신증이라고 한다. 이것이 진행하면 요독증인데 인슐린 의존형 당뇨병의 반에 일어난다고 한다. 신증을 일으키는 무렵은 대개 망막증도 진행하고 있다. 실명하고 나서 온 사람을 조사해 보면 요독증도 일어나고 있는 경우가 적지 않다. 바로 삶의 질이라고 하는 생각에서 말하자면 매우 미안한 상태가 되어가는 것이다.

당뇨병성 신증을 예방하는 방법, 혹은 좋게 하는 방법은 있느냐 없느냐라고 하는 것인데 현재 당뇨병에 걸리고 나서 혈당을 완전히 정상화해 둔다고 하는 방법이 예방에 가장 효과가 있다. 신증이 어느 정도 진행하면 거의 직선적으로 요독증이 되어 간다. 그러나 직선적으로 나빠지는 것을 어떻게든 막으려고 하는 노력은 현재 하고 있다.

그것은 종래의 당뇨병 식사 요법의 생각을 버리고 당질을 주로 한 고칼로리의 식사를 한다. 단백질과 식염을 가능한 한 제한한다. 그리고 혈당이 올라가는 경우는 인슐린을 필요한만큼 사용한다.

그리고 조금 전 이야기한 방광의 장애에 대한 치료는 규칙적으로 한다. 혈압을 잘 정상화한다. 단, 이 때에 곤란한 점은 누워 있을 때는 혈압은 높지만 서면 순식간에 혈압을 잴 수 없도록 내려가 버린다고 하는 자율 신경 장애에 의한 장애가 있기 때문에 혈압을 정상화하는 방법이 어려운 경우가 적지 않다. 그 때문에 우리들은 밤낮 그 치료에 몰두하고 있다.

당뇨병 환자가 일어설 때 생기는 현기증을 예방하는 방법

신경 장애로 일어설 때 현기증이 난다고 하는 사람을 위한 주의를 말씀 드린다. 누워 있다가 일어섰을 때에 혈압이 매우 내려가는 기립성 저혈압이 있다. 복대를 한다든가 타이트한 타이즈를 신는다든가 복근의 운동을 해 둔다든가, 하지 근육의 운동을 해서 근육을 키워둔다든가 여러 가지 방법으로 이 증상을 커버할 수 있다. 이것도 그 작정으로 극복하려고 하면 배에서 아래의 근육을 항상 정확히 일어났을 때에 수축해서 단단해지게 만듦으로서 일어설 때의 현기증을 상당히 막을 수 있는 경우도 있다.

병이 되었기 때문에 그저 약을 복용하고 편안히 누워만 있는 것은 좋지 않다. 당뇨병이 되어 1주일 입원했다. 마침 좋은 휴식이라고 할까, 편히 쉴 수 있다고 하는 이유로 1주일 침대 위에서 데굴데굴 거리고 있었다. 그런 결과 퇴원할 무렵에 이 현기증이 발생해 버려서 그대로 노워만 있게 되었다고 하는 이야기도 있었다. 우리들은 그런 일이 일어나지 않도록 환자들에게 '일어설 때 나는 현기증은 가만히 누워 있으면 발생하니까 복근 운동, 다리 운동을 하십시오'라고 말하지만 환자는 '모처럼 입원했으니까 좀 여기에서 쉬고 싶다'고 말씀하시는 분이 있다. 그 편안함이 그 이후의 장애로 이어진다고 하는 경우가 매우 곤란하다. 모처럼 입원을 했으니까 쉬자고 하는 게 아니라 모처럼 입원했으니까

일어설 때 나는 현기증 따위는 퇴원을 할 때에 발생하지 않도록
하자고 하는 식으로 생각한다. 이것이 정당한 사고 방식일 것이라
고 생각한다.

당뇨병성 신증의 치료에는 CAPD라고 하는 좋은 치료법이 있다고 하는데 CAPD란 무엇일까

신증이 진행하면 종래 같으면 1주일에 3번 혈액 투석하러 병원
에 다니게 된다.

한 방법으로서 CAPD라고 하는 방법이 있다. 이것은 지속적
외래 복막 투석이라고 하는 말의 약자다. 1회 2 l 의 소독한 액체
를 복강 속에 넣거나 빼거나 한다. 이 액체는 1일 4회 교환하기
때문에 하루에 8 l 의 복막 투석을 하게 된다. 일을 하면서
할 수 있기 때문에 입원할 필요는 없다. 이 방법을 이용해서 사회
적으로 원기 있게 일하고 계신 환자가 많이 있다. 조금 아까도
말했듯이 미국에서 CAPD를 5년이나 하고 있는 건강한 노인도
만났다. 누구나 할 수 있는 것은 아니지만 자신의 몸에 직접 치료
를 가하는 데에 저항을 느끼고 의사에게 맡긴다고 하는 사람이
많은 것 같다.

망막증에 대해서도 아직 먼 미래의 꿈이지만 인공 망막이라고
하는 것이 생기지 않는다고 말할 수 없다. 눈은 보이지 않고, 요독
증에 걸리기 때문에 아무 것도 할 수 없다고 하는 생각을 버려
주시기 바란다. 현대 의학의 진보라고 하는 것은 매우 빠르다.
예를 들어 5년 전에 CAPD를 자꾸 자꾸 하십시오라고 하는 권유

는 절대로할 수 없었지만 지금은 CAPD가 매우 하기 쉬운 형태를 취하기 시작하고 있다.

그런 합병증에 대한 예방법은 혈당치의 정상화다. 만일 합병증이 진행해 버리고 있으면 더이상 혈당 정상화로는 쫓아 갈 수 없다. 그러나 그렇게 되면 될수록 합병증 그 자체에 대한 치료를 정확히 함으로서 장애를 극복하고 새로운 인생을 개척해 나가 주시기 바란다. 그 시중을 드는 것이 의료스탭의 일이라고 말할 수 있다.

제3편

당뇨병의 운동요법

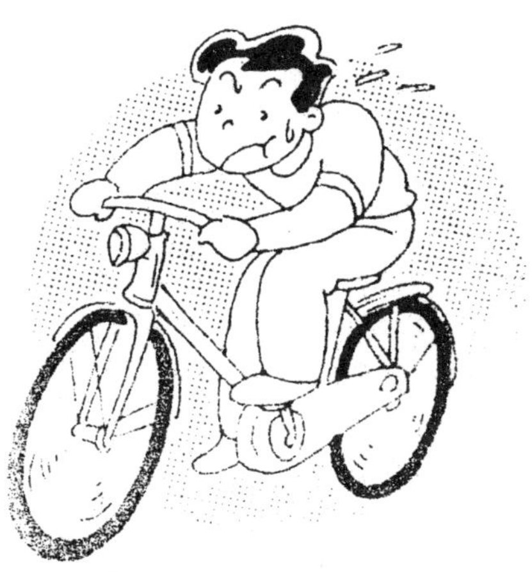

당뇨병에 왜 운동이 필요할까

당뇨병이란

우리나라의 당뇨병 환자는 계속 증가추세라고 생각해도 좋을 것이다.

여기에는 경제 상태의 호전으로 식량 사정이 개선된 점이나 직장은 자동화하고, 가정 전화제품이 보급되거나 자동차 사회가 됨으로서 일상 생활 속에서 운동할 기회가 줄어든 것이 한 원인을 이루고 있다고 생각된다.

운동 요법은 식사 요법과 함께 당뇨병 예방이나 기본적 치료 수단으로서 차의 두 바퀴에도 비유할 수 있을 만큼 중요하다. 미국의 보스톤에 있는 조슬링클리닉이라고 하는 당뇨병 전문

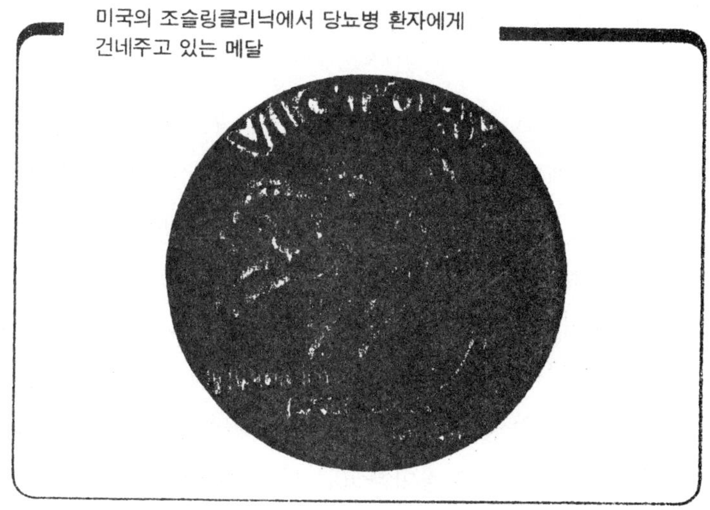
미국의 조슬링클리닉에서 당뇨병 환자에게 건네주고 있는 메달

병원에서 치료 성적이 좋았던 환자에게 건네주는 메달에도 운동 요법은 식사 요법, 약물 요법(인슐린이나 당뇨병 내복제)과 함께 트로이카(3두 마차)의 일원이 되고 있는 그림이 그려져 있다.

그럼 당뇨병이란 어떤 병일까? 당뇨병은 췌장(膵臟)에서 분비되는 인슐린이라고 하는 호르몬의 작용 부족으로 인해 발생하는 병으로 혈액중의 포도당의 농도가 높아져서(고혈당) 소변에 당이 검출된다. 이 인슐린 작용의 부족을 식사 요법, 운동 요법이나 약물 요법에 의해 시정하면 대사의 혼란은 시정되지만 인슐린 부족이 극단적으로 진행하면 당뇨병성 혼수를 일으켜서 사망하는 경우도 있다.

원인은 유전, 비만, 자기 면역 등 여러 가지로 발병 후 수 년 경과하면 합병증이 나타나서 눈(망막)이나 신장, 신경이 장애를 받거나 동맥경화가 보통 사람보다 빨리 진행하는 경우가 있다.

두 가지 타입의 당뇨병과 운동

당뇨병은 인슐린 주사를 실시하지 않으면 당뇨병성 혼수를 일으켜서 사망해버리는 '인슐린 의존형(I형) 당뇨병'과 반드시 인슐린 주사는 실시 하지 않아도 되는 '인슐린 비의존형(II형) 당뇨병'이 있다.

우리나라에서 당뇨병이라고 하면 90퍼센트 이상이 후자의 인슐린 비의존형 당뇨병이다. 중년 이상의 사람이 걸리는 경우가 많기 때문에 예전은 '성인형 당뇨병'이라고 불렸지만 젊은 사람도 걸리는 경우가 있어 정확한 호칭이라고는 말할 수 없다. 이 II형 당뇨병은 부모, 자식, 손자로 유전하거나 형제 자매에게 발병하는 경우

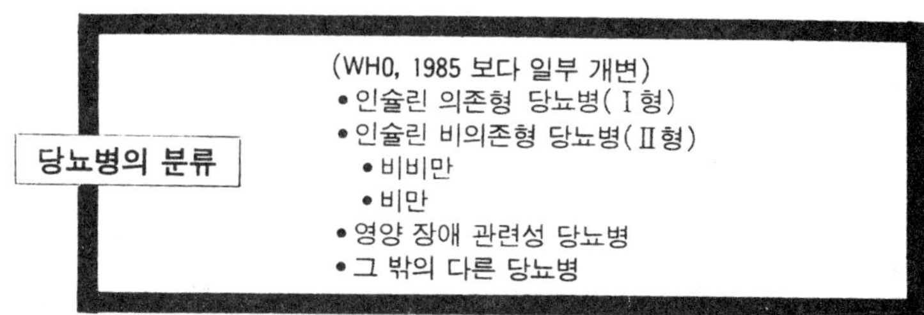

도 있다. 또한 식사의 서구화, 비만, 생활이 편리해져서 운동량이 줄어드는 등 문명의 진보와 관련이 있는 것 같다.

이 형태의 당뇨병에서는 혈중 인슐린의 절대치는 반드시 저하해 있지 않고(포도당과의 비율을 조사해 보면 저하해 있다) 근육이나 지방 조직 등을 중심으로 한 말초 조직의 인슐린에 대한 감수성이 저하해 있기 때문에 포도당의 대사 능력(당인용력)이 저하해서 당뇨병이 되는 것이라고 생각되고 있다.

한편 우리들의 연구실에서 최근 인슐린 과잉이 당뇨병 환자에게 볼 수 있는 동맥경화증의 발병에 중요한 역할을 하고 있는 사실이 밝혀졌다.

나중에 자세하게 서술하겠지만 신체 트레이닝을 계속하면 말초 조직의 인슐린 감수성이 회복된다. 따라서 식사 제한이나 운동 요법을 실시함으로서 인슐린 감수성을 개선시키는 치료 방법은 췌장의 β세포에 작용해서 인슐린 분비를 일으키는 술포닐 요소제(당뇨병 내복제)의 투여보다도 바람직한 치료 방법이라고 하는 견해도 생긴다.

한편 인슐린 의존형 당뇨병은 자기 면역이라고 하는 현상이나 바이러스 감염이 관계하고 있어 인슐린 분비를 실시하고 있는 췌장의 β세포가 황폐해 버려서 인슐린 분비는 거의 없어지고

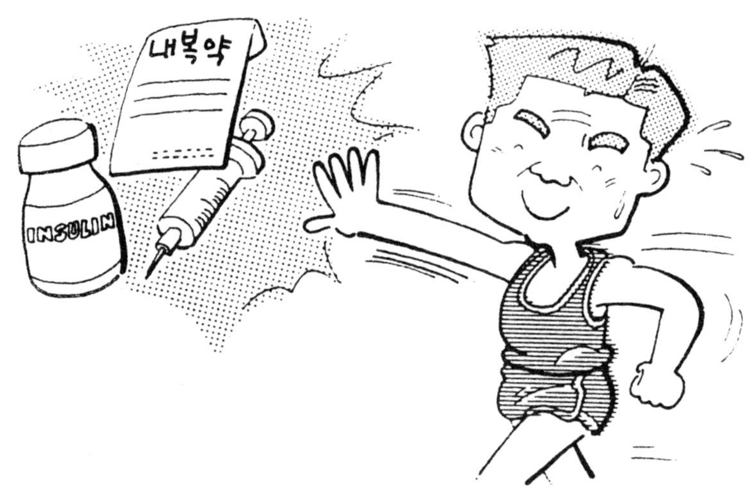

있다. 따라서 이 형태의 당뇨병에는 인슐린 주사가 필수로 만일 중지하면 케토시스(ketosis)라고 하는 상태(소변에 케톤체가 출현한다)에서 당뇨병성 혼수로 빠져 버린다.

인슐린 비의존형 당뇨병성에서는 운동요법이 가벼운 경우의 치료 방법이 되거나 예방에도 유효하다. 그러나 인슐린 의존형 당뇨병에 대해서 운동 요법은 절대 예방에는 도움이 안 될 뿐만 아니라 중증의 인슐린 의존형 당뇨병 환자가 운동을 실시하면 보다 한층 더 당뇨병은 악화될 가능성도 있다.

그러나 이런 형태의 당뇨병에서도 컨트롤 상태가 좋을 경우에는 운동을 계속하면 인슐린의 주사량이 줄어 들거나 식후에 운동을 실시하면 식후의 고혈당을 막을 수 있다. 더욱이 사회 생활에 필요한 체력을 키우거나 스트레스의 해소에도 유용한 등 운동에는 많은 장점이 있다.

당뇨병의 발견법

당뇨병에 인슐린 의존형의 것과 인슐린 비의존형 당뇨병이 있음은 이미 서술했지만 전자에서는 목이 마르고 소변의 횟수가 많아진다, 체중이 줄어든다고 하는 것 같은 증상이 단기간 동안에 확실해진다. 어린이의 경우 갑자기 혼수(당뇨병성 혼수)가 되어 당뇨병이 발견되는 경우도 있다. 그러나 후자(인슐린 비의존형)의 경우 초기에는 전혀 무증상인 경우가 많다.

증상이 없는 동안에 당뇨병을 발견하기 위해서는 건강 진단 등으로 식후 약 2시간의 소변을 조사한다. 요당이 양성이라면 의사에게 가서 검사 받도록 한다. 단, 요당이 양성이라고 반드시

▬ 75g 경구 포도당 부하시험의 판정기준(1982) ▬

		혈당치		
		정맥혈장	모세혈관전혈	정맥전혈
당뇨병형	공복시치 또는(및) 2시간치	$\geqq 140\,mg/dl$ $(\geqq 8.0\,mmol/l)$ $\geqq 200\,mg/dl$ $(\geqq 11.0\,mmol/l)$	$\geqq 120$ $(\geqq 7.0\,mmol/l)$ $\geqq 200\,mg/dl$ $(\geqq 11.0\,mmol/l)$	$\geqq 120$ $(\geqq 7.0\,mmol/l)$ $\geqq 180\,mg/dl$ $(\geqq 10.0\,mmol/l)$
정상형	공복시치 및 1시간치 및 2시간치	<110 $(<6.0\,mmol/l)$ $<160\,mg/dl$ $(<9.0\,mmol/l)$ <120 $(<7.0\,mmol/l)$	<100 $(<5.5\,mmol/l)$ $<160\,mg/dl$ $(<9.0\,mmol/l)$ <120 $(<7.0\,mmol/l)$	<100 $(<5.5\,mmol/l)$ $<140\,mg/dl$ $(<8.0\,mmol/l)$ <110 $(<6.0\,mmol/l)$
경계형		당뇨병형에도 정상형에도 속하지 않는 것		

mg / dl는 1dl 당의 mg량
mmol / l 는 1 l 당의 mmol(미리몰)량

당뇨병이라고는 말할 수 없다.

경구 포도당 부하 시험의 판정 기준을 보자. 당뇨병의 증상이 있는 경우에는 공복시 혈당 140 이상, 부하 후 2시간치 200 이상 중 어느 하나가 들어맞으면 당뇨병으로 진단된다. 무증상의 경우에는 이 양자 모두 들어맞든가 또는 그 중 한쪽이 들어맞고 게다가 1시간 치가 200 이상이라면 당뇨병이다.

목의 갈증과 같은 당뇨병의 증상이 있었을 경우 공복시에서 혈당이 140 이상 식후 200 이상이라면 새삼 포도당 부하 시험을 실시하지 않더라도 당뇨병으로 판단된다.

더욱이 당뇨병성 망막증 등 전형적인 당뇨병의 합병증이 발견되었을 경우에는 당부하(糖負荷) 시험을 실시하지 않고 진단하는 경우도 있다.

당뇨병의 합병증에는 어떤 것이 있을까

당뇨병의 합병증에는 급성과 만성이 있다.
그럼 각각에 대해서 간단히 설명해 보자.

급성 합병증이란

당뇨병성 혼수(昏睡)

당뇨병성 혼수는 급성의 대사성 합병증으로 그 주요한 것은 인슐린 의존형 당뇨병의 경우에 볼 수 있는 당뇨병성 케토아시드시스와 보통 인슐린 비의존형 당뇨병의 경과중에 발증하는 비케

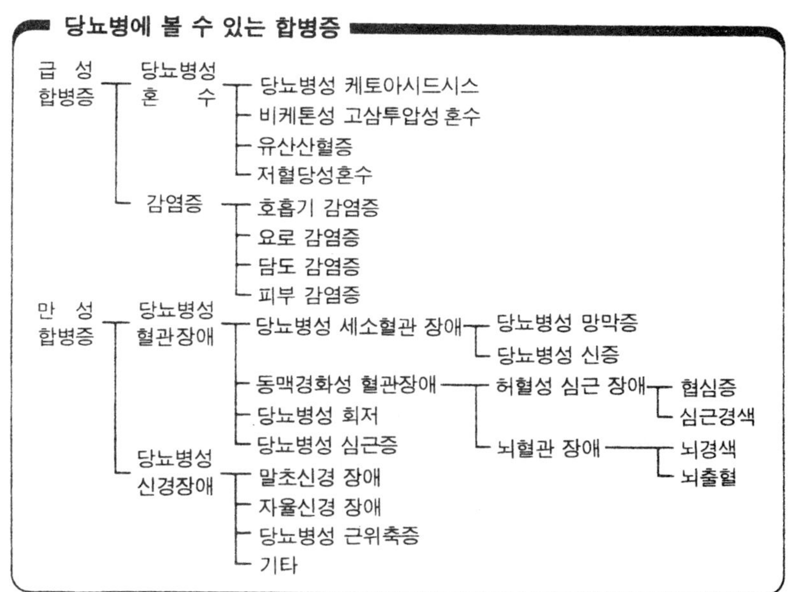

톤성 고삼투압성 혼수다.

당뇨병성 케토아시드시스 : 당뇨병성 케토아시드시스의 예방은 발증부터 치료 개시까지의 경과 시간에 따라 크게 좌우된다. 따라서 재빨리 진단하고 치료를 개시할 필요가 있다.

주요한 원인으로서는 인슐린 주사의 중단, 감염증, 외상이 있지만 정신적 쇼크, 수술, 부신피질 호르몬의 내복, 폭음 폭식에 의해서도 발생하는 경우가 있다. 인슐린 중단의 경우는 감염증에 걸려 식욕이 없어졌기 때문에 인슐린 주사를 중지했다고 하는 경우가 대부분이다.

증상은 심한 갈증, 다뇨(多尿), 급격한 체중감소 등의 탈수증상으로 시작되고 구역질, 구토, 복통을 수반하여 맹장염의 의심으로 수술을 받는 경우도 있다. 증상이 진행하면 아세톤 냄새가 나는 쿠스마울 호흡(Kussmaul's respiration)이라고 하는 심호흡을 하게 되고 차츰 의식 수준이 저하해서 혼수 상태가 된다. 혈당치는 600 이상으로 높고 소변의 케톤체(ketone 體)가 양성이 된다.

진단이 나오면 곧 인슐린의 투여, 탈수에 대한 수액, 칼륨 보급 등의 치료가 개시된다. 적절한 치료가 실시되지 않으면 사망하는 경우도 있다.

비케톤성 고삼투압성 혼수 : 비케톤성 고삼투압성 혼수는 노인의 경증 당뇨병 환자에게 많고 그 중에는 그때까지 당뇨병이 있다는 사실을 모르고 있다가 처음 이 형태의 혼수로써 발증하는 경우도 있다.

유인(誘因)으로서 약제(스테로이드제, 이뇨제)의 투여, 고칼로리 영양, 감염 증(요로 감염증, 호흡기 감염증 등), 수술, 화상, 복막 투석이나 혈액 투석 등을 들 수 있다.

증상을 명한 상태부터 혼수에 이르기까지의 의식 장애로 경련 발작이라든가 일시적인 편마비를 수반하는 경우도 있다.

사망률이 매우 높은 합병증이기 때문에 진단이 나오면 곧 대량의 수액, 인슐린 투여 등에 의한 치료를 필요로 한다.

유산산혈증(乳酸酸血症) : 혈중에 유산이 증가하는 타입의 혼수로 이전 사용되고 있었던 비그아나이드제라고 하는 당뇨병의 내복제 복용자에게 많이 볼 수 있었지만 알콜을 많이 마시는 사람에서도 일어나는 경우가 있다.

저혈당성 혼수 : 혈당치가 50 전후 이하로 내려갔을 경우에 발생한다. 당뇨병의 내복제나 인슐린 치료중, 식사, 운동의 시간대나 양이 변화하거나 약물의 양이 지나치게 많을 경우에 발생한다.

알콜을 마시거나 감기약 등의 다른 약과의 병용으로 저혈당이 일어나는 경우도 있다.

쥬스나 설탕을 물에 녹여서 마시거나 쿠키 등의 과자를 가능한 한 곧 먹는다. 의식을 잃어 버렸을 경우에는 포도당을 정맥에 주사하거나 글루카곤(glucagon)이라고 하는 호르몬제의 근육 주사를 한다.

감염증(感染症)

당뇨병의 사람, 적어도 컨트롤 불량의 사람은 당뇨병이 없는 사람보다 감염을 받기 쉽고 또한 증증이 되기 쉽다고 한다. 감염이 계기로 당뇨병의 전단계(경계형)가 되거나 혹은 가볍고 무증상인 당뇨병의 대사 상태가 악화해서 확실한 당뇨병의 증상이 생기는 경우도 드물지 않다.

감염의 원인이 되는 것으로서는 세균, 진균, 결핵균, 바이러스가 있다.

감염증의 종류로서는 폐렴, 폐결핵과 같은 호흡기 감염증, 담낭염과 같은 담도(胆道) 감염증, 방광염, 신우 신염과 같은 요로 감증, 칸디다증, 백선균증(무좀), 봉와직염(피부의 염증) 등 피부 감염증이 있다.

만성 합병증이란

당뇨병 환자에게 볼 수 있는 만성 합병증으로서 대표적인 것에는 당뇨병성 혈관 장애가 있다. 이 혈관 장애는 당뇨병에 특유한 당뇨병성 세소혈관 장애와 동맥경화성 혈관 장애로 나뉘진다.

당뇨병성 망막증, 당뇨병성 신증은 전자에 속하고 나중에 서술할 신경 장애와 함께 당뇨병의 3대 합병증이라고 일컬어지고 있다. 후자에는 허혈성 심근 장애나 뇌혈관 장애가 있다.

당뇨병성 세소혈관 장애

당뇨병성 망막증 : 망막증은 빈도가 높은 합병증으로 실명에로의 계기도 된다. 고혈당이 가장 강력한 위험 인자라는 점은 주지의 사실이지만 당뇨병의 컨트롤이 좋아도 때로는 망막증이 발증하는 경우가 있기 때문에 정기적인 검사를 빼 놓을 수는 없다.

망막증의 유무, 정도에 관계없이 안과적 관리는 필요하고 당뇨병 환자는 정기적으로 안저(眼底) 검사를 받아야 한다. 망막증이 진행했을 경우에는 안과적인 치료가 필요한 경우도 있다.

당뇨병성 신증 : 신증은 전술의 망막증과 함께 예후가 좋지 않고 중대한 합병증이다. 위험 인자로서 고혈당이 있고 인슐린 등으로 혈당을 조절함으로써 신장의 병이 진행하지 않도록 할 수 있다. 또 하나의 위험 인자로서 고혈압이 있고 혈압을 조절함으로써 신장기능이 개선하는 경우도 있다. 신증을 위한 검사로서는 소변 단백이 있는데 조기 발견에는 요중의 미량 단백질(미크로 알부민), β_2−미크로 글로부린 NAG가 유력한 수단이라고 한다. 신증이 진행했을 경우에는 혈액중의 요소 질소, 크레아티닌 등이 상승한다. 신부전이 되면 단백질의 섭취 제한 등의 보존 요법이 시작되고 그리고 말기 신부전이 되면 투석(透析)요법이나 신장 이식이 필요해진다.

동맥경화성 혈관 장애

허혈성 심근 장애 : 심장의 근육에 영양을 주는 관상동맥(冠狀動脈)이라고 하는 혈관의 내강이 동맥경화 때문에 좁아지는 병으로 가벼운 경우는 협심증(狹心症), 심장의 혈관이 막히면 심근경색(心筋梗塞)이 된다.

구미 당뇨병 환자의 경우 사인의 약 반수는 심근경색이라고 한다. 우리나라는 그것에 비해 적지만 생활의 양식화에 따라 차츰 늘어나고 있다. 당뇨병이 있으면 심근경색의 발작이 흉통이라고 하는 전형적인 증상이 아니라 오심, 구토와 같은 소화기 증상뿐인 경우나 경부통, 상·하악통, 상복부통의 경우도 있고 드물게는 통증을 수반하지 않는 심근경색의 경우도 있다.

따라서 심근경색이 의심스러운 경우는 심전도, 혈청 효소 등의 조사를 필요로 한다. 또한 협심증의 경우에는 비전형적 흉통이 적어져서 예를 들면 혈당치의 불안정한 변동 등은 주의가 필요하다. 반대로 혈당의 양호한 조절에 의해 협심증이 개선되었다고 하는 경우도 있다.

뇌혈관 장애 : 뇌혈관 장애에는 여러 가지 형태가 있지만 이 중 당뇨병이 위험 인자가 되는 것은 뇌경색(腦梗塞)이고 반대로 당뇨병의 환자가 뇌출혈을 일으키는 경우는 적다고 한다. 뇌경색에는 가는 동맥의 폐색에 의한 소경색과 굵은 동맥의 폐색에 의한 중내지 대경색의 2종류가 있으며 정상자에 비하면 양자 모두 발증하기 쉽다고 보고되어 있다.

그 중에서도 소경색을 다발하는 경우가 많고 그 대부분은 신경의 증상을 수반하지 않는 무증상이나 머리가 무거운 느낌 정도로 지나쳐 버린다. 그 때문에 당뇨병의 사람에서는 신경 증상을 수반한 뇌졸중 발작이 발생하기 전에 이와 같은 무증상의 소경색이 이미 발생하고 있는 경우도 흔히 볼 수 있다.

컴퓨터 단층 촬영(CT스캔) 등 진단기기가 진보했기 때문에 이런 소경색을 조기에 발견하는 일이 가능해졌다. 고혈압은 가장 강한 위험 인자로 고혈압의 치료는 다른 혈관 장애의 발증을 억제하는 한 방법이기도 하다.

당뇨병성 회저

당뇨병 환자 중에서 비교적 고령자의 경우는 다리가 회저(懷疽)가 되는 경우가 있다. 증상으로서는 조금 걸으면 아파와서 걸을 수 없다 또는 환부의 피부를 보면 피부색에 변화가 있다든가 발 등 동맥의 박동은 느껴지는 경우가 많다. 피부의 온도가 내려가는 등 직접 스스로도 확인할 수 있는 경우가 있다.

위험 인자중에서 고혈압의 관리와 비만의 시정, 혈청 콜레스테롤이나 중성지방을 정상화하는 것이 필요하다. 당뇨병 환자의 경우 신경이 마비되어 통증을 느끼지 못하는 경우도 있고 구미에서는 회저의 빈도가 높아서 다리의 점검을 위해 전문 직업(킬로포지스트)이 있을 정도다. 화상이나 외상이 계기가 되기 때문에 충분히 주의해야 한다.

당뇨병성 회저가 되었을 경우는 인슐린을 묻힌 가제로 습포하면 좋아지는 경우가 있지만(인슐린 국소요법)환부를 청결히 유지하는 것이 필요하다. 비전문가 요법은 금물로 때로는 다리를 절단해야 하는 경우도 있다.

당뇨병성 심근증

심장 근육에 영양을 주는 관상 동맥에는 그다지 이상이 없는데 원인 불명인 채 심비대, 심부전을 일으키는 당뇨병성 심근증이 있다. 세소혈관 장애가 심근내의 가는 혈관에 일어난 것이라고 생각되고 있지만 잘 모른다. 진단이 어려운 경우도 있다.

당뇨병성 신경 장애

당뇨병에 의한 신경 장애는 경증의 경우까지 포함하면 당뇨병 환자의 96%에 신경 장애를 볼 수 있다고 하는 보고도 있다. 신경 장애의 증상은 치료되기 어려운 것이 많고 그 고뇌는 이루 헤아릴 수 없이 많다.

당뇨병성 신경 장애의 분류에는 여러 가지 방법이 있고 대칭성, 다발성의 것과 단일 신경 장애로 나누는 방법도 있지만 여기에서는 이하와 같이 나누었다.

말초신경 장애: 가장 일반적으로는 말초다발 신경염의 형태를 취한다.

증상은 보통 양다리에 마비, 지각 이상, 통증으로 밤에 심해지는 것이 특징이다. 일반적으로 치료되기 어렵고 환자를 괴롭힌다. 지각 둔마로 인한 저온화상이나 신발 벗겨짐 등으로 하지의 회저가 속발하는 경우도 있다. 지각 장애가 있는 경우는 실내에서도 맨발로 걷는 것은 피해야 하고 정확히 발에 맞는 신발을 신는 것이 중요하다.

빈도는 많지 않지만 단일 신경 장애라고 해서 돌발적으로 대퇴신경이나 비골 신경의 마비로 인한 족하수, 척골신경의 마비로 인한 수근하수, 동안 신경이나 외전 신경의 마비로 인한 외안근마비를 볼 수 있다. 그러나 이런 단일 신경 피해를 무치료인 채로 단시간내에 개선하는 점이 말초 다발 신경염과 매우 다르다.

자율신경 장애 : 소화기 증상, 기립성 저혈압, 비뇨생식기 증상 등으로 다채로운 형태를 취한다.

소화기 증상으로서 가장 많은 것은 변비인데 혈당 조절에 큰 영향을 주는 것은 위의 소화가 늦어지는 위무력증일 것이다. 사람에 따라서는 설사(당뇨병성 설사)도 일어나고 야간이라든가 식후에 일어난다.

기립성 저혈압은 뇌혈관 장애라든가 허혈성 심질환의 유인이 될 뿐만 아니라 돌연사나 무통성 심근경색의 원인도 된다.

또한 비뇨생식 증상으로서는 무력성 방광이라고 해서 소변이 나오기 어려워지거나 임포텐츠(Impotenz)를 볼 수 있다.

당뇨병성 근위축증 : 대퇴부의 근육이 진행성, 유통성으로 위축하는 경우가 있다. 당뇨병의 컨트롤 상태를 좋게 함으로서 개선하는 경우도 있지만 좀체로 치료되지 않는 경우도 많다.

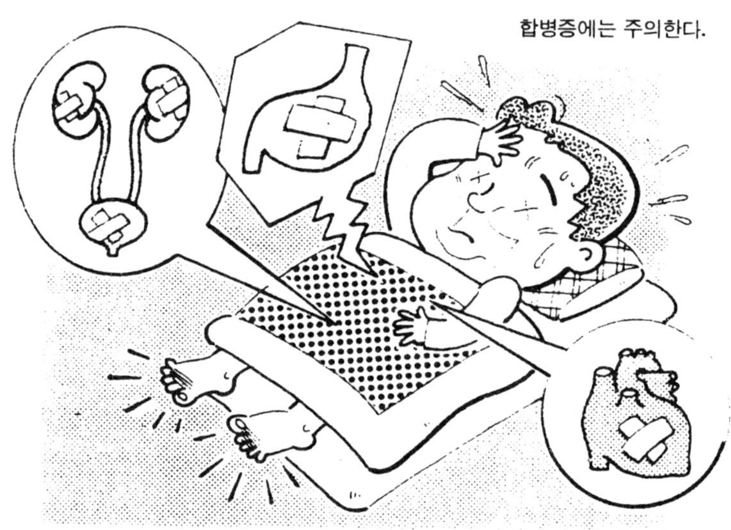

합병증에는 주의한다.

당뇨병의 운동 요법

당뇨병의 치료 방법으로서는 식사 요법, 운동 요법, 약물 요법이 있고 약물 요법에는 당뇨병의 내복제와 인슐린이 있다. 또한 당뇨병의 대사 이상의 기초에는 인슐린 작용의 부족이 있고 그것은 조직의 인슐린 감수성이 저하해 있는 경우와 인슐린 공급이 부족한 경우가 있다. 식사 요법과 운동 요법은 전자를 개선하는 데에 당뇨병의 내복제와 인슐린은 후자를 보충하는 데에 주로 관계하고 있다.

식사 요법의 개요

식사 요법은 당뇨병 치료에 있어서 매우 중요한 열쇠를 쥐고

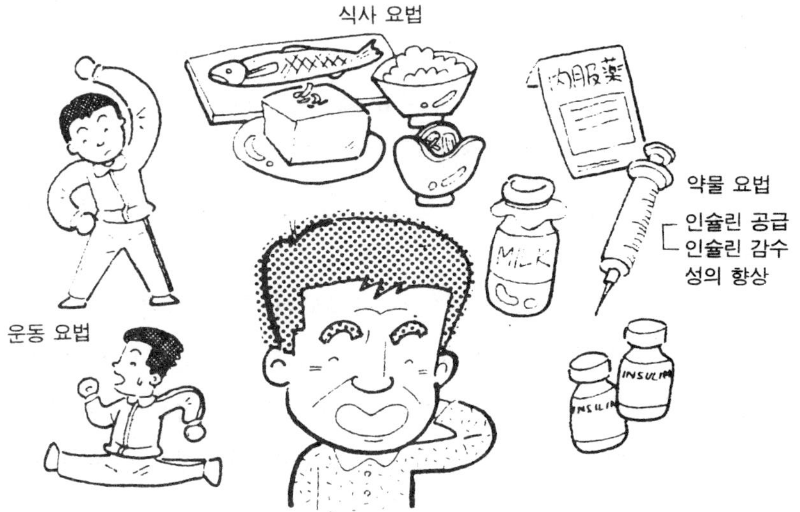

있고, 더욱이 식사 요법을 정확히 지키는 것은 약물 요법을 실시하는 것보다 어려운 사실을 여러분도 아시리라고 생각한다.

식사 요법의 기본

당뇨병의 치료식은 환자를 위한 특별식이 아니라 섭취 에너지를 최소한으로 그치고 각종 영양소가 적성으로 분비된 일반 건강인의 식사와 다를 것은 없다. 한 마디로 말하자면 뭐든지 먹을 수 있지만 양은 적고 밸런스 잡힌 식사를 섭취하는 것이다. 밸런스 잡힌 식사의 영양 배분을 생각해야 한다.

[균형 잡힌 식사 내용]
단백질 15~20% (표준체중 1Kg 1g 이상)
지방 20~25%
당질 55~65%

식사 요법의 실제

당뇨병의 예방과 치료에 있어서 비만은 금물로 항상 목표 체중(건강상 가장 적당하다고 생각되는 체중)을 유지하는 것이 중요하다. 신장과 체중 등으로부터 목표 체중을 산출해서 그것에 근거하여 섭취 총에너지를 산정한다. 그 산정에는 연령, 성별, 신장, 생활 활동 강도, 합병증이나 임신의 유무, 발육상태의 제조건도 고려된다.

그리고 당뇨병의 식사 지도가 시작되어 각 사람에게 하루의 섭취 총에너지량을 지시한다. 더욱이 그 틀내에서 하루에 '어떤 종류의 식품을 얼마큼 먹느냐'라고 하는 식품 구성과 그 하루의 각 식사에 대한 배분 방법을 식품 교환표를 이용해서 실시한다.

[체중과 섭취 에너지]
• 대략적인 계산(브로커 방식의 변법)
표준체중(Kg)≒[신장(cm) − 100]×0.9]
• 섭취 총에너지(보통인의 경우)
표준체중(1Kg)×30~35Kcal

[에너지의 배분]
아침 25 : 점심 35 : 저녁 40
인슐린 주사를 하고 있는 경우는 오후 8
시경에 1단위 보충식한다.

당뇨병의 내복약

당뇨병 치료에 내복제(경구혈당 강하제)가 사용된 지 약 30년 이나 경과했다. 강력하고 또한 확실한 혈당 강하 작용을 가진 경구제는 약물 요법의 하나의 기둥이 되고 있다. 현재 경구제로서 술포닐 요소제(SU제)와 비그아나이드제(BG제)가 있다.

술포닐 요소제의 적응과 금기 : 인슐린 비의존형 당뇨병 중 식사 요법과 운동 요법을 충분히 실시해도 양호한 컨트롤을 얻을 수 없는 환자가 이 약의 적응이 된다. 비만을 수반할 때에는 체중을 내리는 것이 선결로 불충분한 식사 요법인 채 당뇨병의 내복제를 복용해서는 안 된다. 경구제가 금기가 되는 것은 당뇨병성 케토아 시드시스, 인슐린 의존형(I형) 당뇨병, 중증의 감염증, 외과적 수술(중등도 이상), 중증의 간 또는 신장애, 임신 등이 있다.

술포닐 요소제의 특징과 사용법 : 췌장에 작용해서 인슐린 분비 를 촉진하는 작용이 가장 중요하지만 인슐린 작용을 증강시키는 작용도 있다고 한다. 우리나라에서 사용되고 있는 당뇨병의 내복 제에는 많은 종류가 있고 각각 효력, 작용 시간, 대사 산물에 의한 혈당 강하작용의 유무에 차이가 있다. 식사 요법이나 운동 요법을 충분히 실시하고 또한 경구제를 증량해도 효과가 없을 때는 인슐 린 요법으로 바꾸는 것이 필요하다. 경구제가 처음에 잘 듣고 나중에 듣지 않게 되었을 때는 식사 요법의 문란이나 불규칙적인 복용에 의한 경우도 있다. 물론 필요하면 인슐린 요법으로 바꾸어야 한다.

술포닐 요소제의 부작용: 저혈당이 주요 원인으로 약제의 과량 투여, 식사의 불규칙, 신기능 장애의 진행, 알콜이나 각종 약제와의 병용이 유인이 된다. 이전 술포닐 이뇨제가 심·혈관사의 유인이라고 하는 보고도 있었지만 현재는 부정되고 있다.

비그아나이드제의 특징과 사용법: 비그아나이드제(BG제)에는 3종류 있지만 (1종류는 발매가 중지되어 있다) 혈당 강하 작용은 SU제보다 약하고 부작용의 발현 빈도도 높기 때문에 경구제의 제1차 선택 약제로서 사용되는 경우는 별로 없다.

인슐린의 주사

인슐린의 진보

인슐린은 췌장에서 합성·분비되는 호르몬으로 1921년에 처음 발현되어 1922년에는 임상 응용되었다. 그 이후에 1923년에는 우리나라에도 도입되어 즉시 치료에 이용되고 인슐린이 당뇨병 치료에 유효하다는 사실이 증명되었다.

그 후 인슐린의 둔화가 가능해져서 속효형 인슐린이 다음에 중간형 인슐린이 제조되게 되었다. 한편 종래 인슐린 조제약은 소나 돼지의 췌장으로부터 추출되어 만들어지고 있었지만 최근 인간 인슐린의 대량 생산이 가능해져서 그 유효성과 안전성이 확인되고 있다.

이 인간 인슐린에는 돼지 인슐린의 일부를 치환한 반합성 인간 인슐린과 유전자 재편성에 의해 대장균에게 생산되는 합성 인간 인슐린(이라이 릴리)이 있다. 인간 인슐린은 인슐린을 필요로 하는 모든 당뇨병 환자에게 사용되지만 특히 종래의 소, 돼지 조제약에 인슐린 알레르기가 있는 환자에게는 효과가 기대된다. 그러나 인간 인슐린도 완전하게는 무항원성이 아니고 또한 작용 시간도 종래의 인슐린보다 약간 짧은 경우도 있다. 따라서 종래의 인슐린(이것도 최근에는 고순도화되고 있다)으로 순조로운 컨트롤을 얻을 수 있는 경우에는 일부러 인간 인슐린으로 변경할 필요는 없다.

인슐린 조제약의 종류와 특징

인슐린은 그 작용 시간의 길이에 따라 속효형, 중간형, 지속형으로 분류된다.

속효형 인슐린: 레귤러(regular), 액트라피드, 벨로스린 등이 있고 작용 발현(효과가 나타나는)이 ½시간, 최대 효과가 1~4시간, 지속이 5~8시간으로 작용 시간이 빠른 것이 특징이다.

중간형 인슐린: NPH, 렌테, 모노타드, 인스라타드 등이 있고 작용 발현이 1~2시간, 최대 효과가 4~14시간, 지속이 18~24시간으로 보통 1일, 1~2회의 주사가 이루어지고 있다.

지속형 인슐린: 울트라렌테, 프로타민팅 등이 있고 작용 발현이 4시간, 최대효과가 12~20시간, 지속이 24~36시간으로 작용시간이 긴 것이 특징이다.

특수한 형: 2상성 인슐린으로서 라피타드가 있다. 이것은 중성의 속효형 인슐린과 울트라렌테 인슐린을 1:3(25%:75%)의 비율로 혼합하고 있다.

각 사람의 생활 양식, 일상 행동을 충분히 고려한 후에 인슐린 조제약을 선택하고 주사량을 결정하는 것이 필요하다.

■■■ 인슐린의 작용 ■■■
- 인슐린 의존형(Ⅰ형 당뇨병)
- 당뇨병성 혼수
- 식사 요법으로 컨트롤할 수 없는 임산부
- 중증의 감염증, 외상, 외과수술 예정례
- 중증의 신장애, 간장애의 합병례
- 식사 요법 및 경구제를 이용해도 양호한 컨트롤을 얻을 수 없는 인슐린 비의존형 당뇨병

인슐린의 적응

식사 요법이 충분히 이루어지고 있으면 원칙적으로 금기는 없다.

인슐린 지속 피하 주입법

고혈당과 당뇨병성 세소혈관 장애의 관계가 분명해짐에 따라서 당뇨병 치료에는 정상인과 다를 바 없는 엄격한 혈당 컨트롤이 필요해져서 강화 인슐린 요법이라고 하여 몇 번이나 인슐린을 분할 피하 주사를 실시하는 방법이 보급되었다. 그래서 분할보다 지속적으로 주입하자고 하는 이유로 휴대형 펌프를 이용하는 인슐린 지속 피하 주입법(continuous subcutaenous insulin infusion : CSII)이 고안되어 치료에 응용되고 있다. 그러나 적응에 대해서는 상당히 제한이 있다. 또한 환자 자신에게 혈당의 자기 측정을 하게 하여 인슐린량의 조정을 실시시켜야 한다.

인공 췌장

인슐린 피하 지속 주입법은 혈당 측정을 환자 자신이 실시해야 하므로 불연속적이고 혈당의 미묘한 조절이 불가능하다. 인공 췌장은

●혈당을 연속적으로 측정하는 포도당 센서 부문

●측정된 혈당치로부터 필요한 인슐린량을 산출하는 컴퓨터 부문

●인슐린의 주입을 컴퓨터의 지령에 따라 실시하는 펌프 부분의 3자에 의해 완성되고 있다.

인공 췌장은 인슐린의 주사량을 정확히 실시해야 하는 강화 인슐린 요법의 주사량 결정이나 수술 때 당뇨병성 혼수의 치료 등에 이용되게 되었지만 장치가 고가이거나 부피가 큰 등의 문제점도 적지 않다. 그러나 가까운 장래에는 휴대 가능한 실용적인 제품이 개발되어 혈당치의 컨트롤이 곤란한 환자에게 이용되게 될 것이다.

운동과 인간의 몸

안정은 왜 좋지 않을까

인간의 건강 생활을 유지하기 위해서는 적당한 운동이 필요하고 극단적인 운동 부족이나 안정의 폐해는 지금까지도 반복해서 이야기되어 왔다.

예를 들어 미국의 공군 병원에서 이루어진 연구에 따르면 완전히 건강한 사람이라도 35일간 침대에서 절대 안정의 상태를 유지하면 포도당 부하 후의 혈당 곡선은 당뇨병과 같은 패턴(당인용력의 저하)을 보이지만 엘고미터 운동(자전거의 페달 밟기)을 침대

위에서 20분간씩 3회, 1일 합계 60분간 실시하면 당인용력의 저하 방지는 가능하다고 생각되고 있다.

더욱이 말치료의 Ⅱ형 당뇨병 환자의 1일 평균 걸음수가 3,800보라고 하는 운동 부족의 상태에 있는 사실도 지적되고 있다. 이와 같이 당뇨병 환자는 육체 노동을 직업으로 하고 있는 사람들에게 적고 가벼운 노동이나 관리 업무를 하고 있는 사람에게 많이 보여진다.

운동에 의해 발생하는 몸의 변화

건강한 사람의 경우

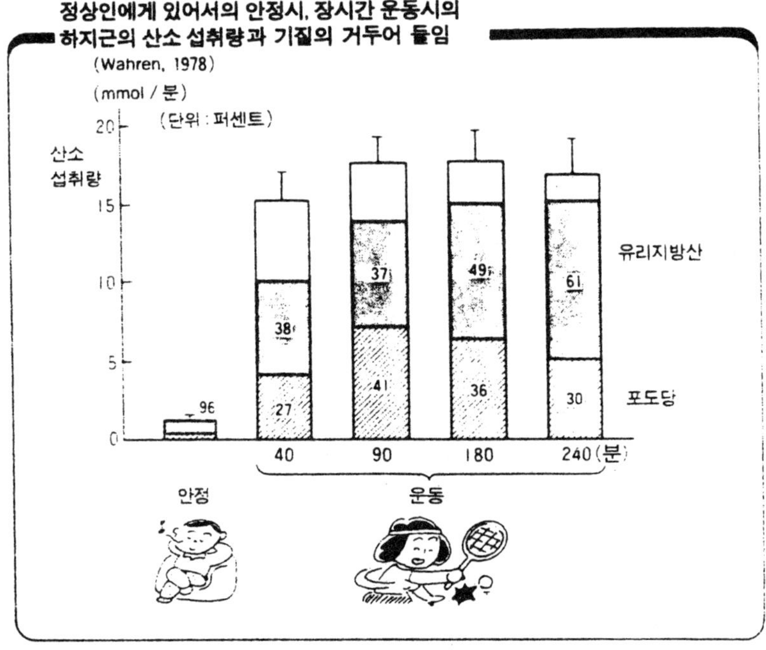

안정시의 근육에서도 지방 조직으로부터 분비되고 있는 유리 지방산(FFA)이 주된 에너지원이 되고 있다. 운동을 실시하면 그 초기에는 주로 근육내의 글리코겐이 이용된다. 마침내 혈중의 포도당이 주요 에너지가 된다. 운동이 120분 이상 계속된 경우에는 유리 지방산이 주로 이용된다.

유리 지방산(遊離脂肪酸)의 이용률은 각 개체의 트레이닝도에 따라 달라 트레이닝을 계속하면 근육에 있어서의 지방의 이용율은 차츰 증대하고 포도당에 대한 의존도는 저하된다. 한편 운동 강도가 높아짐에 따라 차츰 포도당 이용의 이용률 증대하여 최대 운동에서는 당질만이 에너지원으로서 이용된다. 감량, 즉 몸의 지방량의 감소를 목적으로 한 트레이닝으로 별로 강하지 않은 중등도의 운동을 1회 10~15분 이상 실시하는 것이 필요하다고 생각되고 있는 것은 이와 같은 이론적 배경에 근거하기 때문이다.

당뇨병 사람의 경우

당뇨병이 있는 사람이 운동했을 때의 몸의 변화는 그 사람의 당뇨병 컨트롤의 좋고 나쁨에 따라 크게 다르다. 운동의 영향에 대해서는 다음과 같이 정리할 수 있다.

인슐린 결핍의 정도에 따른다: 운동을 개시했을 때의 혈액중의 인슐린 결핍의 정도가 운동에 의한 영향을 결정하는 가장 중요한 인자가 되고 있다.

소변에 케톤체가 나오지 않는 경우: 소변에 케톤체가 오지 않고, 혈당 컨트롤이 양호한 당뇨병 환자에서는 운동에 의해 혈중 포도당의 근육에 대한 이용이 높아져서 혈당치는 저하된다. 그

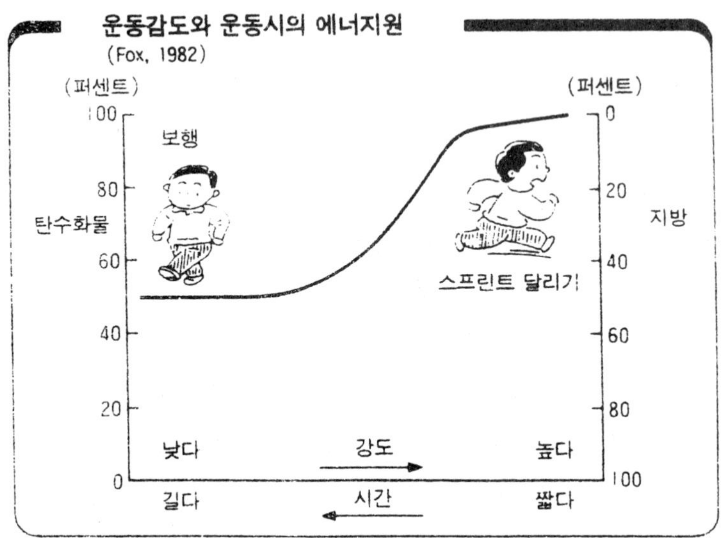

당뇨병 환자의 운동시에 있어서 혈당과 케톤체의 변동
(Koivisto, 1981을 개변)

	혈중 인슐린레벨		
	증가 (과 인슐린 혈증)	정상 (컨트롤 양호)	저하 (케토아시드시스)
근육의 당이용	급상승	급상승	상승
간으로부터의 당방출	보통	상승	급상승
혈당	급하강	하강	상승
혈중케톤체	보통	보통	상승

때 특히 인슐린이나 당뇨병 내복제로 양호하게 컨트롤되고 있는 사람에게 저혈당 발작이 일어나는 경우가 있다. 따라서 운동 전, 운동 중에 1~2단위분(1~2단위는 80~160Kcal)의 보식이 필요해진다. 자세한 것은 다음항 인슐린 주사와 운동을 참고로 하도록 하자.

운동에 의해 혈당치가 내려가면 근육이나 간장에 축적되어 있는 글리코겐이 소비된다. 운동 후에는 글리코겐의 재보급이 이루어져서 당대사(당뇨병 상태)는 개선한다.

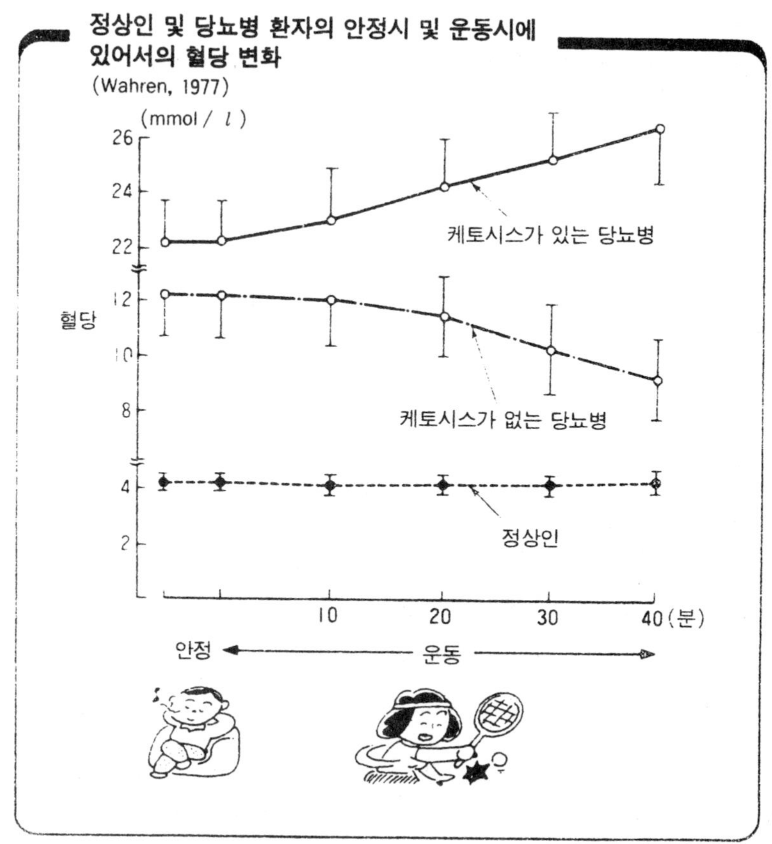

소변에 케톤체가 나오는 경우 : 소변에 케톤체가 나오는 상태를 케토시스라고 부른다. 케토시스는 체내의 극단적인 인슐린 부족을 반영하고 있다고 생각되고 있다. 케토시스를 수반하는 당뇨병 상태에서 운동을 실시하면 한층 혈당, 유리 지방산, 케톤체의 수치가 높아져서 점점 더 대사 상태(혈당 등의 물질이 체내에서 이용되는 상태)가 악화한다.

I형 당뇨병에서는 : 인슐린 의존형(I형) 당뇨병에서는 혈당치를 정상 범위 내로 유지해도 운동중 뿐만 아니라 운동 종료 후도

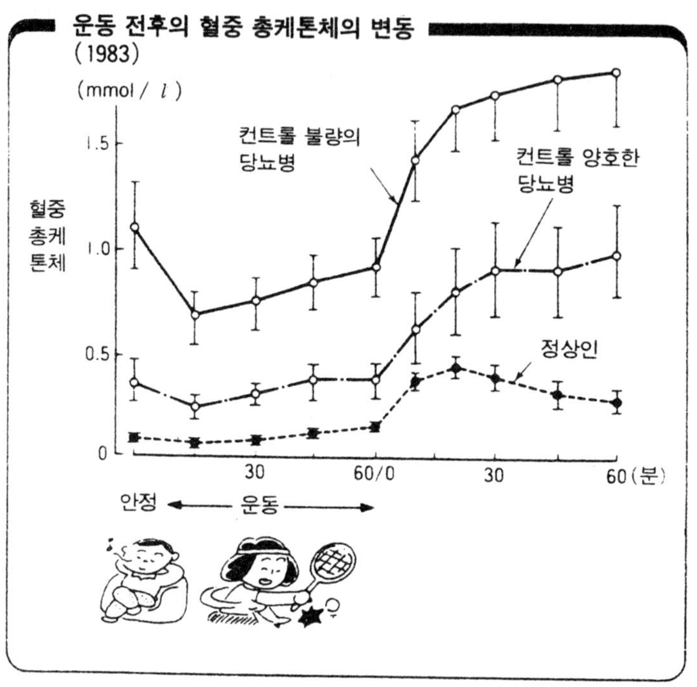

지속적으로 간장에서 케톤체가 다량으로 만들어진다. 혈중 케톤체 수치도 운동 종료 60분 후 더욱 상승 경향에 있다. 따라서 I형 당뇨병에서는 원칙적으로 운동 전에는 인슐린을 감량하지 말고 오히려 운동 전, 운동중에 보충하는 것이 바람직하다고 생각된다.

인슐린 치료중에서는:인슐린 치료중의 경우에는 인슐린 피하 주사 부위나 인슐린 피하 주사와의 시간적 간격도 중요한 인자가 되고 있어 운동에 의해 주사한 장소로부터의 인슐린의 흡수가 빨라진다. 예를 들면 대퇴부에 피하 주사하고 곧 런닝과 같은 하지의 운동을 실시하면 하지를 안정시켰을 때와 비교해서 재빨리 인슐린이 흡수되어 저혈당이 되는 경우도 있다. 따라서 인슐린

치료중 특히 I형 당뇨병의 환자가 운동을 실시할 때에는 신중한 배려가 필요하고 주치의와 운동의 종류, 강도, 시간에 대해서 충분히 상담한 후 실시하도록 하자.

운동 요법의 효과

기대할 수 있는 효과가 많이 있다

운동에는 달리거나 걷거나 하는 전신을 사용하는 동적인 것과 가만히 하고 근력을 키우는 익스펜더를 사용하는 운동과 같은 정적인 것까지 여러 가지 종류가 있다. 또한 같은 동적인 운동이라고 예를 들면 천천히 걷는 것과 전력으로 달리는 것과는 체내에 미치는 영향이 전혀 다르다. 어떤 운동을 선택해야 하느냐는 그것으로 인해 어떤 효과를 기대하느냐라고 하는 목적에 따라서 다르다. 당뇨병 치료의 일환으로서 생각하는 경우 기대할 수 있는 효과로서 이하의 것을 들 수 있다.

●말초 조기의 인슐린 감수성을 개선해서 포도당의 이용을 늘린다. 즉, 트레이닝은 인슐린의 효과를 강화하다.

●식사 요법과의 병용으로 인해 근육의 상실을 줄이고 몸의 쓸데없는 지방만을 감소시킨다.

●트레이닝은 체력을 키운다.

●뇌신경계 기능에 활력을 주거나 노망을 예방한다.

●지질 대사를 개선하고 동맥경화를 막는 작용이 있는 HDL-콜레스테롤을 증가시킨다.

이와 같은 생리학적인 효과 외 간접 효과로서

◉ 트레이닝은 스트레스 해소에 도움이 되거나 규칙 바른 생활
을 습관화시킨다.

규칙 바른 생활로 이어지는 운동 요법

당뇨병 특히 비만의 사람에서는 말초조직에 있어서 인슐린이
작용하기 어려운 점이 주된 병태가 되고 있음을 알고 있다. 이것
은 인슐린이 작용할 때에 필요한 인슐린 수용체라고 하는 인슐린
부착부의 수가 감소하고 있는 점도 한 원인이 되고 있다. 저칼로
리식, 체중 감소, 운동 등에 의해 개선한다.

따라서 식사 요법과 운동의 조합으로 인해 당뇨병 상태(주로
Ⅱ형 당뇨병)를 상당히 개선시키는 것이 가능하다.

또한 인슐린의 감수성이 좋아짐으로써 보다 소량의 인슐린으로
먹을 음식을 영양으로서 처리할 수 있게 되어 인슐린을 분비하는
췌장 세포의 부담을 가볍게 할 수 있다. 그렇게 되면 췌장의 인슐
린 분비 세포를 오래 지탱시켜서 장년 정상에 가까운 대사 상태를
유지하는 것이 가능해진다.

물론 운동에 의해 근력이 붙고 심폐기능이 증강되고 체력이
향상하는 것은 당뇨병 뿐만 아니라 모든 사람에게 있어서의 소망
이다. 특히 식생활을 포함해서 규칙 바른 생활에 대한 유의는
말할 필요도 없지만 운동 요법을 통해서 계획성 있는 매일을 보내
는 것은 모르는 사이에 규칙 바른 생활이 습관지워지는 길도 된
다.

이상과 같이 운동의 효과를 끌어 내 지속시키기 위해서는 다음 사항이 문제가 된다.

- 운동의 종류 · 질
- 운동의 양
- 운동의 세기
- 운동을 실시하는 빈도

다음 장부터 이 사항들에 대해서 생각해 보기로 한다.

운동의 종류

바람직한 전신운동

몸을 움직일 기회는 일상 생활 속에 얼마든지 있다. 산책, 통근, 가사, 청소 등 이루 헤아릴 수 없을 정도다. 당뇨병에 대한 효과를 기대한다면 가능한 한 전신을 사용하는 운동이 바람직하다. 그 이유의 하나는 인슐린의 감수성 개선은 운동에 사용한 조직에 한정되어 있다고 일컬어지고 있기 때문이다. 또한 심폐 기능을 포함해서 체력 증진에는 전신 운동이 보다 뛰어난 것도 확실하다. 더욱이 언제라도 혼자서 선뜻 할 수 있고 즐겁게 오래 계속하는 것이 바람직하다. 구체적인 종목의 선택은 나중에 종합적으로 생각해 보자.

하루의 운동량

에너지량의 계산 방법

운동에 소비하는 에너지량으로 그 운동량을 정량적으로 나타낼 수 있고 에너지량을 계산할 수 있다.

■ 일상 생활시의 에너지 소비량

항목	보정계수	항목	보정계수
수면		청소	
식사		청소(전기청소기)	
몸치장		세탁(전기세탁기)	
보행(보통)		세탁(손빨래)	
산책		세탁(말리기, 걷어들	
계단(오른다)		이기)	
계단(내려간다)		세탁(다림질)	
탈 것(전차, 버스입석)		이불 올렸다 내리기	
자전거(보통)		재봉	
자동차 운전		교양(독서 등)	
휴식 · 담화		취미 · 오락(장기 등)	
목욕		책상사무	
취사(준비, 정리)		쇼핑	
		제초	

운동(에너지 소비량, Kcal / Kg / 분)

예를 들어 60Kg 체중의 사람이 산책을 10분간 실시한다고 하면

$$0.0464 \times 60 \times 10 = 27.84$$

약 28Kcal를 소비하게 된다. 식사 요법으로 영양 지도를 받을 때에는 80Kcal를 1단위로 해서 이야기를 진행시키지만 운동에 의한 소비 에너지도 마찬가지로 표현하면 편리하다.

운동교환표

식품 교환표와 마찬가지로 운동 교환표도 있다. 1단위에 상당하

운동교환표
(1986)

운동의 감도	1단위당의 시간	운동(에너지 소비량, Kcal / Kg / 분)
I 매우 가볍다	30분간 정도 계속해서 1단위	산책(0.0464) 탈 것(전차, 버스입위)(0.0375) 취사(0.0481) 가사(세탁, 청소)(0.04771~0.049) 일반 사무(0.0304) 쇼핑(0.0481) 제초(0.0552)
II 가볍다	20분간 정도 계속해서 1단위	보행(70m / 분)(0.0632) 목욕(0.0606) 계단(내려간다)(0.0658) 걸래질(0.0676) 라디오체조(0.0552~0.1083) 자건거(평지)(0.0658)
III 중등도	10분간 정도 계속해서 1단위	조깅(가볍다)(0.1384) 계단(올라간다)(0.1349) 자전거(언덕길)(0.1472) 걷는 스키(0.0782~0.1348) 스케이트(0.1437) 배구(0.1437) 등산(0.1048~0.1508)
IV 강하다	5분간 정도 계속해서 1단위	마라톤(0.2959) 줄넘기(0.2667) 농구(0.2588) 수영(평영)(0.1968) 럭비(포워드)(0.2234) 검도(0.2125)

(주) 1단위는 80Kcal상당이다.

는 운동의 종류와 시간의 관계를 알 수 있다.

일상의 에너지 소비량을 알다

그런데 어느 정도의 운동량을 적절한 운동 요법의 목표로 하느
냐는 매우 어려운 문제다. 스포츠 종목과 같이 실력을 향상시키는

운동 종목별의 에너지 소비량

항목	보정계수	항목	보정계수
산책		계단승강	
보행분속(60m)		스윙(배트)(평균)	
보행분속(70m)		유영(크롤)	
보행분속(80m)		유영(평영)	
보행분속(90m)		유영(횡영)	
보행분속(100m)		탁구(연습)	
조깅(가볍다)		배드민턴(연습)	
조깅(강한 듯)		스쿼시(연습)	
리듬체조(보통)		테니스(연습)	
재즈댄스(보통)		골프(평균)	
체조(가볍다)		스케이트(연습)	
체조(강한 듯)		걷는 스키	
댄스(평균)		검도(공격학습)	
자전거 매시(평지 10Km)		유도시합	
자전거 매시(평지 15Km)		역도	
자전거 매시(오르막길 10Km)		바스켓 연습시합	
자전거 매시(오르막길 15Km)		발레(연습)	
자전거 매시(내리막길)		축구(연습)	

운동(에너지 소비량, Kcal / Kg / 분)

것이 목적이 아니라 당뇨병 치료의 일환으로서 생각하는 경우 명확한 답을 얻을 수 없다. 너무 많아도 안 되고 너무 적어도 효과는 없다. 또한 개개인의 생활 패턴의 차이에 따라 일상의 생활 운동량이 달라지고 당뇨병의 상태에 따라서도 허용 범위가 변한다.

우선 필요한 것은 현재 운동 요법을 시작하기 전에 어느 정도 일상 생활에서 에너지를 소비하고 있느냐를 아는 것이다. 그리고 일단 소비 에너지의 10~20%(1~2할)에 상당하는 운동을 실시해 보고 무리가 없으면 조금씩 늘려 간다고 하는 방법을 권장한다.

하루의 소비 에너지

하루의 소비 에너지를 구하기 위해서는 현재 다음의 두 가지 방법이 있다.

생활 행동표를 만든다

어떤 운동을 얼마큼 실시했는지를 칼로리로 환산한다.

이 방법을 실시하기 위해서는 하루의 행동 기록을 정리해서 앞에 서술한 에너지 소비량으로부터 1일 소비 칼로리를 계산해야 한다. 실제로는 상당히 복잡하고 성가신 작업이다. 이것으로는 운동 요법을 실시하기 전에 질려 버리는 사람도 나올 것이다. 그래서 대용할 수 있는 방법을 생각해 보기로 한다.

시판 기구를 이용한다

칼로리 표시기 혹은 보수계(만보계)를 사용한다.

이것은 몸의 일부에 기구를 붙여 두고 운동량을 표시시키는 것이다. 1일 소비 칼로리를 그대로 표시하는 것과 만보계와 같이 걸은 걸음수를 나타내는 것이 있지만 사용법에 따라서는 상당히 유효하다.

칼로리 표시의 것은 일단 그 표시된 칼로리를 소비 에너비로서 생각한다. 또한 만보계의 경우는 직접 소비 칼로리로 환산할 수 없지만 지금까지의 일상 생활에서의 걸음수를 참고로 하여 30~40%의 증가가 되도록 우선 충분히 걸어보고 자신의 체조에 맞춰서 더욱 목표 걸음수를 늘려 가는 방법을 취할 수 있다.

걸으면 확실히 좋다

우리들의 경험으로는 일반 사무직의 사람이 1일 5천보 전후 비교적 잘 움직이는 사람이 1일 1만보까지인 것 같다.

비만인 사람일수록 이 걸음수도 적은 경향에 있어 1만보를 달성하는 데에는 약간 노력해야 할 것 같다. 우리들의 1일 1만보를 목표로 비만 당뇨병 환자에게 걷도록 한 연구 결과 수 개월 후에는 상당히 인슐린 감수성의 개선을 인정하고 있다.

운동 요법으로서의 운동량의 결정 방법

조화를 생각한다

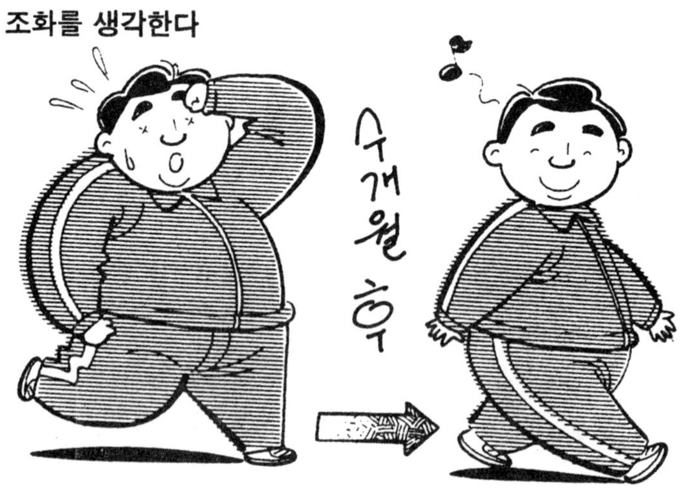

그럼 이상과 같은 방법으로 현재 자신의 소비 에너지를 알았다고 하고 운동 요법으로서 나중 어느 정도의 운동량을 설정해야 하느냐가 문제가 된다. 이 경우 특히 비만자의 경우는 식사 요법과의 균형을 잡고 체중을 감소시키도록 노력해야 한다. 그러나 운동량을 늘렸으니까 많이 먹을 수 있다고 하는 생각으로는 대부분의 경우 비만을 조장하는 결과로 끝나 버리므로 주의를 요한다. 운동을 한 후의 상쾌감은 식욕을 더하지만 식욕분만큼은 운동에 의해 소비되는 에너지가 많지 않다고 한다.

당뇨병 환자의 80%(8할)는 비만 경향을 가지고 있다고 한다. 그래서 비만자의 경우를 예로 들어 식사 요법과 운동 요법의 밸런스에 대해서 생각해 보자.

계산의 실제

우선 무리가 없는 생리적 범위에서의 감량은 1달에 2~4Kg 상당하는 지방 조직의 감소로서 예상되고 있다. 지방 조직을 칼로리로 환산하면

지방조직 1Kg=약 7,000Kcal

로 1주일에 1킬로그램(Kg) 체중감소를 얻기 위해서는 매일 1,000Kcal의 마이너스 에너지 밸런스가 되어야 한다. 이것은 소비 에너지로부터 식사 섭취 칼로리를 빼서 얻을 수 있다. 따라서 1주에 1Kg의 체중 감소를 기대하기 위해서는 조금전 서술했듯이 일상 소비 에너지를 구해서 다시 추가해야 할 운동에 의한 소비 에너지를 예산하여 합계한 에너지로부터 1,000Kcal를 뺀 식사 섭취 칼로리를 결정하면 된다.

> **[1주에 1kg의 지방을 줄이기 위해서는]**
> 식사에 의한 에너지=(일상의 소비에너지+운동처방의 소비에너지)-1,000(Kcal)
>
> **[소비에너지의 환산지수]**
> ● 노동량 경노동=25~30 보통 노동=30~35 중노동=35 이상(Kcal / 체중Kg)

그 때 운동 처방으로서는 일상 소비에너지의 10% 전후부터 개시하여 서서히 무리없이 증가시켜 나가는 것이 좋다. 종래 일상 임상에서는 개개인의 소비 에너지에 대해서는 정확한 산출이 어렵기 때문에 대략적인 계산으로서의 지수를 사용한다.

따라서 일상 보통으로 생활하고 있는 사람의 소비 에너지의 계산은 예를 들면 30Kg의 사람은

$$70 \times 30 = 2,100 \text{Kcal}$$

가 된다. 이것은 70Kg의 체중 유지에 2,100Kcal의 식사 섭취가 필요하다는 것을 의미하고 만일 200Kcal의 운동 요법을 추가한다면 계 2,300Kcal의 소비 에너지가 된다. 이 사람이 1주 1Kg의 체중 감소를 위해서는 1,300Kg의 식사 요법이 권장되는 것이다.

적극적인 대처가 충분한 효과를 올린다

이 산출 방법이 가장 일반적으로 이루어지고 있지만 이 방법에서는 예를 들면 식사 섭취 칼로리가 정확히 실시 되어도 소비 에너지가 대략적인 계산이기 때문에 체중의 감소를 보면서 운동량을 늘릴 필요가 생길 지도 모른다. 또한 스스로 식사를 만드는 경우는 반드시 식사 섭취 칼로리를 정확히 계측할 수 있는 것은 아니기 때문에 소비 에너지가 가령 정확히 측정되어도 기대되는

■■ 운동의 종류나 시간을 결정하는 순서 ■■■

생활행동 조사(또는 칼로리 카운터 등 시판의 것으로 대용가능)
↓
일상의 1일 소비 칼로리를 계산
↓
약 10% 전후의 소비에너지에 상당하는 운동량을 결정한다.
↓
일상생활 중에서 적응하는 운동의 종류, 시간을 결정한다.

체중 감소를 얻을 수 없는 경우도 있어 더욱 식사를 줄일 필요가 있게 된다.

이와 같이 식사 섭취 칼로리와 소비 에너지의 밸런스가 중요하지만 어느 쪽이나 정확한 산출은 쉽지 않다. 그러나 적극적으로 치료에 대처하는 환자에서는 아무 것도 계산하지 않고 충분한 효과를 올리고 있는 경우가 흔히 있는 것도 틀림없다.

운동의 강도는 어느 정도일까

운동량을 생각한다

소비 에너지의 면에서 운동을 생각하는 한편 운동의 강도에 대해서도 적절한 강도라고 하는 것이 있다.

예를 들면 상당히 강한 조깅과 천천히 걷는 것에서는 3배 가까운 소비 에너지의 차이가 있지만 운동 요법으로서는 강한 조깅을 ⅓하면 천천히 걷는 것과 마찬가지가 된다고 할 수는 없다. 또한 같은 운동이라고 평소 트레이닝을 하고 있는 사람에게 있어서는 가벼운 운동이 되지만 아무 운동도 하고 있지 않은 사람에게는

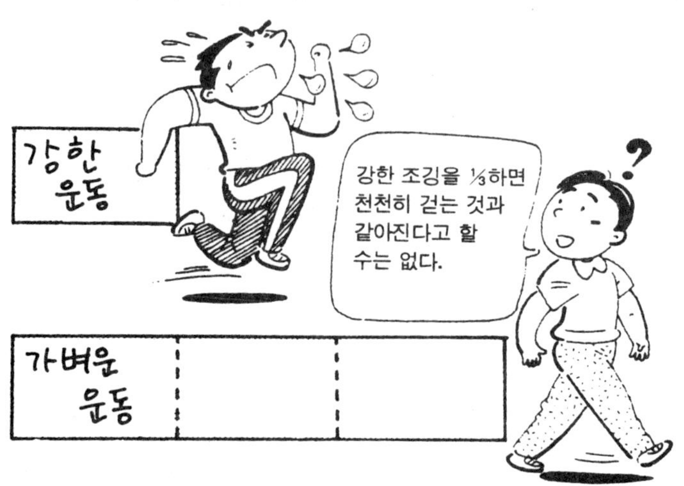

상당히 격렬한 운동이 되는 경우도 있다.

이와 같이 운동 강도는 개개인에 따라서 다르기 때문에 하나의 운동을 수치로서 고정할 수는 없다.

운동의 강도는 심박수가 표준이 된다

그래서 일반적으로 운동 강도를 표현할 때 그 사람에게 있어서

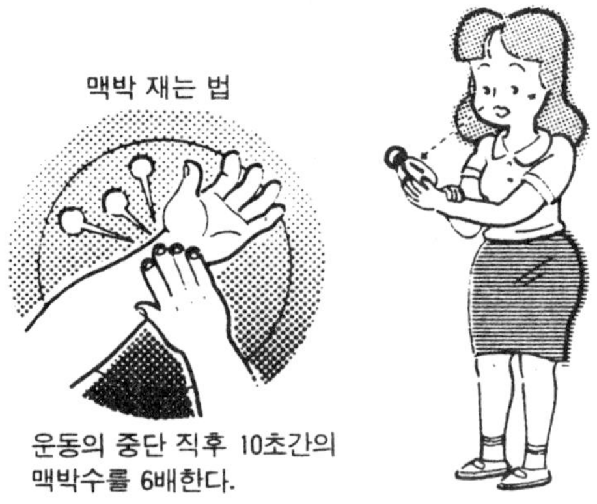

최대 운동의 몇 퍼센트에 상당하는 운동이라고 하는 표현을 한다. 정식으로는 최대 산소섭취량이라고 해서 이 이상의 강도의 운동이 불가능하다고 하는 시점의 산소 섭취량을 100%라고 해서 어떤 운동이 그 몇 퍼센트의 산소 섭취량이 되느냐에 따라 예를 들면 최대 산소 섭취량 40%의 운동이라고 표현한다.

일반적으로 당뇨병의 운동 요법으로서 권장할 수 있는 강도는 이것으로 말하자면 최대 산소 섭취량의 40~60%에 상당하는 것이지만 운동 요법을 시작할 때마다 최대 산소 섭취량을 측정하는 것은 일상적으로는 불가능하다고 생각해도 좋을 것이다. 그 대용이 되는 것이 심박수를 표준으로 하는 방법이다. 심박수와 산소 섭취량은 비례 증가하는 사실이 알려져 있어 대개 심박수가

■ 체력 연대별의 각종 운동강도에 대응하는 맥박수(매분) ■

운동 강도	퍼센트	100	80	60	40	20
	부하강도	최대강도	강도	중등도		경도
	표어	운동강도의 한계치	중고년자의 건강 만들기는 이 범위내의 운동을 지속한다.		초보자의 운동은 이 레벨로 좋다.	이 정도로는 운동이라고 말할 수 없다.
체력 연대	10대	193	166	140	113	87
	20대	186	161	136	110	85
	30대	179	155	131	108	84
	40대	172	150	127	105	82
	50대	165	144	123	102	81
	60대	158	138	119	99	80
	70대	151	133	115	96	78
자각운동 강도		매우 심하다~이제 그만이라고 하는 느낌	상당히 심하지만 지속할 수 있는 범위	마이페이스 조깅 정도의 운동	조금 운동이 된다고 하는 느낌	상당히 편하게 느끼는 운동·동작

(예) 40대의 초대 산소섭취량의 40퍼센트, 60 퍼센트에 상당하는 심박수는 각각 105, 127이다.

100일 때 최대 산소섭취량의 40%, 120일 때 50% 정도라고 한
다.

트레이닝을 계속함으로써 일정한 산소섭취량에 대한 심박수는
감소하지만 심박수와 최대 산소 섭취량과의 관계는 변화하지
않는다. 즉, 트레이닝으로 인해 심폐 기능이 향상하고 같은 강도의
운동에 대해서 심박수는 적어진다. 최대 강도의 운동 능력도 향상
하기 때문에 거의 그 사람에게 있어서 같은 강도의 운동시의 심박
수는 같은 데에 머무른다고 생각해도 좋다. 따라서 심박수를 지표
로 해서 운동 강도를 결정하는 이점은 그 사람에게 있어서의 일정
한 강도의 운동을 표시할 수 있는 데에 있다.

어느 정도의 빈도로 운동을 실시할까

매일 규칙적으로 실시한다

운동의 효과를 이끌어 내기 위해서는 이미 서술한 운동의 특성
을 이해해야 한다.

가장 중요한 점은 운동에 의한 대사의 개선 효과의 지속은 상당
히 짧다고 한다. 중등도의 운동(195 페이지를 참조)을 1회 30
~60분 실시해도 그 효과는 수 일간 밖에 가지 않는다. 당연한
얘기지만 주1회의 테니스나 골프는 레크리에이션은 되어도 운동
요법으로서는 빈도가 너무 작다.

따라서 운동의 효과를 지속적으로 유지하고 대사를 개선시키기
위해서는 가능한 한 매일 규칙적으로 실시하는 것이 필요해진

다.

체력·운동능력 조사(1984년도)에 따르면 장년층의 체력은 해마다 상승 경향에 있고 특히 주 3~4일 정도 운동하고 있는 사람은 평소 운동을 하고 있지 않은 사람에 비해 남성의 경우 10세 정도, 여성의 경우는 5세 정도 젊은 체력을 유지하고 있다.

또한 우리들이 실시한 연구에서도 1년간 최저 주 5일, 1일 10 Km 이상 조깅을 실시하고 있는 군(단련자군)은 특별히 아무 것도 하지 않았던 대조건과 비교해서 인슐린 감수성이 50% 이상 이나 올라가 있음이 밝혀지고 있다.

이런 사실들은 운동의 효과를 기대하기 위해서는 적어도 주 3~4일 실시해서 이것을 장기간 계속해야 한다는 사실을 시사하고 있다.

당뇨병과 평생 사귀는 연구를

당뇨병은 평생 사귀어 가지 않으면 안 되는 병이지만 사귀는 상대를 정확히 이해하고 있으면 쾌적한 일생을 보내는 것도 가능하다.

마치 애인이나 부부와 같은 관계일 지도 모른다. 그 다리를 놓아 주는 것이 운동이라고 한다면 의무라고 생각할 것이 아니라 자연히 생활 속에 융화한 즐거운 것이어야 한다.

스스로 즐겁게 느낄 수 있는 것이라면 그 때문에 시간을 만드는 것은 쉽고 모르는 사이에 생활에 융화한다.

또한 운동이 몸을 움직이는 것이라고 한다면 생활 속에 이루 헤아릴 수 없을 정도의 운동을 할 기회가 있다는 사실을 이해하는 것도 쉬운 일이다.

구체적인 운동 스케줄

스케줄을 세워 본다

지금까지의 이야기를 종합해서 실제로 운동 스케줄을 세워 본다. 예를 들어 당신이 45세의 남성으로 비만에 의한 당뇨병의 경향이 있다고 진단되고 특히 다른 합병증도 없이 식사 요법과

구체적인 운동 스케줄의 예

[45세의 남성] 신장 167cm, 체중 70Kg

[소비에너지] 2,400Kcal(칼로리카운터 혹은 생활 행동표)
운동 요법 : 2,400Kcal의 10%로서 240Kcal(3단위)
식사 요법 : 1주 1kg의 제지방을 기대하고 1일 1,000Kcal의 마이너스를 만든다.

(2,400＋240)－(식사칼로리)＝1,000
식사칼로리＝1,640Kcal

[운동 스케줄]

워밍업 ——— 조깅 ——— 쿨링다운

준비운동
5분간
(0.25단위)

20분간
(2.5단위)

정리운동
5분간
(0.25단위)

● 이것을 아침, 저녁으로 나눠서 실시하는 것이 보다 바람직하다.
● 조깅의 강도는 중등도, 즉 맥박이 1분간 120 전후로 한다.
(도중에 맥박을 측정해 본다. 또는 연령에 따라서도 다르다)

적당한 운동을 권유받았다고 한다.

우선 현재의 생활 소비 에너지를 근사해 볼 필요가 있다. 예를 들면 시판 칼로리 카운터[(주)스즈켄제]를 이용하여 1주일의 패턴을 조사한다.

평균 약 2,400Kcal의 소비 에너지가 확인되었다고 한다면 우선 그 약 10%인 240Kcal의 운동 계획을 세운다. 더욱이 비만을 시정하기 위해서 식사의 섭취 칼로리를 계산해 본다. 현재의 체중이 70Kg으로 10Kg 가깝게 이상 체중을 오버하고 있다고 한다면 1개월에 4Kg 정도의 지방을 줄이는 것이 가능하기 때문에 먼저 서술했듯이 소비 에너지 보다도 1,000Kcal의 마이너스분의 칼로리를 섭취해야 한다.

따라서 만일 240Kcal분의 운동을 새롭게 실시한다고 하면 2,400+240-1,000=1,640(Kcal)의 식사 요법이 확정된다.

이 식사 요법과 운동 요법이라고 하는 조합을 정확히 지키지 않으면 당뇨병의 대사 개선에는 효과를 발휘할 수 없음을 잘 염두에 넣어 두자.

운동을 구사해서 더욱 고쳐 나간다

그럼 240Kcal분의 운동을 매일 어떻게 구사하느냐라고 하는 문제로 들어간다. 240Kcal(3단위)는 어느 정도의 운동이 되는지 296, 297, 298 페이지의 세 개의 표에서 확인해 본다. 그 때 운동 강도는 중등도(최대 산소 섭취량의 40~60%)가 좋은 사실은 이미 서술했고 맥박의 경우 대개 1분당 120 전후의 것이라는 사실도 알고 있다. 대강 운동교환도(297 페이지)를 살펴보면 걸어서

20분이 1단위이기 때문에 '60분간의 보행', '조깅 30분', '라디오 체조 60분'을 조금 더 자세히 운동 종목별 교환표(298 페이지)로 계산하면 240Kcal의 운동 시간은

- 가벼운 조깅 $-240 \div (0,1384 \times 70) = 24.8$(분)

$[0.1384(\text{Kcal}) / \text{Kg} / \text{분}]$

- 가벼운 체조 $-240 \div (0.0552 \times 70) = 62$(분)

$[0.0552(\text{Kcal}) / \text{Kg} / (\text{분})]$

이라고 대개의 운동 시간이 머리에 그려진다.

이것을 적당히 조합하는 것인데 주요한 운동의 전후에 반드시 워밍업과 쿨링다운, 즉 준비 체조와 정리 체조를 실시해야 하기 때문에 체조를 5분간씩 조깅의 전후(약 0.5단위)에 넣고 조깅(나머지 2.5단위)을 약 20~25분간 실시한다고 하는 계획이 선다. 그리고 조깅 도중에 자신의 맥박을 측정해 보고 1분당 120 전후의 스피드로 조정해 본다.

다음은 매일 빼 놓지 않고 실시할 수 있느냐 어떠냐인데 토, 일요일은 시간이 있기 때문에 다른 스포츠로 바꿔 보는 것도 좋을 것이다. 오래 계속하고 있으면 운동에 대한 능력이 향상해서 같은 정도의 운동에서는 최대 산소 섭취량의 40~60%, 즉 1분당 120 전후의 맥박을 얻을 수 없게 되기 때문에 서서히 강한 듯한 운동으로 해 나가야 한다. 또한 체중의 변화에 따라서 식사 섭취 에너지와 소비 에너지의 계산도 수정해야 하기 때문에 1~2개월 계속하면 다시 한 번 계산을 하게 된다.

더욱이 연령의 차이에 따라서도 중등도(최대 산소 섭취량의 60%)운동의 맥박수는 다르다.305페이지의 표를 참고해서 고령자에서는 좀 적은 맥박수로(70대라면 110 정도) 젊은 사람에서는

좀 많은 맥박의 운동을(20대라면 130 정도) 실시해도 좋을 것이
다.

운동의 효과를 알기 위해서는

객관적인 평가와 판정을 한다

운동 요법을 개시해서 그 효과를 객관적으로 파악할 수 있기까
지는 최저 3~4주일은 걸린다고 한다. 운동의 효과를 크게 세
가지로 나누어 각각의 평가를 하고 마지막으로 종합적으로 판정
할 필요가 있다고 생각된다.
- 운동능력 · 체력에 관한 것
- 같은 운동을 실시해도 보다 쉽게 지속 가능해진다.
- 같은 운동 중의 맥박수가 감소한다.
- 체력 테스트의 점수가 상승한다 등
- 정신적인 것
- 매일이 충실하고 보다 잠을 잘 잔다.
- 운동 후에 상쾌감이 있다 등
- 당뇨병에 관한 대사 상태
- 비만의 경우 예정대로 체중이 감소한다.
- 당뇨병의 컨트롤(혈당, 글리코 헤모글로빈)이 양호하다 등
항상 의사와 연락을 서로 취해 둔다.
여기에서 주의해야 할 점은 식사와 운동 요법만으로 당뇨병을
컨트롤 할 수 있다고 자기 멋대로 자기 판단하고 의학적인 체크를

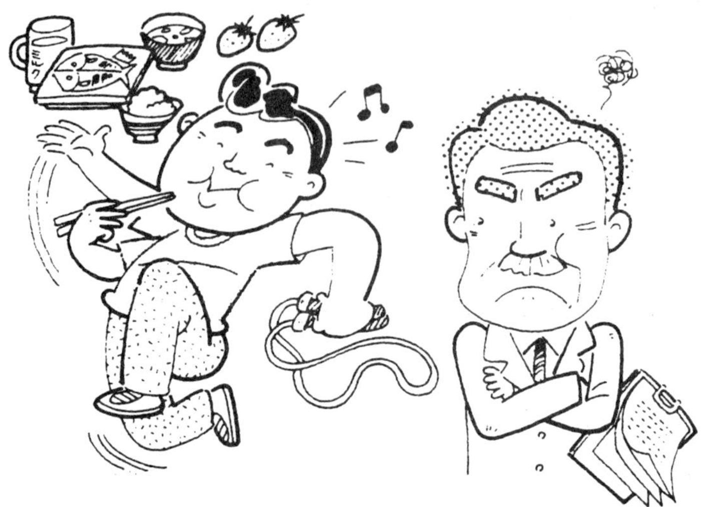

중단해 버리는 것이다. 모르는 사이에 컨트롤이 혼란해져 있어도 반드시 증상이 나타난다고는 말할 수 없음을 잘 알아 두어야 한다.

또한 효과를 서두른 나머지 극단적인 저칼로리식과 심한 운동을 조합하는 행위는 신체 성분의 붕괴를 쉽게 일으키므로 좋지 않다.

어쨌든 의사와 연락을 취하면서 정확히 관리하지 않으면 언제라도 운동은 위험한 상태가 될 수 있음을 염두에 두자.

운동 요법을 개시하기 전에 반드시 의학적 검사를 받는다

신체 조건을 생각한다

　운동에 의해 심혈관계, 호흡기계, 간, 신장, **뼈**, 관절, 근육 등 전신에 부하가 가해진다. 그래서 이런 여러 장기에 처음부터 얼마간의 장애가 있는 경우에는 운동에 의해 반대로 부담이 가해져서 기능 부전이 되는 경우가 있다.

　특히 당뇨병이 있는 경우는 이미 서술한 여러 가지 당뇨병 특유의 합병증이 존재할 가능성이 있고 더욱이 그 가령에 수반하는 질병 소위 성인병을 병발하는 빈도가 높아 운동에는 제한을 가해야 하는 경우도 많다. 따라서 운동 요법을 시작하기 전에 반드시 여러 가지 검사를 받고 어느 정도의 운동이 좋은지 의사와 상담해서 결정해야 한다.

　당뇨병의 컨트롤 상태에 따라서도 운동에 제한이 가해진다.

자기 관리로 버티자

　정상인이라도 운동중 및 운동 직후에는 약간 케톤체의 상승을

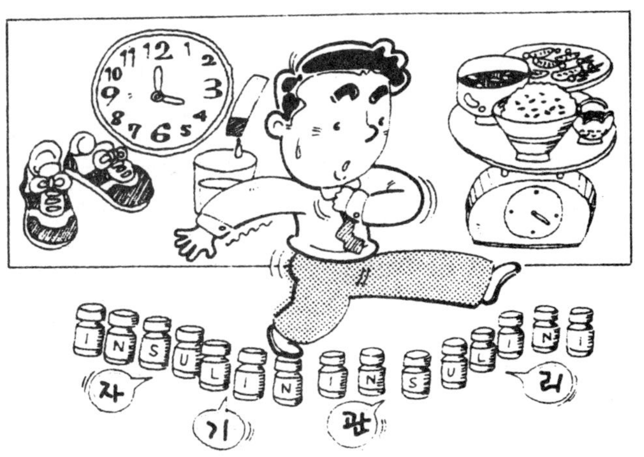

볼 수 있지만 이것은 조직내에서 충분히 이용되는 정도의 것이다.

한편 양호하게 컨트롤되고 있는 당뇨병 환자에서는 정상인보다 약간 높은 케톤체 수준에 그치는데 반해 컨트롤 불량의 것에서는 운동 후에 현저하게 케톤체가 올라간다.

따라서 현시점에서의 컨트롤 상태를 잘 파악할 필요가 있다.

특히 인슐린 주사를 실시하고 있는 당뇨병 환자에서는 매일의 식사 섭취량이나 시간, 운동 등에 따라 컨트롤이 변하기 쉽다. 검뇨에 의한 요당, 케톤체의 체크. 자기 혈당 측정 등의 자기 관리를 배우는 것이 중요하다.

인슐린 주사와 운동

운동은 모든 사람에게 필요하다

운동에 의해 지방 조직을 감소시켜서 근육이나 지방 조직 등 말초조직의 인슐린 감수성을 좋게 한다. 이런 면에서 생각하면 인슐린 비의존형(Ⅱ형) 당뇨병(특히 비만해 있는 경우)에 대해서 운동 요법은 가장 적합한 것이라고 생각된다.

그러나 운동의 효과에서도 서술했듯이 그 이외에도 기대할 수 있는 많은 효과가 있으며 모든 타입의 당뇨병에 운동 요법은 유효하다. 더욱이 레크리에이션으로서의 운동이 우리들의 일상 생활에 빼 놓을 수 없는 것과 마찬가지로 당뇨병 환자에게 있어서도 그 때 앞에도 서술했듯이 당뇨병의 컨트롤이 양호한 상태에서 이루어져야 함을 다시 한 번 강조한다.

인슐린 주사를 맞고 있는 환자에게

특히 인슐린 주사를 맞고 있는 사람은 운동 전 · 중 · 후에 걸쳐서 충분한 컨트롤을 얻기 위해서 특별한 관리가 필요해진다. 보통 사람은 운동을 실시함으로써 혈중의 인슐린이 내려가고 지방 분해로 인해 생기는 유리 지방산이 증가한다. 이것은 근육의 에너지원으로서 중요한 것임과 동시에 너무 지나치게 높으면 부정맥을 일으키거나 한다. 또한 글루카곤이라고 하는 호르몬도 운동에 분비되고 말초에서 사용되는 포도당의 보급을 위해서 글리코겐으로부터 포도당으로의 변화를 재촉하여 혈당치가 하강하지 않도록 작용한다.

이런 미묘한 체내의 변화에 잘 맞춰서 인슐린 주사를 실시하기란 매우 어려운 일이며 일상의 인슐린량이 그대로 운동중에도 들어맞는 경우는 거의 있을 수 없다.

중대한 잘못의 예를 들면

가끔 경험하는 중대한 잘못으로서, 예를 들면 인슐린을 주사하고 있는 환자가 골프하러 나갈 때마다 저혈당 증상이 일어나서 가끔 의식을 잃어 버리는 경우가 있기 때문에 그만 골프 때는 인슐린을 중지하고 나가기도 가다. 그 결과 반대로 인슐린 결핍 상태가 되어 당뇨병성 혼수의 일보직전에서 입원한 적이 있다. 이 환자는 아직 30세 남짓으로 신증, 신경 장애, 망막증 등의 합병증까지 병발하고 있어 일상의 당뇨병 컨트롤이 불충분했음도 짐작이 갔다.

또한 당뇨병 환자는 운동중의 저혈당을 두려워한 나머지 일상의 인슐린을 극단적으로 감량하면 오히려 고혈당이나 케토시스가 초래되어 매우 위험해진다. 일상의 인슐린량의 적절한 감량 외에 운동에 대한 적절한 보충식이 중요하고 이것들을 잘 조합하면 운동중의 컨트롤을 양호하게 유지하는 것도 충분히 가능하다.

운동 때의 인슐린과 보충식에 관한 문제점

운동을 실시할 때 컨트롤에 필요한 인슐린의 충분량을 사용하면서 저혈당에 대한 보충식을 생각해 나가야 한다.

지금까지의 보고에 따르면 인슐린 치료중의 양호하게 컨트롤된 당뇨병 환자에게 식후 1~2시간의 중등도 운동을 시켰다. 그러자 운동중에 급속히 혈당이 하강하는 경우가 있었다고 한다.

또한 운동 종료 후 1~2시간만에 저혈당이 초래된다고 하는 보고도 있다.

인슐린의 투여 방법, 운동 강도, 운동량 등에 따라서 간에서의 당생산, 근육에너지의 당이용이라고 하는 혈당 조절에 관한 밸런스의 차이가 생기고 저혈당이 생기는 시간도 각각 변하는 것은 당연하다.

어쨌든 모든 사람에게 동일한 방법을 결정하는 것은 현재 불가능하다. 따라서 현재까지의 경험에 근거하여 우선 실제로 좋다고 생각되는 방법을 시험해 보고 그 결과로부터 다음 방법을 생각해 나간다고 하는 수단을 취하지 않을 수 없다.

이 경우 자기 검뇨와 자기 혈당 측정을 할 수 없으면 자신에게 맞는 조정은 어렵다고 생각하지만 이와 같은 수단은 운동 요법을 실행할 수 있는 사람이라면 반대로 충분히 마스터할 수 있을 정도의 것이므로 안심해도 좋다.

운동 때의 구체적인 인슐린 주사와 보충식의 결정 방법

인슐린

보통의 경우는 그림에 나타난 부위에 대한 인슐린 피하 주사가 가능하다. 어느 정도 이상의 운동을 실시하는 경우는 주사 부위를 강하게 움직이면 인슐린의 흡수 속도가 빨라지는 점을 고려해서 손, 발을 피하고 복벽에 피하 주사한다.

■ 인슐린 치료중에 운동을 할 때의 구체적 사항 ■

- **인슐린**

  | 주사부위 | 복막피하 |

  양
  - 일상 컨트롤중 용이하게 케토시스를 일으키기 쉬운 사람(I형 당뇨병)원칙적으로 일상의 인슐린을 감량하지 말고 보충식으로 조정
  - 케토시스를 일으키기 어려운 사람(II형 당뇨병) 일상의 인슐린량(빈회 주사의 경우는 운동시간대에 작용한다고 생각되는 인슐린)을 ½~⅔으로 감량한다.

- **보충식**

  필요에 따라서 운동전 · 중 · 후에 보충식을 배분한다. 원칙적으로 당질(비스켓, 쥬스)로 보급한다.

- **운동 전후의 자기 측정**

  요케톤체
  - 운동 전에 양성의 경우 – 운동 불가
  - 운동 후에 양성이 되는 경우 – 인슐린량의 증가

  혈당
  - 운동 전에 250이상 – 운동 불가
  - 운동 중의 저혈당 – 운동 전 · 중의 보충식의 증가 혹은 인슐린량의 감소
  - 운동 후의 저혈당 – 운동 후의 보충식의 증가

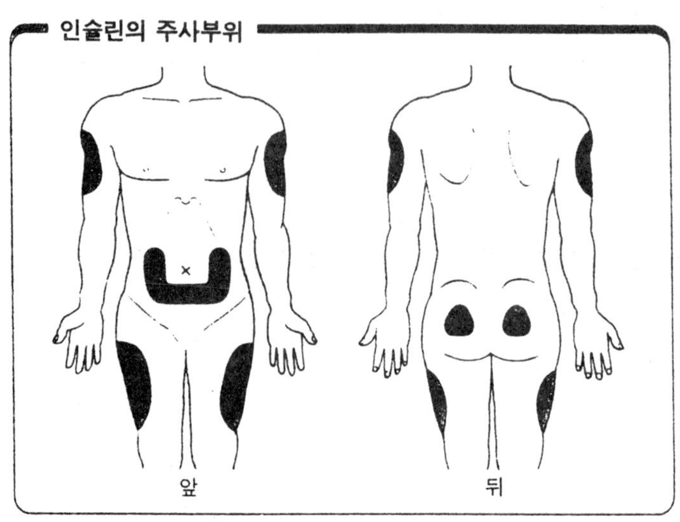

마찬가지로 인슐린 주사를 하고 있는 사람이라도 자신의 췌장으로부터 거의 인슐린이 분비되고 있지 않는 타입의 사람(I형 당뇨병)과 어느 정도는 분비되고 있는 사람(II형의 일부)으로 나눌 수 있다.

후자는 다시 인슐린 분비능이 여러 가지의 정도로 나눠진다.

I형은 인슐린 주사를 극단적으로 감량하거나 중지하거나 하면 쉽게 당뇨병성 혼수(케토시스)를 일으키는 타입이다. 선천적으로 운동중의 혈당 컨트롤은 보충식에 의해 조정하는 편이 좋은 것 같다.

II형의 경우에는 운동에 따라서 인슐린을 조금 감량하고 다시 필요한 분의 보충식을 첨가한다고 하는 방법이 가능하다.

예를 들면 식후의 중등도의 운동 45분간에 대해서 약 1 / 2의 인슐린 투여량으로 거의 혈당 컨트롤과 저혈당 예방이 달성된다고 하는 보고도 있다.

보충식

운동에 의한(지방 조직의) 감량을 목적으로 하지 않는다면 이론적으로는 운동에 필요한 칼로리를 보충식으로서 섭취하면 된다. 그 때 운동 전·중·후로 잘 배분되는 것이 바람직하다。

원칙적으로 곧 운동근에 이용되는 포도당(설탕류)으로서 섭취해야 할 것이다.

그러나 말초에서의 인슐린 사용, 작용시간의 차이 때문에 모든 사람에게 동일한 보충식량은 결정할 수 없다.

이 경우도 이론치보다도 적은 듯한 보충식부터 시작해서 결과를 보고 조정해 나가야 한다.

운동 전후의 자기 측정

앞에 서술했듯이 극단적으로 컨트롤이 좋지 않은 사람은 운동해서는 안 된다. 이 확실한 표준은 케톤체의 출현이다. 요중 케톤체가 반드시 혈중 케톤체를 정확히 반영하고 있는 것은 아니지만 적어도 요중 케톤체는 음성이 아니면 운동 요법의 적응은 없다고 생각하면 된다.

만일 요중 케톤체가 양성이라면 현재의 당뇨병의 컨트롤 상태를 곧 시정하도록 주치의와 상담해야 한다.

운동 전의 컨트롤이 좋은데 운동후 요중 케톤체가 양성이 되는 경우는 인슐린량을 늘릴 필요가 있다. 케톤체의 출현은 인슐린의 절대적 결핍에 의한 것이기 때문이다.

운동 전부터 혈당이 매우 높은 경우도 운동을 중지하는 편이 좋은 것이다. 혈당 측정에 의한 간단한 조정법에 대해서는 다음 페이지의 표를 참고로 한다.

구체적으로 컨트롤이 필요한 혈당치는 개개의 경우에 따라 다소 다르기 때문에 상세한 사항은 주치의와 연락을 취하면서 결정해야 한다.

■ 자기 혈당측정과 인슐린 및 보충식의 조정 ■

	혈당	조정
운동 전	↑	일상 컨트롤을 검토, 불량의 경우는 운동 불가
운동 중	저혈당 증상출현	운동 전·중의 보충식을 늘린다(단, 운동소비 에너지를 웃돌면 인슐린의 감량)
운동 직후	↑	인슐린의 증량(2~4단위씩)(단, 다른 시간대에 저혈당이 일어나면 전·중의 보충식을 늘린다)
	↓	운동 전·중의 보충식을 늘린다(단, 운동 소비에너지를 웃돌면 인슐린의 감량)
운동 2시간 후	↑	인슐린의 증량(2~4단위씩)(단, 운동 중·직후에 저혈당 일으키면 상기에 따른다)
	↓	운동 후의 보충식을 늘린다 〈단, 운동 소비에너지를 웃돌면 인슐린의 감량)

당뇨병 환자를 위한 Q & A

샐러리맨과 당뇨병(1)

Ⓠ 나는 51세의 샐러리맨으로 영업 관계의 일을 하고 있다. 통근을 차로, 세일즈하러 가는 것도 차를 사용하고 있다. 또한 밤은 잔업이나 접대도 많아서 식사 요법은 지킬 수 없고 운동을

할 시간 따위는 도저히 없다.

　Ⓐ 당신과 같이 일을 하고 있는 시간이 길어서 운동을 할 여유가 없다고 하시는 분은 매우 많다.

　만일 토요일, 일요일 등에 쉴 수 있을 것 같으면 옷 입은 채 아무데서나 쓰러져 자지 말고 꼭 운동을 해 준다. 골프나 테니스를 할 기회나 돈도 없다고 할 지도 모르지만 골프 연습장에 가는 것도 좋고 집 부근을 개를 데리고 산책하거나 가족이 하이킹, 산길을 걷는 등 여러 가지 연구해 보자.

　통근은 가능하면 차를 두고 전차나 지하철을 이용하면 어떨까? 매일 아침 일찍 일어나서 가볍게 땀이 나는 정도의 속도의 빠른 걸음으로 역까지 가거나 버스나 지하철을 회사 한 정거장 전에서 내려 걷거나 회사 안에서는 엘리베이터를 사용하지 말고 계단을 사용하는 등 일상 생활의 규칙적인 패턴 속에 운동을 받아들이는 것이 운동 요법을 계속시키는 요령이라고 말할 수 있다.

　반대로 자신은 매주 골프를 하고 있기 때문에 충분히 운동을 하고 있을 텐데 살이 빠지지 않는다고 한탄하고 계시는 분도 있다. 그러나 주1회 정도의 운동으로는 레크리에션으로서의 의미는 있어도 운동 요법으로서의 효과는 그다지 발휘되지 않는다. 본문 중에도 서술했지만 운동에 의한 대사 촉진 효과는 운동근에만 인정되고 더구나 3~4일 정도밖에 계속되지 않는다. 따라서 당뇨병 환자에 대한 운동 요법으로서는 매일 규칙 바르게 혼자서 언제, 어디서나 선뜻 실시할 수 있는 중등도 이하(40, 50대에서 매분 120 정도의 맥박이 되는 운동)의 운동량으로 전신 운동에 가까운 것을 1주에 최저 3회 이상 실시해야 한다. 골프 이외에 1주에 2

회 정도 산책이나 조깅을 실시하자. 물론 역까지 걷는다고 하는 것 같은 운동도 상관 없다. 만보계를 가지고 있으면 운동량의 표준이 된다. 매일 걸음수를 수첩 등에 기재해 두고 병원 수진시에 주치의 선생에게 체크해 받아도 좋다고 생각한다.

물론 식사성의 인자를 잊어서는 안 된다. 골프를 치러 가서 모처럼 운동을 해도 나중에 소비 에너지를 상회하는 만큼 맥주를 마시거나 진수성찬을 먹으면 더욱 한층 살이 쪄 버린다.

식사 요법과 운동 요법이 잘 되어 있느냐 어떠냐에는 체중이 좋은 표준이 된다. 체중을 표준으로 해서(물론 주치의의 검사를 받고) 자신에게 맞는 식사요법, 운동의 패턴(처방)을 만들어 보자.

샐러리맨과 당뇨병(2)

Ⓠ 나는 현재 43세다. 젊을 때는 말랐지만 결혼 후 점점 살이 쪄서 요즘은(신장−100)×0.9(Kg)라고 하는 표준 체중을 20% 초과하고 있다고 하는 몸이 되어 버렸다. 직장의 건강 진단에서

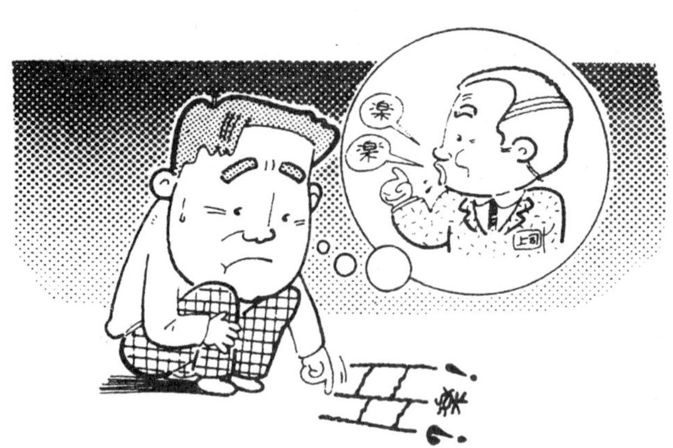

가벼운 당뇨병이라고 했다. 현재 자동차 조립 현장에서 라인 일을 하고 있는데 상사로부터 병을 가지고 있으면 조금 더 편한 직장으로 바꾸라는 권유를 받았다.

Ⓐ 결론부터 말하자면 그럴 필요는 없다. 트레이닝의 계속은 당뇨병으로 저하해 있는 근육을 중심으로 한 말초 조직의 인슐린 감수성을 개선시킨다. 또한 당뇨병 환자는 노동을 하고 있는 사람에게 적고 경노동이나 관리 의무를 실시하고 있는 사람들에게 많은 것은 잘 알려진 사실이다. 최근 알콜을 마시는 양이 1회의 섭취 열량도 늘어나서 비만으로 당뇨병이 된 것이라고 생각된다. 따라서 상당히 엄중하게 식사 요법을 실시하고 운동 요법을 실시하면 체중도 감소, 당뇨병도 좋아질 것이다. 운동 요법은 일부러 실시하지 않더라도 회사일로 몸을 사용하면 되는 것이고 이거야말로 진짜 '일석이조'이다. 휴일에도 잠만 자지 말고 가지고 있는 밭 일에도 정력을 기울이면 더욱 좋을 것이다.

주부와 당뇨병

Ⓠ 나는 33세 주부다. 2년 전에 아이가 태어난 후 아기를 돌보며 집안에 있으니까, 차츰 살이 쪄서 이전의 검사에서는 경계형이라고 했는데 진짜 당뇨병이 되어 버려서 내복약(당뇨병 내복제)이나 인슐린 주사가 필요하다는 진단이 나왔다.

Ⓐ 당신과 같이 젊은 분도 반드시 인슐린 의존형(I형)의 당뇨병이라고는 할 수 없다. 경과로 봐서 인슐린 비의존형(II형) 당뇨병

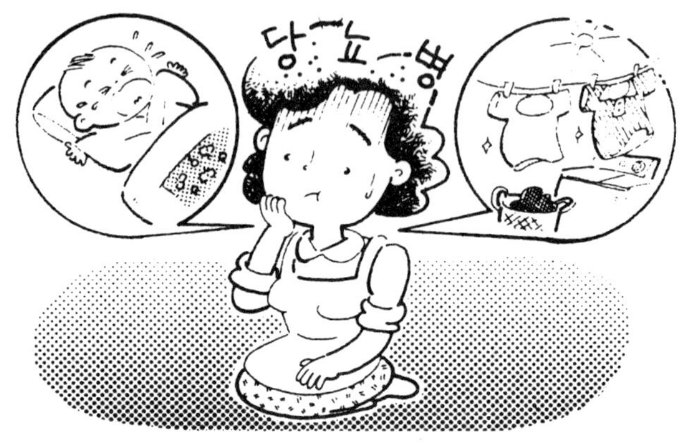

이라고 생각되기 때문에 의사에게 소변의 케톤체가 음성인지를 확인하고(물론 혈당, 글리코 헤모글로빈도 조사하고) 식사제한과 운동 요법을 실시해 보자. 아이를 데리고 가까운 공원에라도 가서 함께 운동하시면 어떨까? 아이가 어려서 에어로빅이나 재즈 댄스 교실에 다닐 수 없다고 비관할 필요는 없다. 이와 같은 교실에 다니는 것도 좋지만 1주에 1번 정도로는 효과가 적고 더구나 식사 제한을 실시하지 않으면 전혀 의미가 없다. 가까운 슈퍼까지 남편 차를 타고 가거나 하는 것보다 자전거로 간다든가 백화점 등에서 도 엘리베이터를 사용하지 않고 계단을 오르내린다든가 일상 생활 속에서 가능한 한 몸을 움직여 주도록 한다.

당뇨병 어린이와 체육 수업

@ 내 아이는 5세 무렵부터 당뇨병으로 매일 인슐린 주사를 하고 있다. 학교 체육 수업이 되면 선생님이 '주사를 하고 있는

것 같은 환자는 운동을 해서는 안 된다. 견학 해라'라고 항상 자기만 교실에 남겨져 버린다.

Ⓐ 병이 있는 어린이, 예를 들면 선천성 심장병이나 신장병의 어린이에 대해서는 체육 수업이나 클럽 활동이 제한되고 안정이 요구되는 것은 당연하다. 그러나 당뇨병의 경우 망막증 등의 합병증도 없이 양호하게 컨트롤되고 있는 한 체육 활동에 적극적으로 참가시켜도 상관없다.

학교 생활에 있어서의 체육 활동으로서는 정과의 체육 수업 외 과외 활동으로서의 스포츠 활동이나 점심시간, 방과 후의 놀이로서의 운동이 있다. 주치의, 학교의, 담임 교사, 체육 담당 선생님, 양호 교사 등과 학부형의 밀접한 연락하에 대책을 세웁시다. 저혈당을 두려워하는 나머지 다른 어린이와 차별을 해서 체육 활동에 대한 참가에 제한을 가하는 것은 당뇨병 아동의 심신의 건전한 발육에 절대 좋은 영향을 주지 않는다.

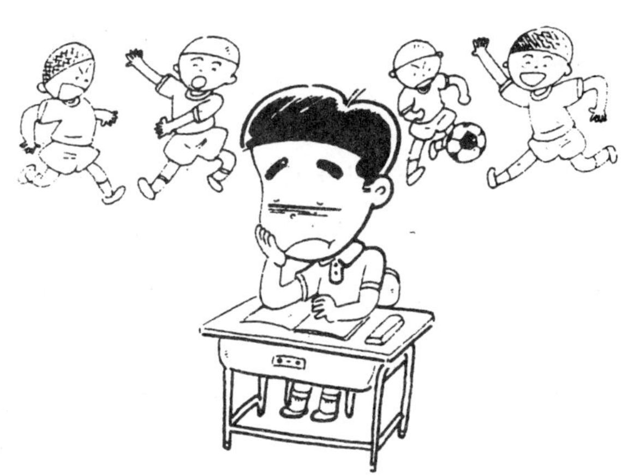

326

학교에 다니는 경우는 통학시의 보행, 체육 수업 혹은 과외 활동으로 인해 일정한 운동량이 부여되고 있지만 방학에는 운동량이 저하하기 때문에 방학에도 규칙적으로 운동을 하도록 지도해야 한다.

인슐린 의존형(I형) 당뇨병에서는 운동을 중지한 후에 혈액 중에 케톤체라고 하는 것이 증가하는 경우가 있다. 운동을 시킬 때에는 인슐린 양을 줄이는 것보다 미리 보충식을 주거나 필요하면 운동 중에는 쥬스 등을 마시게 해서 저혈당을 막는다.

보충식은 빵이나 비스켓에 우유나 치즈를 조합해서 긴급시에는 설탕을 10~20g 또는 쥬스를 마시게 한다.

이상 인슐린 의존형(I형) 당뇨병의 어린이에 대해서 서술했지만 인슐린 비의존형(II형) 당뇨병 어린이의 경우에는 당뇨병을 합병하고 있지 않는 단순성 비만아와 마찬가지로 학교에 있어서의 스포츠 활동에는 대사학적으로 보아 아무런 위험성은 없으므로 점점 적극적으로 참가시키는 것이 바람직하다.

비만 당뇨병

@ 나는 41세 남성으로 신장 172cm, 체중 92Kg이다. 수년 전부터 요당을 지적받고 있었지만 당뇨병에 대한 정밀 검사에서는 그다지 나쁘지 않고 자각 증상도 없었다. 그런데 3개월 전에 금연하자 식욕이 늘고 체중이 약 10Kg 증가했다. 동시에 목이 마르고 요량도 많아지는 등의 증상이 나타났다. 가까운 선생의 진찰을 받은 결과 요당과, 백(-), 케톤(-), 공복시 혈당 218mg / ㎗, 글리코 헤모글로빈 11.8% 라고 하는 검사 성적이었다. 자각 증상

도 혈당치도 상당히 높으니까 당뇨병의 내복제를 복용하자고
한다.

　Ⓐ 담배를 끊으니 살이 쪘다고 하는 이야기는 흔히 듣는다.
비만(비만도 142%)에 의해 당뇨병이 악화한 것이다. 당뇨병의
내복제를 복용하면 확실히 혈당치는 내려가고 자각 증상도 없어
진다고 생각하지만 내복제 복용에 의해 더욱 한층 살이 찌거나
동맥경화성 심장병(협심증이나 심근경색)이 진행하기 쉽다고
하는 연구 성적도 있다. 따라서 만일 가능하면 1개월 정도 입원해
서 식사 요법(1,600Kcal 정도)을 엄중히 지킨 후에 운동 요법을
실시하면 좋을 것이다.
　특별한 운동은 하지 않더라도 라디오 체조를 아침 저녁 각 1
0분 정도 하는 데에 덧붙여서 1일 1만보 이상 산책하는 것도 충분
히 효과가 있다.
　우리들의 경험에서도 당뇨병의 내복제를 복용해야 한다고 생각
하고 있던 환자가 식사 요법과 운동 요법의 여행만으로 약의 도움
도 빌리지 않고 컨트롤 양호해진 경우가 몇 명이나 있다.
　또한 그 중에는 살을 빼기 위해서 담배를 피운다고 하는 분이
있지만 이것은 잘못이다. 우리들이 살을 빼려고 하는 것은 원래보
다 좋은 건강을 지향하기 위해서 살을 빼는 것이며 살을 빼기
위해 유해한 가능성이 큰 수단을 이용하는 것은 더욱 나쁘다.
더욱이 담배의 니코틴은 동맥경화가 진행한 혈관을 수축시킬
가능성도 있으므로 중고년의 당뇨병 환자는 꼭 금연해 주기 바란
다.

당뇨병성 망막증과 운동

Ⓠ 31세 여성이다. 11세 때부터 당뇨병으로 매일 인슐린 주사를 하고 있다. 최근 갑자기 오른쪽 눈이 보이지 않게 되었기 때문에 안과에 갔더니 당뇨병의 합병증의 하나인 망막증으로 안저출혈이 일어났기 때문이라고 설명했다. 망막증 치료에는 충분히 당뇨병을 컨트롤하는 것이라고 배웠기 때문에 앞으로는 식사 요법과 운동 요법을 확실히 하려고 생각하는데 어떻게 하면 좋을까?

Ⓐ 당뇨병의 컨트롤을 양호하게 유지하기 위해서는 식사 요법과 운동 요법을 엄중히 지킨 다음에 필요에 따라서 인슐린 또는 당뇨병의 내복제(경구혈당 강하제)를 이용한다고 하는 것은 확실히 일반적인 대원칙이다. 그러나 운동 요법은 양면이 있어 당뇨병의 상태에 따라서는 오히려 악화되는 경우가 있다.

망막증이 악화해서 안저 출혈이 일어나고 증식성 망막증이라고 하는 상태가 된 환자가 심한 운동을 실시하면 안저출혈을 반복해

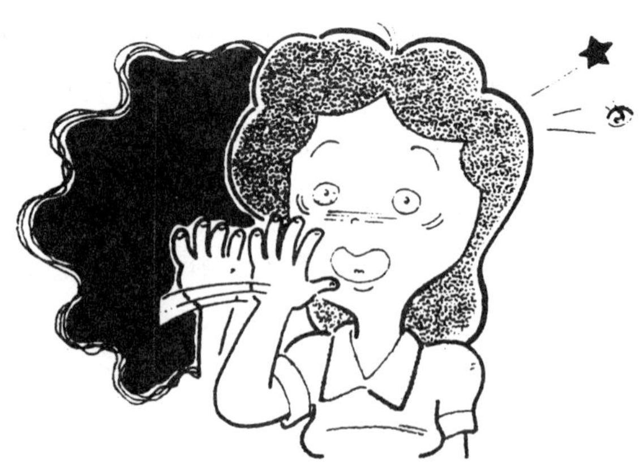

서 일으키고 실명하는 경우도 있다. 이와 같은 경우에는 식사 요법을 엄중히 지키고 오히려 안정을 취해서 인슐린에 의해 혈당치를 컨트롤하는 편이 무난하다. 눈에 대해서는 안과에서 광응고법이라든가 초자체 절개술이라고 하는 치료를 받으면 안저 출혈의 진행이 정지하거나 시력이 회복하는 경우도 있다.

운동 요법은 인슐린 감수성이 저하해 있는 반대로 말하자면 인슐린 저항성이 주된 병상이 되고 있는 인슐린 비의존형(Ⅱ형) 당뇨병에 대해서는 예방, 치료 수단으로서 유용하다. 그러나 이 분과 같이 인슐린 주사를 아무래도 실시해야 하는 인슐린 의존형 당뇨병의 경우에는 식후의 고혈당을 방지하는 이외에 별로 적극적인 의의가 없다.

운동 요법을 실시해 나갈 수 없는 경우는 이와 같은 망막증 등 혈관 장애가 진행해서 악화해 있는 경우 이외에 당뇨병의 컨트롤 상태가 극단적으로 나빠져서 혼수 일보 직전의 상태(케토시스)나 감염증으로 고열이 있는 경우 등이다. 어쨌든 운동 요법을 실행하는 경우에는 주치의 선생에게 잘 상담하고 검사(메디컬 체크)를 받고나서 시작한다.

판권
본사
소유

당뇨병 예방과 치료대책

2014년 3월 5일 1판 3쇄 발행

편저자 : 김 정 묵
발행인 : 김 중 영
발행처 : 오성출판사

서울시 영등포구 영등포6가 147-7
TEL : (02) 2635-5667~8
FAX : (02) 835-5550

출판등록 : 1973년 3월 2일 제 13-27호
http://www.osungbook.com